Best of Pflege

Mit „Best of Pflege" [illegible] Springer die besten Masterarbeiten und Dissertationen aus dem Bereich [illegible] [illegible] [illegible] [illegible] [illegible] [illegible] [illegible] Pflege [illegible] [illegible] [illegible] [illegible] [illegible] [illegible] Anregung [illegible] [illegible] finden hier eine [illegible] Pflege [illegible] [illegible] [illegible] [illegible] werden durch [illegible]

[illegible] Nachwuchs [illegible]

[illegible]

Mit „Best of Pflege“ zeichnet Springer die besten Masterarbeiten und Dissertationen aus dem Bereich Pflege aus. Inhalte aus den etablierten Bereichen der Pflegewissenschaft, Pflegepädagogik, Pflegemanagement oder aus neuen Studienfeldern wie Health Care oder Ambient Assisted Living finden hier eine geeignete Plattform. Die mit Bestnote ausgezeichneten Arbeiten wurden durch Gutachter empfohlen und behandeln aktuelle Themen rund um den Bereich Pflege. Die Reihe wendet sich an Praktiker und Wissenschaftler gleichermaßen und soll insbesondere auch Nachwuchswissenschaftlern Orientierung geben.

Weitere Bände in der Reihe http://www.springer.com/series/13848

Klaus Pöschel · Stefan Spannhorst

Dementia Care Sensitive Demands

Soziale, medizinische und pflegerische Bedarfslagen von Menschen mit Demenz

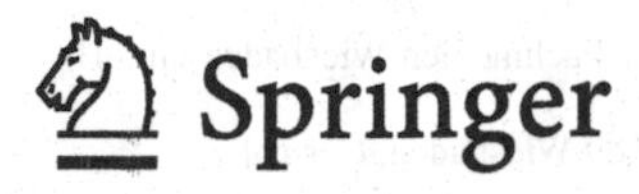

Klaus Pöschel
Bielefeld, Deutschland

Stefan Spannhorst
Bielefeld, Deutschland

ISSN 2569-8605 ISSN 2569-8621 (electronic)
Best of Pflege
ISBN 978-3-658-23618-2 ISBN 978-3-658-23619-9 (eBook)
https://doi.org/10.1007/978-3-658-23619-9

Die Deutsche Nationalbibliothek verzeichnet diese Publikation in der Deutschen Nationalbibliografie; detaillierte bibliografische Daten sind im Internet über http://dnb.d-nb.de abrufbar.

Springer ist ein Imprint der eingetragenen Gesellschaft Springer Fachmedien Wiesbaden GmbH und ist ein Teil von Springer Nature
Die Anschrift der Gesellschaft ist: Abraham-Lincoln-Str. 46, 65189 Wiesbaden, Germany

Geleitwort

Eine zentrale Aufgabe gerontopsychiatrisch ausgerichteter Kliniken und Abteilungen liegt darin, gerade denjenigen Patienten eine bedarfsgerechte Versorgung anzubieten, die an körperlicher und kognitiver Gebrechlichkeit (Frailty) leiden, wie z.B. multimorbide Menschen mit Demenz. Diese Patientengruppe kommt meist aufgrund ihrer vielfältigen körperlichen Probleme in die Klinik, nicht zur Behandlung ihrer dementiellen Erkrankung, sondern MIT eben dieser „Komplikation" Demenz. Ihre komplexen Gesundheitsbedarfe sprengen in der Regel die betriebswirtschaftlich legitimierten Schwerpunktaufträge der Versorger, insbesondere der Kliniken. Schnell werden solche vulnerablen Menschen zum „Problempatienten", den es oft nicht gelingt, innerhalb der DRG getriggerten Verweildauer aus der Klinik so zu entlassen, dass eine Wiedereinweisung mit derselben Diagnose, zumindest innerhalb von 14 Tagen unwahrscheinlich wird. Unter dem Zeitdruck der Verlegung/Entlassung müssen klinikinterne und klinikexterne Schnittstellen gebrückt werden. Damit dies weitest möglich gelingen kann, muss das personenspezifische Informationsmanagement verbessert und auf dieser Basis Prozesse neu organisiert werden. In Frage gestellt werden damit Routinen und liebgewonnene Gewohnheiten aller Berufsgruppen in der Klinik.

Das vorliegende Projekt tritt an, innerhalb der DRG-refinanzierten Möglichkeiten praxisorientierte Lösungsansätze zu finden, zu denen – das ist die Voraussetzung - insbesondere Pflege und Medizin sowohl ihre Abläufe als auch ihre inhaltliche Sicht auf das Phänomen „Demenz" erweitern und neu abstimmen. Mit einander ergänzenden Schwerpunkten widmen sich hier ein gerontopsychiatrisch tätiger Oberarzt, Dr. Stefan Spannhorst, und ein leitender Pflegemanager, Dr. Klaus Pöschel, diesem Problem im Rahmen ihrer Abschlussarbeit im berufsbegleitenden Master-Studiengang „Versorgung von Menschen mit Demenz" an der Universität Witten/Herdecke.

Ausgehend von der bekannt hohen Krankheitslast vom Menschen mit Demenz fokussiert diese multimethodisch anspruchsvoll angelegte Untersuchung, die Bedeutung des Zusammenspiels medizinischer, pflegerischer und sozialer Einflussgrößen für die mittlere Behandlungsdauer, die Einweisungsgründe und nachklinische Betreuungssituation von Menschen mit Demenz in ihrer eigenen gerontopsychiatrischen Klinik. Grundlage sind verschiedene Dokumentenanalysen, multiprofessionelle Expertengespräche innerhalb und außerhalb der Klinik sowie ergänzende Befragungen und Gruppendiskussionen mit ärztlichen Einweisern.

Als zentrale Erfolgsfaktoren für eine berechtigte Einweisung aber auch für eine gelingende Überleitung in die nachklinische Versorgung können sie herausarbeiten: die personenspezifische Güte der von den Professionellen identifizierten Probleme sowie der im Umfeld des Betroffenen mobilisierbaren Unterstützungsreserven, die psychosoziale und krankheitsbezogene Situation der Betroffenen sowie eine gelingende Kommunikation aller Beteiligten. Parallel dazu können sie zeigen, wie selten die erforderlichen komplexen Informationen für ein qualitativ hochwertiges und bedarfsangemessenes Einweisungs-, Verlegungs- und Entlassungsmanagement in der üblichen Krankenhausroutine beachtet werden. Sie werden ignoriert, Verzögerungsprozesse und partielle Fehlallokationen sind die Folge. Diese Mechanismen können die Autoren in beeindruckender Weise anhand der unterschiedlich untersuchten Dokumentationsquellen aufzeigen.

Unter wissenschaftlicher Perspektive ist besonders hervorzuheben, dass es Klaus Pöschel und Stefan Spannhorst mit dieser Arbeit gelingt, über die üblichen bekannten pflegerischen und medizinischen Systematiken hinaus, ein Konglomerat medizinischer, pflegerischer und sozialer Ursachenbündel herauszuarbeiten und gewinnbringend im Konzept der „Dementia Care Sensitive Demands" (DCSD) analytisch zu schärfen. Sie formulieren mit dieser empirisch und konzeptionell gut zusammengeführten Dimensionierung zentraler Bedingungsfaktoren ein innovatives, hilfreiches berufsfeldübergreifendes und an den Bedarfen der Betroffenen orientiertes Konzept, um Versorgungsprozesse patientenangemessener zu steuern.

Zur Konkretisierung des Beitrags zur Qualitätsverbesserung schlagen die Autoren vor, die DSCD Kriterien systematisch als klinikinternes screening zur Präzisierung der spezifischen Bedarfe, von insbesondere kognitiv eingeschränkten Personen, einzusetzen. Damit zielen sie auf eine managementrelevante, berufsgruppenübergreifende Informationsgrundlage, aus der konsistent strukturierte und aufeinander abgestimmte multiprofessionelle Prozesse für gelingende Versorgungsstrategien abzuleiten sind. Das Besondere dieses Konzepts ist, dass es eben nicht allein am grünen Tisch entwickelt wurde, sondern – empirisch fundiert – aus ei ner gleichzeitigen Perspektive verantwortlicher Manager, die ihre Handlungsmöglichkeiten nutzen möchten, um ihrem Versorgungsauftrag besser gerecht werden zu können.

Die Entwicklung der DSCDs zeigt damit in hervorragender Weise exemplarisch auf, wie zwei unterschiedliche, fachlich tief disziplinär verortete Perspektiven der Pflegewissenschaft und Medizin, multiprofessionell in einer gemeinsamen Forschungs-, Konzept- und praktischen Versorgungsarbeit nutzbar gemacht werden können, um patientenorientiertere Lösungen zu finden. Das bedeutet nicht, solche berufsübergreifenden Konzepte könnten alle Bedarfsprobleme lösen. Die beiden Autoren verweisen deutlich auf (zum Teil selbsterzeugte) ökonomische Restriktionen in den Kliniken, auf deutliche Angebotslücken im Gesundheits- und Sozialsystem gerade für akute und kurzfristig auftretende Problemlagen bei vulnerablen Personen mit komplexen Problemen, für alleinstehende Personen und für Bedarfe, die Ansprüche aus verschiedenen Sozialgesetzbüchern ansprechen. Die Arbeit zeigt aber auch, die Kraft multidisziplinärer, multiprofessioneller Entwicklungsmöglichkeiten und ein „just do it" in der Praxis. Genau dazu will der multiprofessionelle Studiengang „Versorgung von Menschen mit Demenz und chronischen Einschränkungen" systematisch ermutigen und befähigen. Sein Charme liegt in der Hoffnung, Akteure zu inspirieren, den notwendigen „common ground" einer Verständigung zu suchen, um berufsgruppenübergreifende, patientenorientiertere und realisierbare Auswege aus aktuellen Versorgungsdilemmata zu entwickeln. Disziplinäre Interessen und Kompetenzen werden vor dem Hintergrund der eigentlichen „ratio essendi", dem „leidenden Menschen", je nach Fragestellung ergänzt, partiell zusammengefügt, mal in der Rolle der konzeptionell führenden, mal in der Rolle der zuarbeitenden Berufsgruppe. Die vorliegende Arbeit verweist zum einen auf eine hervorragende Umsetzung dieser Philosophie. Zum anderen vermag sie zu motivieren, eigene Gestaltungsspielspielräume für solche Arbeitsweisen zu entdecken, Stolz zu empfinden bei der oft mühevollen Suche nach interdisziplinären Abstimmungen und nicht zuletzt so die eigene professionelle Resilienz, ethische Sensibilität und fachlich-inhaltlichen Visionen für den weiteren Arbeitsalltag zu stärken.

Univ. Prof. Dr. Ulrike Höhmann
Lehrstuhl für multiprofessionelle Versorgung chronisch kranker Menschen
Private Universität Witten /Herdecke, Department für Pflegewissenschaft

Inhaltsverzeichnis

Abbildungsverzeichnis

Abkürzungsverzeichnis

ACSC	Ambulatory care sensitive conditions
ADL	Activities of daily living
ANA	American Nurses Association
Anm.	Anmerkung
AS	Aufnahmesteuerung
BA	Behandlungsauftrag
BGB	Bürgerliches Gesetzbuch
BPSD	Behavioural and psychological symptoms of dementia
bzgl.	bezüglich
bzw.	beziehungsweise
DAS	Dokumentation der Aufnahmesteuerung
DCM	Dementia Care Mapping
DCSD	Dementia Care Sensitive Demands
DGPPN	Deutschen Gesellschaft für Psychiatrie, Psychotherapie, Psychosomatik und Neurologie
DIA	Diagnose
DRG	Diagnosis Related Groups
DRI	Dringlichkeit
DZNE	Deutsches Zentrum für Neurodegenerative Erkrankungen
EB	Entlassbrief
EBM	Einheitlicher Bewertungsmaßstab
et al.	et alteri
Ev.	Evangelisch
EWD	Einweisungsdokument
GBA	Gemeinsamer Bundesausschuss
GOP	Gebührenordnungspositionen
ICD	International Classification of Diseases
ICF	International Classification of Functioning, Disability and Health
IPL	Interprofessionelles Lernen
MCI	Mild Cognitive Impairment
MDK	Medizinischer Dienst der Krankenversicherung
Mio.	Millionen
MmD	Menschen mit Demenz
NANDA	North American Nursing Diagnosis Association
NBA	Neues Begutachtungsassessment
NDB	Need driven dememtia compromised behaviour model

NPT	Normalisation Process Theory
o.g.	oben genannt
PEPP	Pauschalierendes Entgeltsystem für Psychiatrie und Psychosomatik
PET	Positronen-Emissions-Tomografie
PSG	Pflegestärkungsgesetz
PsychKG	Psychisch-Kranken-Gesetz
PwD	Persons with Dementia
s.a.	siehe auch
SGB	Sozialgesetzbuch
stat.	stationär
u.a.	unter anderem
u.s.w.	und so weiter
USA	United States of America
WG	Wohngemeinschaft
z.B.	zum Beispiel
z.T.	zum Teil

Abstract Deutsch

Die Zahl von Menschen mit Demenz (MmD) nimmt zu, ihre Bedarfe erscheinen für Unterstützer oft komplex und bedürfen der multiprofessionellen Expertise. Sich verändernde Finanzierungsmöglichkeiten einer zunehmenden Vielfalt sozialer Dienstleistungen und eine Individualisierung von Versorgungswünschen müssen berücksichtigt werden. Häufig liegt der Schwerpunkt der aktuellen Versorgungsbedarfe auf sozialen, pflegerischen und/oder medizinischen Bedarfslagen an der ambulant-stationären Schnittstelle.

Die vorliegende Masterarbeit untersucht die genannten Bedarfslagen von MmD und ihr variables Zusammenspiel mittels einer methodologischen Triangulation; diese umfasst eine umfangreiche Analyse von Behandlungsdokumenten gerontopsychiatrischer Patienten, Experteninterviews sowie eine Befragung von in die Abteilung für Gerontopsychiatrie einweisenden Hausärzten.

Die Untersuchung bestätigt die aus der aktuellen Literatur bekannten Hinweise auf eine hohe Krankheitslast von MmD bei stationären Aufnahmen. Multimorbidität und Umfang des pflegerischen Hilfebedarfs werden im Detail dargestellt. Hervorzuheben ist die besondere Bedeutung sozialer Umstände für die mittlere Behandlungsdauer – sowohl Lebensmittelpunkte als auch die Qualität der Unterstützungsstrukturen sowie insbesondere psychosoziale Faktoren scheinen diese zu beeinflussen. Akteure verschiedener Professionen, die multiprofessionell an der ambulant-stationären Schnittstelle tätig sind, betonen die Bedeutung verlässlicher Ansprechpartner und gelingender Kommunikation für eine erfolgreiche Versorgung von MmD. Die genannten Aspekte medizinischer, pflegerischer und sozialer Bedarfslagen bilden in ihrer Komplexität und ihrem Zusammenspiel das dynamische Konzept der Dementia Care Sensitive Demands (DCSD).

Dieses Konzept kann Akteuren verschiedener Berufe, die an der Versorgung von MmD beteiligt sind, eine strukturierte Analyse der Bedarfe und ihres komplexen Zusammenwirkens ermöglichen. Insofern kann das Instrument darüber hinaus multiprofessionelle- Zusammenarbeit darstellbar machen. Weitere Studien sind erforderlich, um die Anwendbarkeit und Validität dieses analytischen Konzepts der DCSD im Alltag von MmD prospektiv zu untersuchen.

Schlüsselwörter: Demenz, Schnittstelle, Bedarfslagen von Menschen mit Demenz, dynamisches Konzept, Multiprofessionalität

Abstract English

The number of persons with dementia (PwD) increases, their demands appear often complex for supporters and require a multiprofessional expertise. Changing financing options for an increasing diversity of social services and individualization of care needs must be taken into account. The focus of recent demands often consists of social, care related and/or medical problems at the ambulatory-inpatient interface.

The present master thesis investigates the above-mentioned requirements of PwD and their variable interaction by means of a methodological triangulation; this includes an extensive analysis of treatment documents of gerontopsychiatric patients, interviews with experts as well as a survey of GPs referring to the Department of Gerontopsychiatry.

The study confirms the evidence from the current literature for a high burden of disease of PwD in inpatient admissions. Multimorbidity and the scope of the nursing demands are described in detail. Noteworthy is the importance of social factors for the mean duration of treatment - both center of living and the quality of support structures and, in particular, psychosocial factors appear to influence it. Actors of various professions, who are multiprofessionally active at the outpatient-inpatient interface, emphasize the importance of reliable contact persons and effective communication for the successful care of PwD. In its complexity and interaction, the mentioned aspects of medical, nursing care and social demands form the dynamic concept of the Dementia Care Sensitive Demands (DCSD).

This concept can provide a structured analysis of demands and their complex interactions to actors of various professions involved in the care of PwD. In this respect, the instrument can also visualize multiprofessional cooperation. Further studies are needed to prospectively investigate the applicability and validity of this analytical concept of DCSD in the everyday life of PwD.

Keywords: dementia, interface, demands of people with dementia, dynamic concept, multiprofessionality

1 Einleitung

1.1 Hinführung zum Thema

"Wenn Sie einen Apfel haben und ich einen Apfel habe und wir diese Äpfel dann austauschen, dann haben Sie und ich immer beide noch einen Apfel. Aber wenn Sie eine Idee haben und ich eine Idee habe und wir diese Ideen austauschen, dann wird jeder von uns zwei Ideen haben." (George Bernard Shaw)

Im Rahmen des demografischen Wandels nimmt in der alternden Gesellschaft die Zahl an Menschen mit Demenz (im Folgenden MmD) weiter zu. Neben der hier im Fokus stehenden menschlich-individuellen, medizinischen, pflegerischen und sozialen Belastung stellt die Demenz auch einen ganz erheblichen Kostenfaktor im Gesundheitswesen dar. Gorshow (2007) zeigte für Menschen mit Alzheimer-Demenz in den USA, dass vor allem Komorbiditäten, stationäre Behandlungskosten und Notfalleinweisungen zu den Kosten beitragen. Daneben sind Ausfallzeiten von Angehörigen, die in vielen Fällen in die Versorgung der Menschen mit Demenz einbezogen sind, sowie der krankheitsbedingte eigene Ausfall der Arbeitskraft bei früh beginnenden Demenzen in Rechnung zu stellen. Psychische und soziale Folgen der Demenzerkrankung treffen die Angehörigen nicht selten in Form von sozialer Isolation, Überlastung und Vernachlässigung der eigenen Gesundheit (Thyrian et al. 2017). Dies laut der genannten Studie umso mehr, je stärker die Alltagsaktivitäten der Erkrankten (ADL) und deren kognitive Ressourcen beeinträchtigt sind.

1.2 Aktuelle Studienlage

Eine aktuelle Studie (Hessler et al. 2017a) zeigte, dass etwa 40 % der über 65 Jahre alten Patienten im deutschen Allgemeinkrankenhaus an kognitiven Störungen inklusive Demenz leiden. Menschen mit Demenz haben insgesamt ein erhöhtes Risiko, hospitalisiert zu werden (Bynum et al. 2004, Phelan et al. 2012). Dabei ist die Hospitalisierung eines Menschen mit Demenz mit erhöhter Mortalität verbunden gegenüber altersgleichen Menschen ohne Demenz (Sampson et al. 2009). Zudem sind stationäre Aufenthaltsdauern bei MmD im Durschnitt länger als bei Menschen ohne Demenz, auch aus sozialen Gründen – wenn z.B. die Be

K. Pöschel und S. Spannhorst, *Dementia Care Sensitive Demands*, Best of Pflege,
https://doi.org/10.1007/978-3-658-23619-9_1

wertung erforderlich ist, ob eine Rückkehr in das häusliche Umfeld möglich erscheint, wozu unstrittig einige Tage der Beobachtung erforderlich sind (Tolppanen et al. 2015).

1.3 Menschen mit Demenz im Krankenhaus

Wenig untersucht ist bisher, welche Aufnahmegründe speziell für Aufnahmen in eine gerontopsychiatrische Klinik bzw. Abteilung bestehen. In einer eigenen Literaturübersicht (Spannhorst, Pöschel, Höhmann 2016) zu stationären Einweisungen in alle Fachbereiche von Krankenhäusern wurde festgestellt, dass eine hohe Rate akuter somatischer Erkrankungen am Einweisungszeitpunkt vorliegt. Bezüglich des Umgangs mit häufigen somatischen Erkrankungen die am Einweisungszeitpunkt vorliegen und dann explizit oder implizit einen akuten Behandlungsauftrag darstellen, ist das Konstrukt der „ACSC“ wegweisend.

1.4 ACSC

Unter „Ambulatory care sensitive conditions“ (ACSC) werden versorgungsrelevante ambulant erkennbare somatische Erkrankungen verstanden, deren rechtzeitige Erkennung und Behandlung zumindest theoretisch eine Krankenhausaufnahme verhindern kann. Das Konzept wurde unter anderem von Bindman et al. (1995) beschrieben. In der eigenen Literaturübersicht (Spannhorst, Pöschel, Höhmann 2016) wurden anhand von 24 Studien als häufigste Aufnahmegründe in absteigender Reihenfolge Psychiatrische Krisen, Änderungen in der Umgebung und Alltagsroutine, respiratorische Krisen (vor allem Infektionen wie Pneumonien), urologische Krisen (überwiegend Harnwegsinfektionen) und orthopädische Krisen (vornehmlich Stürze) gefunden. Davon stellen zumindest Harnwegsinfekte und Pneumonien und sicher auch Umgebungsänderungen Gründe für tendenziell vermeidbare Einweisungen dar. Bei rechtzeitigem ambulantem Begrenzen hätten sie sich womöglich so deutlich bessern können, dass Einweisungen nicht erforderlich geworden wären.

Dies setzt jedoch eine Kooperation der Akteure (Angehörige, Pflegende, Ärzte und Patienten) zur gemeinsamen Erkennung und Behandlung dieser Zustände voraus sowie eine Kenntnis der entscheidenden Symptome und ihrer Risiken. Dies begründet – zudem vor dem Hintergrund der Komplexität und Vielgestaltigkeit der Einweisungsgründe – einen multiprofessionellen Zugang. In den genannten Studien zu Häufigkeiten somatischer Erkrankungen wurden zumeist nicht einzelne Krankheitsdiagnosen auf ihre Häufigkeit hin untersucht, sondern Häufigkeiten von Erkrankungen körperlicher Funktionssysteme. Beispielsweise wurden dabei dann sowohl eine Pneumonie als auch eine fieberhafte Bronchitis einer Störung des Funktionssystems „Atemwege“ zugeordnet. Dies vermeidet eine unübersichtliche Diversifizierung an Erkrankungen und soll in der vorliegenden Arbeit – auch zwecks Vergleichbarkeit mit o.g. Studien – in dieser Weise gehandhabt werden.

1.5 BPSD

Hauptgründe der Aufnahmen waren Delirien und Verhaltensstörungen bei Demenz. Insbesondere herausforderndes Verhalten stellt eine sowohl medizinische wie auch pflegerische und soziale Problemlage dar. Es wird international zumeist als BPSD (BPSD = behavioural and psychological symptoms of dementia) bezeichnet. Erstmals auf einer Tagung der International Psychogeriatric Association vorgestellt (IPA 1996) wurde es von Finkel (2000) genauer beschrieben. Die aktuelle S3-Leitlinie „Demenzen“ der Deutschen Gesellschaft für Psychiatrie, Psychotherapie, Psychosomatik und Neurologie (DGPPN 2016) beschreibt BPSD wie folgt (DGPPN 2016, S.67):

„Dieser Begriff [BPSD, *Anm.*] umfasst Symptome des veränderten psychischen Erlebens, wie z.B. Depression oder Angst, und Verhaltenssymptome, wie z.B. Aggressivität. Das Auftreten solcher Symptome variiert in Häufigkeit, Dauer und Intensität über die verschiedenen Krankheitsstadien bei einzelnen Erkrankten. Psychische und Verhaltenssymptome sind in ihrer Ursache multifaktoriell. Grundlage des Auftretens ist die durch die Demenzerkrankung veränderte Gehirnstruktur und –funktion. Durch Funktionsveränderungen spezifischer Gehirnareale und durch Veränderung von Neurotransmittersystemen kommt es zu einer erhöhten Vulnerabilität, unter bestimmten Umgebungsbedingungen mit verändertem physischen Erleben oder Verhalten zu reagieren. Beispiele für auslösende Umweltbedingungen können ungünstige Kommunikation, Umgebungsänderungen, aber auch neu aufgetretene körperliche Symptome (z.B. Schmerzen) sein. Psychische und Verhaltenssymptome führen in unterschiedlichem Ausmaß zu Leidensdruck und Beeinträchtigung des Erkrankten, stellen häufig für Angehörige und Pflegende eine große Belastung dar und können auch deren psychische und körperliche Gesundheit negativ beeinflussen“.

Diese Definition soll auch in der vorliegenden Studie verwendet werden. Auch aus dieser wird ersichtlich, dass ein multiprofessioneller Zugang zur Thematik der Einweisungsgründe von MmD sinnvoll ist, da die Symptome und Ursachen mannigfaltig sind und sich nicht dem Aufgabengebiet einer einzelnen Profession zuordnen lassen.

Welche enormen Auswirkungen BPSD im Rahmen der stationären Behandlung von MmD haben, wurde durch Hessler et al. (2017b) für das Setting Allgemeinkrankenhaus aufgezeigt: 76% der Menschen mit Demenz zeigten BPSD (inklusive Delirien), vornehmlich in Form von nächtlicher Unruhe, depressiver Symptomatik mit Apathie und Rückzug oder auffälligem motorischem Verhalten. In dieser Studie wurden die Symptomeinschätzung und die Einschätzung der Belastung für das Pflegeteam von dessen Mitarbeitern selbst vorgenommen. Die größte Belastung stellten Wahnsymptome, Aggression und nächtliche Unruhe dar. Abhängig von der Schwere der Demenz nahmen BPSD in der Häufigkeit von 67% bei Menschen mit leichter Demenz über 76% bei mittelgradiger bis zu 88% bei schwerer Demenz zu. Häufig, belastend für das Pflegeteam und zudem häufiger mit Komplikationen behaftet, waren dabei expansive Verhaltenssymptome (wie Aggression, Unruhe, auffälliges motorisches Verhalten). Seltener aber ebenso belastend waren Wahnsymptome. Affektive Symptome wie Apathie, Angst und Depression waren häufig, belasteten aber kaum und waren selten mit Komplikationen behaftet. Komplikationen waren reduzierte Compliance und damit erhöhtes Morbiditäts- und Mortalitätsrisiko (etwa durch Entfernen wichtiger Infusionen bei Unruhe). Aus dem Praxisalltag in der Gerontopsychiatrie ist bekannt, dass Weglauftendenzen, motorische Unruhe, Aggression und Delir häufige Gründe für Verlegungen aus den somatischen Abteilungen in die Gerontopsychiatrie darstellen.

1.6 Gründe für Einweisungen in die Gerontopsychiatrie

Es stellte sich angesichts der erkennbaren Vielzahl möglicher Bedarfslagen die Frage, welche Gründe insgesamt zu stationären Aufnahmen von Menschen mit Demenz in die Gerontopsychiatrie führen. Dazu ist bislang wenig bekannt. In einer Studie von Tan et al. (2005) wurde die Prävalenz von Symptomen der Patienten einer akuten gerontopsychiatrischen Station (nicht nur für Menschen mit Demenz) erfasst, jedoch nicht der jeweilige Einweisungsgrund. Häufige Symptome waren Unruhe, Wahn und Depression. Im deutschsprachigen Raum haben lediglich Ibach et al. (2003) Einweisungsgründe in die Gerontopsychiatrie erfasst, allerdings nur von Menschen mit Frontotemporaler Demenz. Pflegerische und soziale Gründe für Krankenhauseinweisungen wurden bisher zu wenig berücksichtigt. Im Bereich der Pflege hat sich durch die aktuelle Gesetzgebung für Menschen mit Demenz einiges geändert. Durch das Pflegestärkungsgesetz (BMG 2016) sowie durch die Veränderung des Begriffs der Pflegebedürftigkeit (Wingenfeld et al. 2011) und dessen Begutachtung (MDS 2016) wurden neue Begutachtungskategorien entworfen, die zukünftig zur Beurteilung erfasst. Diese neuen Begutachtungsparameter sollten in der vorliegenden Studie bei der Beurteilung des pflegerischen Unterstützungsbedarfes in Einweisungssituationen einbezogen werden.

Vorteile einer Untersuchung von Menschen mit Demenz in der Gerontopsychiatrie sind die dortige Spezialisierung auf die Diagnosestellung Demenz und ihrer Unterformen anhand aktueller Leitlinien. Eine sichere Demenzdiagnose kann dagegen in somatischen Abteilungen nicht immer angenommen werden, da „Demenz“ dort eine Nebendiagnose darstellt, was Studien im dortigen Bereich erschwert. Oft wird eine bestehende Demenz bei der stationären Aufnahme in der Somatik nicht erkannt (Hessler et al. 2017a).

Eine besondere Problematik stellt dabei die ambulant-stationäre Schnittstelle dar. Um Informationen über Art und Umfang akuter Bedürfnislagen über die Schnittstelle hinweg weiterzugeben, fehlen oft Grundvoraussetzungen. Dyer et al. (2016) stellten in ihrer Studie über kognitives Assessment in der Notaufnahme einer großen Klinik Irlands die Bedeutung der Fremdanamnese durch Angehörige heraus. Diese sind in akuten Notfallsituationen mitunter nicht zugegen, sodass Berichte über die Symptomentwicklung bei der Einweisung nicht verfügbar sind. Pentzek et al. (2017) zeigten drei Problembereiche im Zusammenhang mit der Behandlung von MmD in der Hausarztpraxis auf: Erstens verminderte Einbeziehung der Patienten in diagnostische Entscheidungsprozesse, zweitens uneinheitliche Diagnosefindung der Demenz sowie Aufklärung und drittens verminderte Kenntnis geriatrischer Assessments und Behandlungszugänge. Deren Grundlage sind Verlaufsbeobachtungen und ein Fokus auf Lebensqualität statt auf die Heilung. Auch diese Einstellungsproblematiken können zu Reibungen an der ambulant-stationären Schnittstelle führen, wenn in der Klinik detaillierte Informationen zu Diagnose, Gesamtbehandlungszielen, Einstellungen des Betroffenen und

Verlaufsbeobachtungen Grundlage akuter Therapieentscheidungen werden müssten, aber nicht vorliegen.

Zudem sind zahlreiche Akteure, mitunter ohne voneinander zu wissen, in Form eines formellen und informellen Hilfesystems, an der Behandlung von Menschen mit Demenz beteiligt. Neben Haus- und Facharzt sind dies Pflegedienste, mitunter Tagespflegeeinrichtungen, Wohngruppen oder stationäre Einrichtungen und Spezialtherapeuten wie Physiotherapeuten, Ergo- und Musiktherapeuten. Das informelle Hilfesystem umfasst neben den Angehörigen auch Nachbarn, Haushaltshilfen oder Essens-Service. Abgesehen von direkten Angehörigen ist das Zusammenspiel weiterer Akteure des informellen Hilfesystems oft schwer zu erfassen.

1.7 Die ambulant-stationäre Schnittstelle

Die ambulant-stationäre Schnittstelle ist zudem durch die unterschiedliche Finanzierung ambulanter und stationärer Anbieter geprägt. So unterstehen die Möglichkeiten und Grenzen der stationären Behandlung dem SGB V, ambulante Hilfen SGB IX und SGB XI. Erwähnenswert sind aktuelle Bestrebungen, im Rahmen von einer Novellierung des SGB V für die Psychiatrie eine „stationsäquivalente Behandlung“ im häuslichen Setting durch Klinikpersonal durchzuführen. Dies nicht zuletzt um neben der Verbesserung der Versorgung (durch Personalunion der häuslichen und im Krankenhaus tätigen Behandler) auch eine Kostenreduktion durch womöglich frühere mögliche Verlegung aus krankenhausgebundener Behandlung in das häusliche Setting herbeizuführen bzw. eine Krankenhausbehandlung zu verhindern. Genauere Konditionen sind aber noch unklar (SGB V, 2017). Einige Studien der letzten Jahre (u.a. Valdes-Stauber et al. 2007) wiesen darauf hin, dass strukturenübergreifende, die ambulant-stationäre Schnittstelle überbrückende Arbeit viele Vorteile vor allem für die Patienten bringt, nicht zuletzt eine Vermeidung von stationären Aufenthalten. Demenznetzwerke greifen diesen Gedanken auf und Studien konnten u.a. eine gute Teilhabe der in Netzwerken versorgten MmD am Alltagsleben bescheinigen (siehe u.a. Ergebnisse der DemNet-D-Studie bei Wolf-Ostermann et al. 2017).

Eine eigene nicht repräsentative Umfrage unter Bielefelder Hausärzten Ende 2016 bis Anfang 2017 zeigte eine hohe Unzufriedenheit mit den aktuellen Umständen an der ambulant-stationären Schnittstelle (zum Krankenhaus allgemein, nicht nur zur Gerontopsychiatrie). So seien Informationen am Entlasszeitpunkt für den weiterbehandelnden Arzt oft zu spät verfügbar. Auch würden am Zeitpunkt der stationären Aufnahme seitens der Kliniken zu selten Rücksprachen mit dem Hausarzt zu Vorbehandlungen oder übergeordneten Therapiezielen gehalten. Zudem seien die Einweisungen von MmD speziell in die Gerontopsychiatrie mit einer noch nicht hochakuten, aber sich deutlich anbahnenden Problematik, durch die zu geringe Bettenzahl der Abteilung erschwert. Dadurch bedingt müssten selbst akute Behandlungsfälle mitunter zu lange auf eine Aufnahme warten. Bei Vorhandensein einer entsprechenden Checkliste wäre es nach Angabe der Hausärzte durchaus möglich, einige aus gerontopsychiatrischer Sicht wichtige Informationen bereits am Zeitpunkt der Einweisung parat zu halten. Zum Beispiel, ob ein Screening auf Harnwegsinfektion durchgeführt wurde, welche letzten Laborwerte vorliegen, ob und welche antibiotische Therapie bei Infektion bereits mit welchem Effekt durchgeführt wurde et cetera.

1.8 Vorstudie

In einer Literaturübersicht (Spannhorst, Pöschel, Höhmann 2016) und einer Vorstudie (Spannhorst, Pöschel, Höhmann 2017) wurden vor allem soziale, pflegerische und medizinische Gründe für stationäre Aufnahmen von Menschen mit Demenz in eine Abteilung für Gerontopsychiatrie gefunden, die für sich stehend oder in Kombinationen maßgeblich zu Einweisungen führten. Die Bedürfnislagen in allen drei Bereichen (sozial, pflegerisch, medizinisch) in der Einweisungssituation fokussierend stellte sich die Frage, ob diese als „versorgungssensitive Bedarfslagen bei Demenz" (= dementia care-sensitive demands, abgekürzt DCSD) (Spannhorst, Pöschel Tagung 2017) als Konzept zusammengefasst und genauer charakterisiert werden können.

Die vorliegende Masterarbeit beschäftigt sich mit der Frage, ob sich das Konzept der DCSD anhand einer erweiterten Falluntersuchung (100 Fälle), der Ergebnisse einer Befragung von Bielefelder Hausärzten sowie mittels Experteninterviews bestätigen lässt und welche Konstellationen der genannten drei Bereiche womöglich besonders häufig oder mit besonderen Problemen assoziiert sind.

Die Übergänge an der ambulant-stationären Schnittstelle stellten dabei eine besondere Herausforderung dar und bedurften der gesonderten Betrachtung.

Als übergeordnetes Ziel stand dabei im Raum, zukünftig durch geeignetes Screening in Kenntnis der häufigen und besonders gravierenden Problemlagen Krankenhauseinweisungen zu optimieren oder zu verhindern sowie Übergänge an Schnittstellen zu erleichtern. Diese Aufgabe ist nur multiprofessionell zu lösen. Dreier-Wolfgramm et al. (2017) wiesen neben anderen auf die Möglichkeiten einer Dementia Care Nurse hin, um die mannigfaltigen Bedürfnisse zu erfassen und deren mögliche Behandlungen zu koordinieren. Zudem sollte interprofessionelles Lernen (IPL) bei allen in der Versorgung von Menschen mit Demenz involvierten Berufsgruppen nach Meinung der genannten Autoren fest implementiert werden, um gegenseitiges Verständnis der beruflichen Rollen und Rollengrenzen, gemeinsame Werte und Teamwork genauer zu erfassen und in der Akutversorgung für den Patienten gewinnbringend anzuwenden.

1.9 Kapitelübersicht

In der vorliegenden Arbeit soll zunächst in den folgenden Kapiteln der sozialwissenschaftliche, medizinische und pflegerische Hintergrund der aktuellen Versorgungs- und Bedarfslagen der MmD aufgezeigt werden.

Als Überleitung zur Forschungsfrage erfolgt die Darstellung der multiprofessionellen Arbeitsweise in der Versorgung von MmD, ihrer Möglichkeiten und Grenzen, aber auch der Voraussetzungen für ihre Implementierung.

Anknüpfend an die Forschungsfrage werden die Methode und der Feldzugang der Arbeit erläutert. Einen Schwerpunkt bildet dabei die Erläuterung der hier gewählten methodologischen Triangulation.

Es folgt die Ergebnisdarstellung, getrennt nach den drei gewählten Forschungsmethodiken der quantitativen, qualitativen und der gemischt quantitativ-qualitativen Untersuchungen. Eine Zusammenfassung der Ergebnisse erfolgt dann in direktem Bezug zum Aufbau der Forschungsfrage.

In dieser Reihenfolge werden schließlich auch die Ergebnisse diskutiert, wobei im ersten Teil der Diskussion zunächst Methodik und Feldzugang, im zweiten dann die Ergebnisse selbst genauer analysiert und in den Bezugsrahmen der aktuellen Forschung gestellt werden.

Zuletzt wird die mögliche Perspektive der Nutzung der neuen Erkenntnisse dargestellt.

2 Finanzierung und Hilfesysteme für Menschen mit Demenz

2.1 Demenz und Sozialstaat – Finanzierung

2.1.1 Soziale Sicherung in Deutschland

Laut dem aktuellen Barmer Krankenhausreport (Augurzky et al. 2017) liegen immer mehr multimorbide Menschen über 70 Jahre im Krankenhaus. Deren Zahl stieg zwischen 2006 und 2015 um 80 Prozent, von 1,1 Millionen auf 2 Millionen Personen an (Barmer 2017). Von den 19,2 Mio. Krankenhauspatienten im Jahr 2015 waren etwa 51,5% älter als 60 Jahre, dieser Anteil wird bis 2030 noch auf 60% weiter ansteigen (Bundesärztekammer 2015). Das bedeutet, dass der größte Teil der in einem Krankenhaus behandelten Menschen aufgrund ihres Alters zu einer Risikogruppe gehört die aufgrund von Gebrechlichkeit (Frailty), Multimorbidität, kognitiven Einschränkungen oder Demenz besonders gefährdet ist. Aus der Perspektive von MmD stellt sich damit die Frage, der im Folgenden nachgegangen wird: Wie wird die Krankenhausbehandlung finanziert und in welche sozialstaatlichen Gesamtstrukturen ist diese eingebunden?

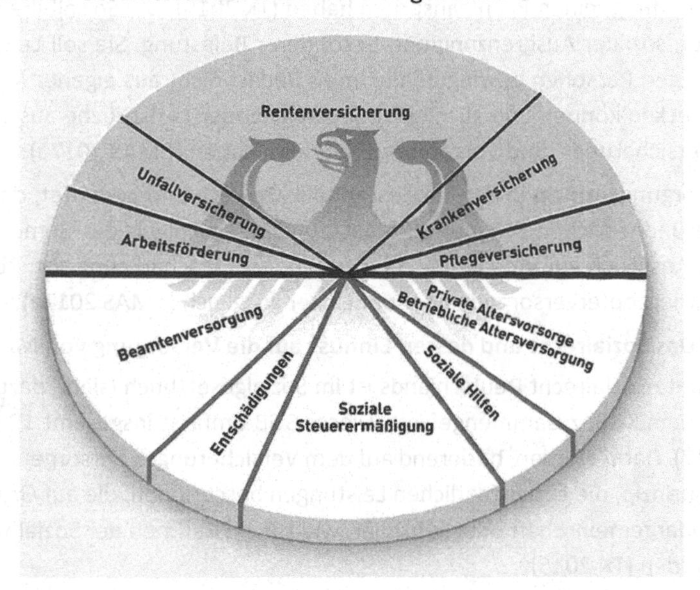

Abbildung 1: Soziale Sicherung in Deutschland (Deutsche Rentenversicherung 2017, S. 2)

K. Pöschel und S. Spannhorst, *Dementia Care Sensitive Demands*, Best of Pflege,
https://doi.org/10.1007/978-3-658-23619-9_2

Das Recht auf eine soziale und damit auch medizinisch-pflegerische Sicherung der Bürger in Deutschland ist schon im Grundgesetz (Art. 20 [1] GG) als Sozialstaatsprinzip (juris 2017) festgelegt. Dieses umfasst die soziale Gerechtigkeit, die soziale Sicherung und die allgemeine Daseinsfürsorge. Das sogenannte Sozialstaatsprinzip wird hinsichtlich der sozialen Sicherung noch um weitere Kernprinzipien ergänzt, wie in Abbildung 1 zu sehen ist.

Dazu gehört das **Versicherungsprinzip**, das auch als Sozialversicherung bekannt ist (TK 2015). Dieses basiert auf einem Gleichgewicht von Leistung und Gegenleistung, also einer einem Risiko angemessen Beitragszahlung und einer diesem Wert entsprechenden Gegenleistung (Deutsche Rentenversicherung 2017). Dieses wird jedoch als wichtigstes Merkmal eines Sozialstaats um das Solidaritätsprinzip ergänzt, auf dem die sozialen Sicherungssysteme, die Sozialversicherungen, in Deutschland gründen (BMAS 2017a). Für die Sozialversicherungen besteht eine Versicherungspflicht (TK 2015).

Auf dem **Fürsorgeprinzip** beruht die Sozialhilfe, auf die Bedürftige, nach entsprechender Prüfung, einen Rechtsanspruch haben (TK 2015). Die Sozialhilfe schützt vor Armut, sozialer Ausgrenzung und besonderer Belastung. Sie soll Leistungen für diejenigen Personen erbringen, die ihren Bedarf nicht aus eigener Kraft und Mitteln decken können und auch keine (ausreichenden) Ansprüche aus vorgelagerten Versicherungs- und Versorgungssystemen haben (BMAS 2017a).

Das **Versorgungsprinzip** in der Bundesrepublik Deutschland bedeutet, dass, wer einen gesundheitlichen Schaden erleidet, für dessen Folgen die Gemeinschaft einsteht, Anspruch auf Versorgung oder zumindest Entschädigung hat. Beispiele sind die Kriegsopferversorgung oder der Lastenausgleich (BMAS 2017a).

2.1.2 Das Sozialrecht und dessen Einfluss auf die Versorgung von MmD

Das gesamte Sozialrecht Deutschlands ist im Sozialgesetzbuch (siehe dazu Abbildung 2), dem SGB, zusammengefasst. Dieses SGB umfasst insgesamt 12 Bücher (SGB 2017). Darin werden, basierend auf dem Versicherungs-, Fürsorge- und Versorgungsprinzip, die sozialstaatlichen Leistungen beschrieben, die auf Grundlage einer Solidargemeinschaft oder subsidiär, wie z.B. im Rahmen der Sozialhilfe, gewährt werden (TK 2015).

Das deutsche Sozialrecht nimmt für die Bürger einen zentralen Bestandteil zur Absicherung gesundheitlicher und sozialer Risiken ein. Damit sind die Leistungen aus den Sozialgesetzbüchern auch für Menschen mit Demenz von großer Bedeutung. Sie bestimmen im Wesentlichen, sofern keine ausreichenden Eigenmittel für eine private Finanzierung von nicht solidarisch finanzierten Leistungen vorliegen, den Umfang und die Möglichkeiten ihrer Versorgung.

Leistungen aus dem SGB umfassen, auch wenn das für die Mehrzahl der MmD keinen Einfluss mehr hat, zudem die Grundsicherung für Arbeitssuchende im SGB II und Möglichkeiten zur Arbeitsförderung. Aus jetziger Gesetzeslage entfalten die Möglichkeiten die sich aus der Rehabilitation und Teilhabe von Menschen mit Behinderungen und daran angrenzende Inklusionsinitiativen des SGB IX für Menschen mit Demenz allerdings kaum merkliche Wirkung.

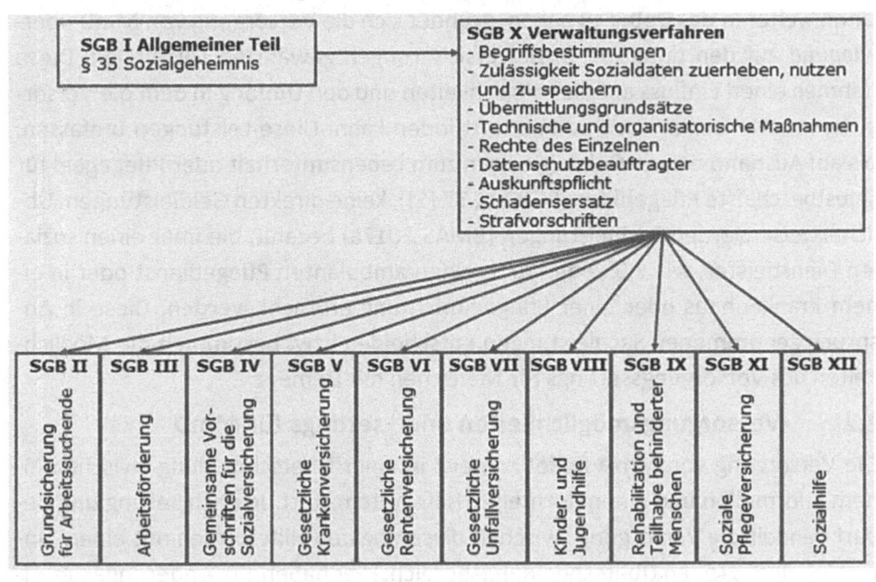

Abbildung 2: Die 12 Sozialgesetzbücher.
(Quelle: http://www.ig-soziale-gerechtigkeit.wg.am/sozialgesetzbuch/)

Mit einer Demenzdiagnose ist es unter Umständen möglich einen Schwerbehindertenausweis zu erhalten, allerdings nicht aufgrund der Diagnose, sondern fortdauernder Funktionsbeeinträchtigungen. Weitere Leistungen zu Inklusion und Teilhabe sind für MmD noch nicht vorgesehen, da die Diagnose nicht als Behinderung anerkannt ist (BMFS 2013).

Die Kranken- und die Pflegeversicherung (SGBV und SGB XI) nehmen für die medizinische Behandlung und Versorgung sowie die pflegerischen Hilfebedarfe eine zentrale Bedeutung für die Versorgungsmöglichkeiten im Krankenhaus, in professionellen Pflegeeinrichtungen, vor allem aber in der eigenen Häuslichkeit ein (BMAS 2017a). Die Leistungen der Rentenversicherung (SGB VI) bestimmen ebenfalls die Gestaltungsspielräume für eine Versorgung. Reichen diese Leistungen nicht aus, was zunehmend häufig vorkommt, z.B. um die Kosten in einer Pflege-Wohngemeinschaft oder einem Wohn- und Pflegezentrum mitzufinanzieren, muss geprüft werden, ob Leistungen in Form von Wohngeld oder Sozialhilfe bezogen werden können (BMAS 2017a).

Ohne weiter in das Detail zu gehen, gründet sich die Versorgung von MmD überwiegend auf den durch die Sozialversicherungen gewährten Leistungen. Diese nehmen einen Einfluss auf die Möglichkeiten und den Umfang in dem die Versorgung von Menschen mit Demenz stattfinden kann. Diese Leistungen umfassen, bis auf Ausnahmen wie Geldleistungen zum Lebensunterhalt oder Pflegegeld für selbstbeschaffte Pflegehilfen (SGB XI § 37 [1]), keine direkten Geldleistungen. Üblicherweise werden Sachleistungen (BMAS 2017a) bezahlt, die über einen sozialen Dienstleister, wie z.B. einen Arzt, einen ambulanten Pflegedienst oder in einem Krankenhaus oder einer Pflegeeinrichtung erbracht werden. Diese in Anspruch genommenen Sachleistungen entscheiden bzw. bestimmen die Möglichkeiten des Versorgungssettings für Menschen mit Demenz.

2.2 Versorgungsmöglichkeiten und –settings für MmD

Die Versorgung von MmD findet zumeist in einer Überschneidung zwischen einem informellen und einem formellen Hilfesystem statt. Je nach Setting und Bedarf pendelt die Versorgung zwischen diesen beiden Hilfeformen mit einem unterschiedlich großen Überschneidungsbereich. Hier haben z.B. Änderungen im Finanzierungssystem einen großen Einfluss auf beide Hilfesysteme. Bedingt durch eine Finanzierung durch Fallpauschalen verlassen Patienten die stationäre Versorgung früher und häufig auch weniger rekonvaleszent (Gröning et al. 2010) oder es gibt Fehlanreize die dafür sorgen, dass Patienten auch zu lange im Krankenhaus bleiben (Krankenhausreport 2017). Wobei für Menschen mit Demenz als besonders vulnerable Personengruppe Krankenhausaufenthalte mit höheren Nebenwirkungen und Mortalität verbunden sind (Sampson et al. 2009). Ein weiterer negativer Aspekt ist darin zu sehen, dass eine vormals kompensatorische

Funktion des Krankenhauses für pflegebedürftige demenziell erkrankte Patienten durch Fallpauschalen und damit verbundene Grenzverweildauern weggefallen ist. So können nicht mehr in dem vormals üblichen Maß Versorgungslücken in der ambulanten und häuslichen Versorgung überbrückt und repariert werden (Gröning et al. 2010). Damit kommt es vermehrt zu Versorgungsbrüchen innerhalb des formellen Hilfesystems, vor allem aber in Richtung des informellen Hilfesystems. Damit werden Familien oder familienähnliche Strukturen für die Versorgung von älteren, multimorbiden, chronisch und demenziell erkrankten Menschen mit allen damit verbunden Möglichkeiten und Belastungen zunehmend stark in den Blick genommen. Denn etwa 75% von den etwa 1,5 Mio. MmD in Deutschland leben in der eigenen Häuslichkeit (Eichler et al. 2016).

2.2.1 Das informelle Hilfesystem

Das informelle Hilfesystem baut überwiegend auf der Unterstützung von Familienangehörigen auf. Dazu gehören vor allem Ehe- und Lebenspartner, eigene Kinder, Schwiegerkinder und Enkel. Denn es wird davon ausgegangen, dass durch eine intergenerative Verbundenheit wichtige Potentiale zur Bewältigung von Lebensproblemen genutzt werden können und müssen (Gröning et al. 2010). Diese Bereitschaft, bei Pflegebedürftigkeit nahen Angehörigen beizustehen und Hilfe zukommen zu lassen, Ist der zentrale Bestandteil des informellen Hilfesystems. Dies gilt insbesondere für Ehe-, oder Lebenspartner (Franke 2006).

Unter informeller Hilfe, oder sozialer Unterstützung, können unterschiedliche Formen von Hilfe verstanden werden, die einem Menschen durch Beziehungen und Kontakte mit ihrer Umwelt zugänglich sind. Das bedeutet, dass in Erweiterung zu den nahen Verwandten auch zunehmend Freunde, Nachbarn und Bekannte in informellen Hilfestrukturen aktiv sind und zu einer Stabilisierung beitragen. In der Erweiterung kann teilweise auch auf freiwillige Helfer aus der Gemeinde, Nachbarschaftshilfe, Zeittauschbörsen aber auch Selbsthilfe- oder Betreuungsgruppen zurückgegriffen werden (Frey, Heese 2011).

Eine besondere Belastung in diesen informellen Hilfesystemen entsteht dadurch, dass im Vorhinein kaum jemand weiß, was mit der Übernahme von Pflegeverantwortung auf sie oder ihn zukommt, wie sich der Alltag entwickelt und vor allem wie lange diese Versorgungsbedürftigkeit andauern wird (Gröning et al. 2010). Gerade nach zu schnell endenden Krankenhausaufenthalten, die nicht genügend Zeit lassen, ein häuslich ambulantes Versorgungssystem zu etablieren, geht der

Übernahme von häuslicher Pflege nicht immer eine bewusste Entscheidung voraus. Allerdings bieten inzwischen die Unterstützungsleistungen für pflegende Angehörige, im Rahmen der sogenannten Familialen Pflege, aus dem Krankenhaus heraus in die Familie hinein einen wichtigen Stabilisierungsbeitrag (Gröning et al. 2010). Anderseits geschieht dieser Übergang in eine Pflegebedürftigkeit und die Übernahme von Pflegeverantwortung oft eher schleichend und unbemerkt. Das lässt, wenn es klappt, Zeit, in diese neue Rolle hineinzuwachsen (Frey, Heese 2011).

Allerdings nimmt auch die Anzahl der allein lebenden älteren Menschen deutlich zu und variiert zwischen den Altersgruppen. So lebten schon 2009, in einem Alter von 70 – 75 Jahren etwa 15% der Männer und 36% der Frauen in einem Einpersonenhaushalt. In einem Alter von 80 – 85 Jahren waren das dann 24% der Männer und 63% der Frauen. Für die Höhe des Anteils, wieviele von Ihnen eine Demenzerkrankung haben, gibt es nur Schätzungen. Allerdings wird dieser Anteil hoch sein und weiter steigen. Laut Eichler et al. (2016) wird für die USA und Großbritannien angegeben, dass bis zu einem Drittel der in der eigenen Häuslichkeit lebenden MmD allein leben.

Gibt es keine Angehörigen, die Pflegeverantwortung übernehmen, so ist es notwendig, eine Einbindung in soziale Netzwerke abzusichern, um die Versorgung und soziale Teilhabe zu gewärleisten. Allerdings sind hier Grenzen informeller Hilfesysteme schneller erreicht als für Menschen mit Angehörigen im direkten Umfeld (DAlzG 2011).

Als Übergang zwischen dem informellen und dem formellen Hilfesystem können auch semiprofessionelle Hilfskräfte das Hilfesystem stabilisieren. Diese häufig aus Osteuropa stammenden Präsenzkräfte stabilisieren mit ihrer Anwesenheit auf fester Honorarbasis häusliche Pflegesituationen. Sie bieten, insofern die Mittel dafür zur Verfügung stehen, inzwischen vielen älteren Menschen die Möglichkeit, trotz eines Hilfebedarfs lange in der eigenen Häuslichkeit zu verbleiben, vor allem, wenn diese dann noch durch professionelle Dienstleister mit unterstützt werden (Emunds, Schacher 2012). Trotz der positiven Effekte die durch das Pflegegeld für selbstbeschaffte Pflegehilfen (SGB XI § 37 [1]) erreicht werden, so wurde hier auch ein Anreizsystem geschaffen von professioneller Hilfe möglichst wenig oder keinen Gebrauch zu machen. Hier wird auf Grundlage einer Laienhilfe, als selbstbeschaffte Pflegehilfe, die pflegerische Versorgung als Angehöriger umfangreich selbst erbracht. Das Prinzip ist hier, dass anstatt einer Sachleistung eine Geldleistung direkt fließt.

2.2.2 Das formelle Hilfesystem

Das formelle Hilfesystem umfasst die professionelle, über eine private, soziale oder öffentliche Finanzierung bezahlte Dienstleistung, die Regelungen und Limitationen unterliegt.

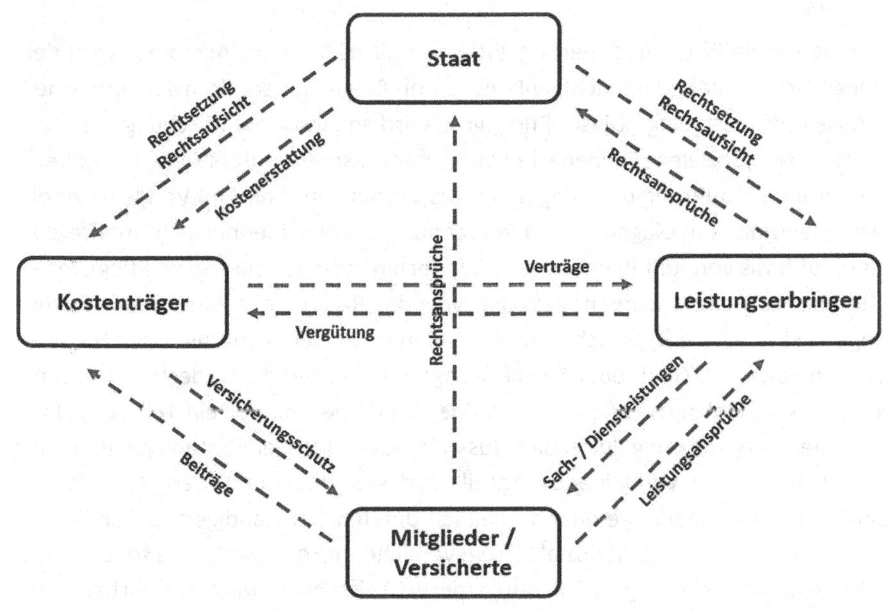

Abbildung 3: Grundstruktur des deutschen Gesundheitssystems. (Simon 2016)

Wie in Abbildung 3 dargestellt ist, fließen zwischen dem Leistungsempfänger und dem Leistungserbringer Sachleistungen, die auf vertraglicher Ebene von dem Kostenträger, der entsprechenden Sozialversicherung, vergütet werden. Der Umfang der Sachleistung und der dafür möglichen Vergütung wird durch den Staat, zum Beispiel durch den Gemeinsamen Bundesausschuss (GBA), festgelegt. Sach- oder Geldleistungen fließen jedoch nur, wenn diese in dem dafür vorgesehenen rechtlichen Rahmen auch legitimiert sind.

Vereinfacht dargestellt wird zum Beispiel für eine medizinische Therapie eine dafür vorgesehene Diagnose gestellt, die in einem entsprechenden Diagnoseschlüssel festgelegt ist. Daraufhin können Sachleistungen, siehe dazu Abbildung 3, in Form von Diagnostik und Therapie in Anspruch genommen werden, die entsprechend über das SGB V solidarisch finanziert werden. Leistungen die diesem Leistungskatalog nicht entsprechen, müssen von dem Betroffenen selber getragen werden. Ist das nicht möglich, dann können sie nicht in Anspruch genommen werden.

Für die soziale Pflegeversicherung gilt ein ähnliches Prinzip. Allerdings wird der pflegerische Hilfebedarf nicht anhand einer Diagnose, sondern anhand eines Pflegegrades festgelegt. Dieser Pflegegrad wird anhand einer Mischung aus Pflegediagnosen, sozialen Hilfebedarfen und einer Hilfsmittelunterstützung erhoben. Die Zusammenführung des Pflegebedarfes erfolgt allerdings, im Vergleich zu einem medizinischen Diagnose- und Abrechnungssystem, hier nur sehr undifferenziert auf Basis von fünf Pflegegraden. Weiterhin muss für die soziale Pflegeversicherung festgestellt werden, dass sie zwar das Risiko einer Pflegebedürftigkeit angemessen aufgreift, jedoch nicht das Ziel hat, den damit verbundenen Hilfebedarf, in Form von Geld- oder Sachleistungen ausreichend abzudecken. Denn es kann aus der solidarisch finanzierten Pflegeversicherung nur ein Teil der erforderlichen Pflegeleistung durch den Fluss von Sach- und Geldleistung gegenfinanziert werden. Der verbleibende Anteil wird subsidiär durch den Betroffenen selbst, dessen Angehörige oder schließlich durch die zuständigen Sozialhilfeträger finanziert. Damit ist die soziale Pflegeversicherung einerseits eine sogenannte Erbenschonversicherung, denn durch deren Leistungen wird das vorhandene Vermögen, um den Anteil der fließenden Sachleistungen, geschont. Andererseits handelt es sich bei der sozialen Pflegeversicherung nur um eine sogenannte Teilkaskoversicherung, da eine angemessene Hilfeleistung, bezogen auf den tatsächlichen Hilfebedarf, nur zum Teil und nicht komplett durch Sach- und Geldleistungen gegenfinanziert ist. Damit verbleibt ein Teil des Risikos der Pflegebedürftigkeit beim Betroffenen selbst und belastet nicht die Solidargemeinschaft.

Dieser Aspekt ist vor allem vor dem Hintergrund der demografischen Entwicklung in Deutschland bedeutsam, da eine zunehmende Abkehr solidarischer Lösungen, zugunsten subsidiärer und privater Finanzierung notwendig wird, um die Sozialversicherungen auch künftig erhalten zu können, wenn auch mit einem zunehmend geringen Anteil an Sach- und Sozialleistungen.

Als Akteure im formellen Hilfesystem gelten zum Beispiel:

- Haus- und Fachärzte
- Ambulante Pflegedienste
- Spezialtherapeuten wie: Ergotherapie, Physiotherapie und Logopädie
- Ambulant betreute Pflegewohngruppen (WG)
- Teilstationäre Tagespflegeeinrichtungen
- Einrichtungen der Kurzzeit- und Verhinderungspflege
- Stationäre Wohn- und Pflegezentren
- Krankenhäuser
- Ambulanzen und Gedächtnissprechstunden (Memory Clinic)
- Rehabilitationskliniken
- Pflegestützpunkte und –beratungsstellen
- Selbsthilfegruppen
- Beratungstelefone (wie Telefonseelsorge, Alzheimer Hotline)
- Vermittlungsagenturen für osteuropäische Haushaltshilfen und Präsenzkräfte

Aus Sicht der Betroffenen und der mitbetroffenen Familien bietet das formelle Hilfesystem Möglichkeiten zu familienentlastenden Angeboten. Die Möglichkeiten verschiedener Unterstützungsformen ermöglichen verschiedene zeitweilig familientlastende Hilfen, Möglichkeiten zeitweiliger familienersetzender bis hin zu vollständig familiensubstituierender Versorgung, als Ergänzung privat organisierter, informeller Unterstützung (Frey, Heese 2011).

2.3 Psychosoziale Faktoren und Phänomene als Einflussgrößen für MmD

Für das Demenzsyndrom und damit für die Versorgung von MmD gilt, dass die Erkrankung nicht nur weitreichende Konsequenzen für die Betroffenen selbst, sondern auch für das sie umgebende soziale Umfeld hat. Psychosoziale Faktoren und sozialpsychologische Phänomene werden damit zu wichtigen Einflussgrößen in der Versorgung von MmD in ihrer Wirkung auf den MmD selbst und einer Wechselwirkung mit den von Demenz betroffenen familiären informellen und formellen Hilfesystemen. Dazu ist ergänzend festzustellen, dass die Demenz zu den teuersten Krankheitsgruppen im höheren Alter gehört, jedoch die finanzielle Hauptlast (Weyerer 2005) von pflegenden Angehörigen getragen wird. Das ist vor allen Dingen deshalb relevant, da mehr als die Hälfte der Pflegebedürftigen die in der eigenen Häuslichkeit versorgt werden eine Demenzerkrankung hat. Inzwischen ist die Demenz der mit Abstand wichtigste Grund für den Umzug in ein professionelles Pflegesetting, wo der Anteil der Bewohner mit einer Demenz kontinuierlich zunimmt (Weyerer 2005). Damit werden vor allen Dingen an die Angehörigen hohe Anforderungen gestellt, denn ob und wie lange ein MmD in häuslicher und familiärer Umgebung versorgt werden kann, hängt in besonderem Maß sowohl von der grundlegenden Pflegebereitschaft als auch von deren physischen und psychosozialen Ressourcen ab (Frey, Heese 2011, Schäufele et al. 2005).

2.3.1 Sozialpsychologisches Phänomen Demenz

Martin und Schelling (2005) beschreiben die Demenzerkrankung als soziale Konstruktion, in dem sie konstatieren, dass hier nicht nur biologische, medizinische, pflegewissenschaftliche, neuro- und kognitionspsychologische, sondern auch sozialpsychologische Bezüge zum Tragen kommen. Denn die sich darauf gründende Einstellung zur Krankheit selbst und zu den davon betroffenen Menschen hat Ursachen und Folgen. Deren Feststellung können praktische Konsequenzen bezüglich Information über Demenz und auch Interventionen zur Verbesserung der Lebensqualtität mit Demenz nach sich ziehen (Martin, Schelling 2005).

Die Sozialpsychologie laut Allport (1968) ist das Teilgebiet der Psychologie, das die Auswirkungen der tatsächlichen und vorgestellten Gegenwart auf das Erleben und Verhalten anderer Menschen erforscht. Dazu gelten für die Sozialpsychologie zwei fundamentale Axiome: zum einen konstruieren Menschen ihre eigene Realität, zum anderen wird das gesamte Erleben und Verhalten von sozialen Beziehungen beeinflusst. Die psychologische Sozialpsychologie erforscht, erweitert betrachtet, die Auswirkungen sozialer Interaktionen auf Gedanken, Gefühle und Verhalten des Individuums. Als Begründer der modernen Sozialpsychologie wird Kurt Lewin benannt (Merten 2010). Zur Konstruktion sozialer Umwelt und Interaktion und zwischenmenschlicher Beziehungen tragen prosoziales Verhalten, Aggression, sozialer Einfluss, Gruppenprozesse, Emotion und Stimmung, Einstellung, die Einstellungs- Verhaltens-Reaktion und Stereotype bei. Als Beispiele für

Themen und Theorien der Sozialpsychologie gibt Merten (2010) unter anderem das Elaboration Likelihood Model, Selbstbestimmungstheorie nach Deci und Ryan und die Sozial kongnitive Theorie von Badura an.

Hinsichtlich der Demenzerkrankung führen Martin und Schelling (2005) an, dass die Einstellung und das Verhalten hinsichtlich Alter und Demenz durch einen erheblichen Teil sozial konstruierter mentaler Repräsentationen beeinflusst sind. Die Repräsentationen stehen zu einem erheblichen Teil mit früheren oder aktuellen Erfahrungen, Wahrnehmungen und Einflussnahmen im sozialen und kulturellen Kontext in Verbindung. Sie aggregieren sich als subjektive interne Bilder und Modelle einer Person, einer Gruppe, eines Gegenstands, Sachverhalts oder Ereignisses. Die daraus entstehenden Einstellungen sind überdauernde positive oder negative Bewertungen dieser Repräsentationen, die das Verhalten beeinflussen. Diese verknüpfen sich, in Abhängigkeit von subjektiven Normen, sozialen Erwartungen und spezifischen Kontrollüberzeugungen zum Verhalten und der Einstellung gegenüber Menschen mit Demenz.

Kitwood (2008) geht mit seiner Person-zentrierten Sichtweise in besonderem Maß auf das sozialpsychologische Phänomen der Demenz ein. Dazu entwickelt er ein Konstrukt des Personseins, das er vor dem Hintergrund der Demenz mit den sozialpsychologischen Effekten des Erhaltens und des Untergrabens des Personseins als Dialektik der Demenz zusammenfasst.

2.3.2 Psychosoziale Faktoren der Demenz

In der Abkehr von, bzw. in einer sinnvollen Alternative zu der traditionellen naturwissenschaftlichen Sichtweise, des Standardparadigmas der Demenz (Sträßer, Cofone 2000; Kitwood 2008), mit der Konzentration auf den Krankheitsprozess und das (medikamentöse) Management von Verhaltensweisen und Begleitsymptomen, wird das Person-Sein des MmD und seiner sozialen Bezüge in den Blick genommen. In dem Denkansatz eines solchen psychosozialen Modells wird die Demenz mehr als eine Behinderung denn als Krankheit betrachtet, in der die betroffene Person in ihrer Ganzheit gesehen wird: Biografie, Persönlichkeit und sozialem Umfeld werden eine vergleichbar wichtige Rolle zugordnet wie körperlichen Faktoren (Kitwood 2008). Inwiefern eine Person mit Demenz beeinträchtigt ist hängt demnach entscheidend von der Qualität der Pflege und Betreuung ab (Sträßer, Cofone 2000). Damit öffnet die psychosoziale Sichtweise den Blick auch für die Angehörigen. Denn eine Demenz kann auch als eine Familienkrankheit bezeichnet werden. Angehörige sind als Mitbetroffene selbst vielfältigen Belastungen ausgesetzt, die als Pflegende dem MmD den Verbleib im häuslichen Umfeld gewährleisten und wesentlich zu dessen Lebensqualität beitragen (Frey, Heese 2011). Allerdings geht die Pflege von MmD, verglichen mit derjenigen von nicht demenziell Erkrankten, mit einer deutlich höheren Belastung für die Pflegenden einher (Weyerer 2005). Das führt in der Folge mitunter zu depressiven Verstimmungen, Erkrankungen des Bewegungsapparats, psychosomatischen Störungen oder der Einnahme von Psychopharmaka, die unter anderem zu höheren Morbiditäts- und Mortalitätsraten bei Pflegenden beitragen (RKI 2006; Sauer, Wißmann 2007).

Pflegebelastung

Hinsichtlich der Pflegebelastung zählen vor allen anderen Problemen die auftreten können Verhaltensauffälligkeiten wie Antriebsstörungen und Aggressivität, Tag-Nacht-Umkehr, Halluzinationen, Unruhezustände oder psychotische Symptome zu den bedeutendsten Stressoren, denen Pflegepersonen ausgesetzt sind (Haupt 1999; Weyerer 2005).

Pflegemotivation

Als Motiv für die hohe Anzahl der Übernahme einer Verantwortung für Pflegebedürftige wird diese nach wie vor als Selbstverständlichkeit im Rahmen einer familienfürsorglichen Beziehung, vor allem in der Ehegattenpflege, betrachtet. Hier werden Zuneigung und das Gefühl der Verpflichtung als Motivation zur Übernahme der Pflege angegeben (Frey, Heese 2011; BMFSFJ 2002). Dem stehen hohe, oft unausgesprochene Erwartungen gegenüber, sowie gesellschaftliche Normen, die nahelegen Aufgaben in der pflegerischen Versorgung zu übernehmen. Ein weiterer gewichtiger Faktor ist in finanziellen Motiven zu sehen, ebenso wie weit verbreiteten stereotypen negativen Vorstellungen von Wohn- und Pflegezentren, die das Pendel der Entscheidung in Richtung häuslicher Versorgung schlagen lassen (Beck 1997; Frey, Heese 2011).

Unter anderem wird von Schäufele et al. (2006), als Begründung für die Aufgabe häuslicher Versorgung angegeben, dass dem in vielen Fällen eine Verschlechterung des Gesundheitszustandes des MmD vorausgeht. Diese Veränderungen führen vor allem in instabilen häuslichen Versorgungssituationen, neben einem objektiven Anstieg, zu einem Anstieg der subjektiv wahrgenommenen Pflegebelastung. Hinzu kommt eine als unzureichend wahrgenommene Unterstützung der Pflegeperson selbst.

Pflegebeziehung

Frey und Heese (2011) geben an, dass für pflegende Angehörige eine schwierige Beziehungsgestaltung ein gravierendes Problem häuslicher Versorgung darstellt und sich oftmals auf neue unstimmige paradoxe Beziehungsmuster bezieht. Diese gründen zwar auf dem Hintergrund einer gemeinsamen biografisch gewachsenen Verbundenheit, können aber durch Wesens- und Verhaltensänderungen, oder durch unausgesprochene Konflikte aus der Vergangenheit in einer Pflegebeziehung zu einem hohen Maß an Spannung führen (BMFSFJ 2002). Allerdings ist für Angehörige das Verharren zwischen Macht und Ohnmacht, Hilflosigkeit und Überforderung ein gewichtiger Aspekt, der gelegentlich zu aggressiven Verhaltensweisen gegenüber dem Pflegebedürftigen führen kann. Diese intensiven emotionalen Verstrickungen können rechtzeitigen und angemessen Lösungen im Wege stehen (Stuhlmann 1995 in: Frey, Heese 2011).

2.4 Schnitt- und mögliche Bruchstellen in der Versorgung von MmD

Feuerstein (1994) charakterisiert das moderne Gesundheitswesen als ein komplexes Zusammenwirken einer Vielzahl teils sehr heterogener Systemelemente. Damit bezieht er sich, neben der eingesetzten medizinischen Technik, vor allem auf ein arbeitsteiliges Handeln, das in die Zusammensetzung professioneller Akteure und institutioneller Kontexte eingebettet ist. Allerdings stellt er gleichzeitig heraus, dass die Integration von Teilprozessen zu einem reibungslosen und zielkonformen Gesamtablauf problematisch ist. Denn diese sind, ausgehend von unterschiedlichen Perspektiven, vor ein doppeltes Integrationsproblem gestellt. Die eine Perspektive ist die einer systemischen Handlungsrationalität, welchee der Optimierung des kooperativen Arrangements der professionellen Akteure und des sachlichen Ressourceneinsatzes folgt. Die zweite Perspektive ist die des Patienten, die dem Interesse nach einer Optimierung des Behandlungsgeschehens entsprechend der spezifischen Krankheitssituation und individuellen Versorgungsbedürfnissen folgt. Diese beiden Perspektiven, bzw. Orientierungskomplexe, sind von der Zersplitterung des Versorgungszuammenhanges in sachlicher, personeller, institutioneller, zeitlicher und konzeptioneller Hinsicht gleichermaßen negativ beeinflusst (Feuerstein 1993). Diese fünf genannten systembedingten und nur analytisch zu trennenden Ebenen des Versorgungszusammenhangs sind vor dem Hintergrund zweckwidriger Spezialisierungseffekte im Gesundheitssystem zu sehen, die es zu reintegrieren gilt (Höhmann 2002a).

Da diese Charakterisierung auch noch im Jahr 2017 genauso aktuell ist wie 1993/94, soll das „Konzept zur Schnittstellenanalyse" (Feuerstein 1993, S. 49) als sozialwissenschaftlicher Hintergrund Prägung dieser Forschungsarbeit sein und als Folie zur Interpretation der Forschungsergebnisse genutzt werden.

2.4.1 Schnittstellen im Gesundheitswesen

Eine Verbesserung der Schnittstellengestaltung oder der Aufbau eines Schnittstellenmanagements kann die Fragmentierung von Systemstrukturen und Behandlungs- und Versorgungsabläufen zwar erträglicher machen, wird diese aber nicht überwinden. Grund ist, dass diese eine ganzheitliche Rekonstruktion, die beide Perspektiven des Versorgungszusammenhangs zusammenbringt, nicht ersetzen kann. Deshalb plädiert er dafür die Schnittstellenproblematik als soziales Gestaltungsfeld zu erschließen (Feuerstein 1994).

Zunächst unterscheidet Feuerstein (1994) homogene und heterogene Schnittstellen.

Homogene Schnittstellen befinden sich an den Stellen, an denen das kooperative Zusammenwirken gleichartiger Handlungsträger zusammenkommt. Gleichartige Handlungsträger sind in diesem Zusammenhang Menschen, Organisationen oder Techniken.

Im Speziellen bedeutet die interaktive Koppelung von **Menschen** eine Interaktionsbeziehung zwischen Akteuren. Die interaktive Kopplung von **Organisationen** bedeutet den Austausch zwischen den Abteilungen eines Krankenhauses oder verschiedener Institutionen eines Versorgungssystems. Bezogen auf **Techniken** bedeutet kooperatives Zusammenwirken die Koppelung von Elementen eines maschinellen Ensembles diverser Techniken oder eine übergreifende technische Vernetzung.

Heterogene Schnittstellen bezeichnen die direkte Koppelung verschiedenartiger Handlungsträger wie bei einer Mensch-Maschine-Interaktion.

Am Beispiel des institutionellen Binnenraums des Krankenhauses lassen sich die unterschiedlichen homogenen und heterogenen Schnittstellen darstellen. Diese lassen sich natürlich auch auf das formelle und informelle Hilfesystem als Mikro- und Mesodimension anwenden.

- Die **Mensch-Technik-Schnittstelle** als direkte Koppelung zwischen Mensch und Technik im medizinischen Handlungszusammenhang hochtechnisierter Diagnostik und Therapie
- Die **Mensch-Technik-Mensch-Schnittstelle** im Mensch-Maschine-System als verbindende Brücke von Patienten mit Gerätesignalen in der Patient-Gerät-Arzt-Verbindung
- Die **Mensch-Mensch-Schnittstelle** in der direkten Interaktion und Kommunikation als sozialer Kit
- **Schnittstelle zwischen den Professionen,** die ohne weitere Bewertung als professionsübergreifende Kooperationsbeziehung bezeichnet werden kann
- **Schnittstelle innerhalb einzelner Professionen** als Zeichen von innerprofessionellen Spezialisierungseffekten der Arbeitsteilung
- **Schnittstelle zum Patienten** in Form von patientenorientierter Interaktion (Feuerstein 1994)

Durch institutionell ausdifferenzierte Versorgungsstrukturen ergibt sich die Makrodimension in Hinsicht auf Schnittstellen. Das bundesdeutsche System der Krankenversorgung war lange Zeit durch eine strikte Trennung von ambulanter und stationärer Behandlung gekennzeichnet, welche zwar stetig aufweicht, sich jedoch noch lange nicht aufgelöst hat. Denn der Effekt dieser Aufgabenverteilung, die erhöhte Anzahl von Schnittstellen, mit denen Patienten und Angehörige im Verlauf eines komplexen Behandlungsgeschehens konfrontiert sind, besteht aktuell noch immer. Zum Beispiel durch Wiederholungsuntersuchungen oder das zeitliche Auseinanderfallen von diagnostischen, therapeutischen und rehabilitativen Prozessen. Für Patienten und Angehörige zeigt sich diese Desintegration von ambulanter und stationärer Versorgung als Bruch im Krankheitserleben (Feuerstein 1994). Die Makrodimension ist an der ambulant stationären Schnittstelle vor dem Hintergrund des Zusammenspiels einer großen Anzahl von möglichen Akteuren zu sehen, die außerhalb des Krankenhauses tätig sind, wie es für das formelle und informelle Hilfesystem oben dargestellt ist.

2.4.2 Konzept der Schnittstellenanalyse

Das Konzept der Schnittstellenanalyse ist als Beitrag zur Entschlüsselung komplexer Systemstrukturen zu verstehen, deren Bestandteil eine Vielzahl professioneller Akteure, spezialisierter Funktionen und (Teil-) Institutionen ist (Feuerstein 1993). Diese komplexen Systemstrukturen sind vor dem Hintergrund der geltenden Finanzierungmöglichkeiten und –regelungen zu sehen, die den Prozeß der Verselbständigung von funktionalen Teilsystemen des Gesundheitswesens fördern. Dem stehen in der Folge versäulte Handlungsrationalitäten einer Abstimmung professioneller Interventionen entgegen, wodurch die Gesamtsituation des Patienten aus dem Blick gerät (Höhmann 2002a).

2.4.2.1 Ebene des sachlichen Zusammenhangs

Die Differenzierung und Spezialisierung im Gesundheitssystem führt zu einer künstlichen Entflechtung ursprünglich zusammenhängender Versorgungsleistungen. Zum Beispiel die Problematik der Trennung von technik- und interaktionsintensiven, von akutmedizinischen und rehabilitationsbezogenen Leistungen. Auf Grundlage der damit verbundenen unterschiedlichen Beurteilungsmaßstäbe und Anforderungen sind für Patienten Mängel an kognitiver Orientierung und psychoemotionaler Unterstützung, Irritation im Behandlungsverlauf und in der Krankheitsbewältigung sowie ungenutzte Rehabilitationspotentiale die Folge. Damit sind Complianceprobleme und ein ineffektiver Einsatz von pflegerisch-medizinischen Ressourcen vorprogrammiert (Feuerstein 1993, Höhmann 2002a).

2.4.2.2 Ebene des personellen Zusammenhangs

Die Integration des Behandlungsgeschehens wird, in Bezug auf möglichst wenig Akteure und Institutionen, durch professionelle Spezialisierung, weitgehende Arbeitsteilung und das damit verbundene Finanzierungssystem der Institutionen beeinträchtigt. Für die Patienten bedeutet das einen häufigen Wechsel von Betreuungspersonen und die damit verbundene Anonymität. Als Folge davon müssen sie sich auf immer neue therapeutische Herangehensweisen einstellen und durch Probleme in der Informationsübertragung auf Hemmnisse in der Koordination und Kooperation des Behandlungsverlaufs. Damit ist eine langfristig vertraute, kontinuierlich an den Bedürfnissen und Ressourcen des Patienten orientierte Versorgung kaum realisierbar (Feuerstein 1993, Höhmann 2002a).

2.4.2.3 *Ebene des institutionellen Zusammenhangs*

Für die Ebene des institutionellen Zusammenhangs kommen Tendenzen zur Verselbständigung des Leistungsangebots der funktionalen Teilsysteme und deren Leistungserbringung zum Tragen. Denn diese spezialisierten Einrichtungen orientieren sich unter Wettbewerbsbedingungen an ihrer jeweiligen Partialökonomie. Damit folgen sie ihrem dominanten Betriebsziel und fördern damit einen oftmals engen Handlungshorizont in ihrer jeweiligen Institution. Für Patienten können sich dadurch unvermittelte Wechsel zwischen den Behandlungssettings ergeben. In der Folge kann es für das System zu einer mangelnden Effizienz des Ressourceneinsatzes oder überflüssiger redundanter Diagnostik kommen. Allerdings bedeutet das hinsichtlich der Betreuungs- und Behandlungserfordernisse langzeitpflegebedürftiger oder chronisch erkrankter Patienten, dass diese in hochspezialisierten Einrichtungen systematisch an den Rand der dortigen Handlungsabläufe geraten. Dies liegt daran, dass diese nicht darauf eingestellt sind oder pauschalierte Entgeltvereinbarungen die notwendigen Maßnahmen nicht vorsehen (Feuerstein 1993, Höhmann 2002a).

2.4.2.4 *Ebene des zeitlichen Zusammenhangs*

Auf der Ebenen des zeitlichen Zusammenhangs wird auf zwei auftretende Problembereiche hingewiesen. Die Linearisierung der Abfolge einzelner Behandlungssegmente und die Diskontinuitäten, Verdichtungen und Leerläufe im Behandlungsverlauf. Beispielsweise führt eine zu frühe Einleitung von Rehabilitationsmaßnahmen zu einer Überforderung und damit uneffektivem Einsatz von Ressourcen, ebenso wie eine zu frühe Entlassung die auf Grund des aktuellen Kostendrucks geschieht. Ebenso kann es durch ein weit gestrecktes Nacheinander von Interventions- und Rehabilitationsmaßnahmen zu negativen Folgen für Patienten kommen, wenn Rehabilitationspotential verloren geht oder dessen Aktivierung einen höheren Aufwand erfordert (Feuerstein 1993, Höhmann 2002a).

2.4.2.5 *Ebene des konzeptionellen Zusammenhangs*

Brüche im konzeptionellen Versorgungszusammenhang beziehen sich auf unterschiedliche Orientierungsmuster und Handlungsmuster der Professionellen, welche eine Herausbildung spezifischer Werte, Normen, Sinnbezüge und Zielsysteme des professionellen Handelns begünstigen. Daraus resultierende unterschiedliche professionelle Deutungen des Krankheitsgeschehens, mit sich unterscheidenden Behandlungskonzepten, können teilweise zu widersprüchlichen Handlungsanweisungen führen und den Betroffenen verwirren.

Damit stehen diese zugrundeliegenden professionellen Leitbilddifferenzen einer wirksamen Integration des Versorgungsgeschehens im Wege und führen zu einer strategischen Blockade, die einer Entwicklung und Durchsetzung optimierter Versorgungskonzepte im Wege steht (Feuerstein 1993 und 1994, Höhmann 2002a).

2.4.2.6 Prozessuale Analyse systemischen Handlungsgeschehens

Auf der Grundlage der oben genannten fünf systembedingten, nur analytisch zu trennenden Ebenen des Versorgungszusammenhangs entwickelte Feuerstein (1993) das analytische Interesse an den Schnittstellen hinsichtlich dysfunktionaler Seiten im Normalbetrieb des Systems. Als Verfahren zur Identifikation problematischer Schnittstellenkonfigurationen medizinischer Versorgungsstrukturen schlägt er die Kombination zweier Verfahren vor: das der prozessualen und das der punktuellen Schnittstellenanalyse (Feuerstein 1993).

Die punktuelle Analyse ausgewählter Schnittstellen konzentriert sich auf besonders problematische Teilbereiche von in einem Handlungsgeschehen verwobenen Systemelementen, wie in Abbildung 4 exemplarisch zu sehen ist.

Technik	Mikroebene	Mesoebene	Makroebene
Sachkontexte	Funktionsprobleme medizintechnischer Geräte; Bedienungsschwierigkeiten; Sicherheit; Aufgabenangemessenheit	Insititutionelle Zwänge der Technickausstattung und der Nutzung vohandener technischer Ressourcen	Bedeutung der Technikausstattung für die Aufgabenverteilung zwischen den medizinischen Institutionen
Sozialkontexte	Technikbezogenheit der medizinischen Krankheitswahrnehmung und des Behandlungsgeschehens	Technikbezogenheit der klinischen Ablauforganisation und professionellen Kooperationsstruktur	Internorganisatorische Steuerung medizinscher Handlungsabläufe durch informationstechnische Vernetzung
Zielkontexte	Verhältnis zwischen technikzentrierten und patientenorientierten Interaktionen (Zeitallokation)	Bedeutung der technischen Funktionsspezialisierung für das Zeitmanagement bettenführender Stationen	Inhaltliche Fragmentierung und zeitliche Linearisierung institutionell gebundener Behandlungsformen

Abbildung 4:Exemplarische Systemkontexte für den Technikeinsatz im Behandlungsgeschehen (vgl. Feuerstein 1993 S. 57)

Ohne weiter in die Tiefe zu gehen, definiert er als Gegenstand der **prozessualen Analyse** des systemischen Handlungsgeschehens Verlaufsstrukturen der institutionalisierten Krankheitsbearbeitung. Dabei kann die Analyse der prozessualen Abläufe sowohl der System- als auch der Patientenperspektive folgen.

Für die **systembezogene Analyse** wird ein komplexes Abbildungsverfahren vorausgesetzt, dass sowohl das Handlungsgeschehen einzelner Funktionskreise einer Versorgungskette rekonstruiert, als auch die prozessuale Bedeutung der organisatorischen Verknüpfung zwischen diesen Funktionskreisen ermittelt. Die patientenbezogene Prozessanalyse nutzt die Möglichkeit einer linearen Beschreibung sämtlicher Leistungsdimensionen, die im Verlauf einer Versorgungskette für den Patienten erbracht werden und für ihn ersichtlich sind (Feuerstein 1993). Mögliche Schnittstellen der Analyse systemischen Behandlungsgeschehens werden auf mehreren Ebenen sichtbar:

- Schnittstellen im professionellen, technischen und institutionellen Kontext
- Schnittstellen im sachlichen, sozialen und zeitlichen Kontext der Behandlung
- Schnittstellen in den Mikro-, Meso- und Makrostrukturen des Systems

3 Phänomen der Demenz aus medizinischer Sicht

3.1 Multidisziplinärer Ansatz

Diagnostik, Therapie und Verlaufsbeobachtung der Demenz sind in der Medizin von vorneherein interdisziplinär und multiprofessionell angelegt. Dies soll im Folgenden genauer im Rahmen einer Auseinandersetzung mit vielen Facetten von der zellulären bis zur psychosozialen und gesellschaftlichen Ebene dargestellt werden.

3.2 Symptomatik mit uneinheitlichem pathologischem Korrelat

Nicht zufällig befassen sich in der deutschen Versorgungslandschaft verschiedene medizinische Fachdisziplinen zugleich mit dem Thema Demenz, namentlich die Neurologie, Psychiatrie und die Geriatrie als Spezialdisziplin der Inneren Medizin. In der erweiterten Diagnostik und Grundlagenforschung arbeiten zudem Pathologen, Radiologen, Nuklearmediziner und Molekularbiologen. Dies lässt sich durch die multiplen Ursachen und Symptome, aber auch Therapieansätze bei der Erkrankung Demenz erklären.

Die Komplexität des Krankheitsverständnisses kann am Beispiel der Alzheimer-Demenz erläutert werden: Als biologisches bzw. pathologisches Korrelat dieser häufigsten Demenzform gilt neben einer molekularen intrazellulären Tau-Pathologie (mit Ablagerung krankhafter Proteine) die pathologische extrazelluläre Ablagerung von Beta-Amyloid (Thal et al. 2005). Für Details wird hier bewusst auf die einschlägige Literatur zur Demenzätiologie verwiesen. Allerdings ist die Amyloid-Pathologie nicht völlig gesichert, seitdem die bekannte Nonnen-Studie (Snowdon et al. 1997) klassische Erkrankungssymptome bei Menschen ohne zerebrale Ablagerungen und wiederum massive zerebrale Ablagerungen bei Menschen ohne Krankheitssymptome zeigte. Dies entspricht Unsicherheiten in der Deutung aktueller Amyloid-PET-Untersuchungen in der zerebralen Bildgebung; auch diese zeigen bei Gesunden im Alter nicht selten Amyloid-Ablagerungen ohne pathologische Relevanz (Kepe et al. 2013). Unabhängig davon ist nach wie vor unklar, weshalb es überhaupt zu zunehmenden pathologischen zerebralen Ablagerungen mit späterer Demenz kommt, was genau also das Agens der Erkrankung ist. Eine Ausnahme bildet die bekannte genetische Ursache der familiär

K. Pöschel und S. Spannhorst, *Dementia Care Sensitive Demands*, Best of Pflege,
https://doi.org/10.1007/978-3-658-23619-9_3

gehäuften Alzheimer-Demenz, bei der allerdings ebenfalls der molekulare Mechanismus der Genwirkung auf die pathologische Krankheitskaskade weitgehend unbekannt ist.

Diese Unklarheit im organischen Korrelat der das ganze Wesen des Menschen in seinem Denken, Fühlen und Handeln umfassend betreffenden Erkrankung Demenz bedeutet für die Schulmedizin ein erhebliches Problem (Grand et al. 2011). Zum einen fehlen bis heute effektive kurative Therapieansätze. Die Unklarheit über Entstehungsbedingungen und den Krankheitsverlauf führt überdies zur unbedingten Betrachtung jedes Erkrankungsfalls als individuelle Erscheinungsform. Bei diesem kann die Prognose des weiteren Verlaufes bei Diagnosestellung bis heute allenfalls sehr grob anhand etwa von verbleibender Lebenserwartung gestellt werden (Covinsky et al. 2004). Der genaue individuelle Verlauf ist nicht sicher abschätzbar.

3.3 Konsensuskriterien und diagnostische Sicherheit

Die genannten Unsicherheiten bilden sich in diagnostischen und therapeutischen Leitlinien wie zuletzt der neuen DGPPN-Leitlinie „Demenzen" (DGPPN 2016) ab. Es werden dort u.a. die in der ICD-10 (ICD-10-GM 2016) genannten Bedingungen aufgeführt, bei deren Vorliegen von einer Demenz gesprochen werden kann. Dabei stellt etwa die Festlegung einer Mindestdauer von demenziellen Symptomen von 6 Monaten, die für die Diagnosestellung erforderlich ist, ein Konsensuskriterium dar. So bleibt unklar, wie mit einer kognitiven, demenztypische Symptome umfassenden Erkrankung umzugehen ist, die etwa viereinhalb Monate andauert. Die Diagnosestellung einer Demenz setzt zudem das Vorliegen einer Fremdanamnese bzw. validen Eigenanamnese über die letzten 6 Monate voraus, um die Diagnose überhaupt stellen zu können; auch die geforderte maßgebliche Beeinträchtigung des Alltags bedarf meist der Fremdeinschätzung. Es handelt sich zudem um eine Ausschlussdiagnose – alternative mögliche (eventuell auch kurativ behandelbare) Ursachen demenzieller Symptome müssen bei Diagnosestellung ausgeschlossen sein. Hier ist der Diagnose stellende Arzt meist auf Angehörige, der Facharzt auf Informationen des Hausarztes, alle auf weitergehende Untersuchungen des Radiologen und bei Multimorbidität oft auf die Einschätzung eines Geriaters angewiesen, um die Gesamtsymptomatik und die sinnvollen therapeutischen Optionen im Einzelfall zu erfassen. Ein Radiologe allein kann demnach keine Demenzdiagnose stellen.

Die Diagnose Demenz kann als "Mosaikbild" aus determinierten Symptomen angesehen werden, bei dem mehrere „Bausteine" zusammenpassen und manche ausgeschlossen werden müssen. Beispielsweise kann eine unbehandelte Schilddrüsenerkrankung sehr wohl zu Symptomen einer Demenz führen und sogar alle Kriterien einer Demenz erfüllen. Es handelt sich dann aber um eine zumeist gut behandelbare Stoffwechselerkrankung, deren Übersehen fatal wäre. Hier ist also zudem eine internistisch-endokrinologische Expertise erforderlich. Da zur Symptomatik über neurologische Ausfälle hinaus oft und im Krankheitsverlauf zunehmend psychische Verhaltensstörungen gehören (s.a. das oben beschriebene Phänomen der BPSD), ist die Demenzerkrankung eine auch in der psychiatrischen Fachdisziplin verankerte Erkrankung.

Psychiatrische Erkrankungen, auch die Demenz, werden im Fachbereich Psychiatrie meist als „bio-psycho-sozial" verursachte oder in diesen Bereichen wirkende Erkrankungen angesehen (siehe u.a. Engel 1980). Am Beispiel der Alzheimer-Demenz bedeutet dies: Als biologisches Korrelat der Erkrankung können zumeist die oben für die Alzheimer-Demenz beschriebene Veränderungen auf zellulärer Ebene angesehen werden. Aus psychologischer Sicht ist die (oft fehlende) Erkrankungswahrnehmung sowie die Belastung durch die Erkrankung für Patienten und Angehörige ein wichtiges Thema. Soziale Folgen der Demenz sind erheblich, bzgl. sozialer Umstände sind mittlerweile aber auch Risikofaktoren bekannt (niedriger sozialer Status etwa erhöht die Wahrscheinlichkeit, später eine Demenz zu entwickeln (siehe u.a. Jones 2017).

3.4 Mangel an Eindeutigkeit in Symptomatik und indizierter Therapie

Es kann festgehalten werden, dass die kausalen Bedingungen der Krankheitsentstehung zum großen Teil unverstanden sind und die Symptomatik sich oft nicht durch die gefundenen pathologischen Korrelate allein erklären lässt. Der Verlauf einer Demenz ist hoch individuell, so dass die Medizin nicht auf Standardverläufe und Standardtherapien zurückgreifen kann. Therapeutisch bilden verfügbare Pharmaka bekanntermaßen allenfalls bei einem (immerhin erheblichen) Teil der Patienten eine Option, die Erkrankung in ihrem Verlauf zu verlangsamen, jedoch weder aufzuhalten noch deren Symptome rückgängig zu machen (DGPPN 2016). Selbst dabei kann dem individuellen Patienten nicht vorhergesagt werden, ob die antidementive Therapie bei ihm selbst hilfreich sein wird. Aufgrund der geschilderten diagnostischen und pharmakologischen Unsicherheiten liegt ein Schwerpunkt der Behandlung von MmD heute in der Symptomlinderung und Ressourcenförderung sowie Unterstützung des sozialen Umfeldes (DGPPN 2016). Hierfür ist spezielle gerontopsychiatrische Expertise erforderlich (Downing et al. 2013).

3.5 Multiprofessionalität in der Gerontopsychiatrie

Im Bereich der Gerontopsychiatrie gehört Multiprofessionalität zum Alltag. Indem etwa Neuropsychologen Untersuchungen zur kognitiven Leistungsfähigkeit vornehmen, Sozialarbeiter zur Weiterversorgung beraten, das Team früh die Angehörigen einbezieht und nicht zuletzt pflegerische gerontopsychiatrische Expertise den Umgang mit der Erkrankung steuert und dabei auch Modell für Angehörige sein kann, wird die Behandlung multiprofessionell ausgerichtet. Ergo- und Musiktherapeuten spielen im diagnostischen und therapeutischen Prozess eine wichtige Rolle, wie auch Studien gezeigt haben, deren Erkenntnisse deutlicher als in den Vorauflagen fester Bestandteil der neuen Behandlungsempfehlungen der Leitlinie „Demenzen“ sind (DGPPN 2016). Insofern kann das Fachgebiet der stationären Gerontopsychiatrie als im Kern multiprofessionell angelegt angesehen werden. In diesem Zusammenhang spielt zusätzlich die Tatsache eine Rolle, dass stationäre Aufnahmen in die Gerontopsychiatrie oder Geriatrie in den letzten Jahren immer seltener wegen einer Demenz selbst erfolgten, sondern wegen deren Folgeerkrankungen, wie auch eine Studie der Universität Toulouse zeigte (Soto et al. 2012). Neben Expertise in Fragen der Demenz geht es immer öfter um Verhaltensstörungen und Delirien. Bei Letzteren spielen ursächlich neben Ortswechseln und stattgehabten Narkosen sowie Operationen oft internistische Erkrankungen eine Rolle.

Eine eigene Erhebung anhand von 40 Fällen (Spannhorst, Pöschel, Höhmann, 2017) konnte die hohe somatische Krankheitslast bei akuter Aufnahme in eine Abteilung für Gerontopsychiatrie zeigen. Hier sind es vor allem akute Harnwegsinfekte und Pneumonien sowie akute kardiale Erkrankungen, die gehäuft auftreten. Sie gehören prinzipiell zu den sogenannten ACSC, wie oben in der Einleitung erläutert. Bei Aufmerksamkeit aller ambulant behandelnden Disziplinen (Pflegende, Hausärzte, Fachärzte) könnten die oft mit Unruhe als Erstsymptom verbundenen Erkrankungen vermutlich schneller erkannt und behandelt werden.

Oft wird Unruhe dabei als „demenztypisch" angesehen und nicht als Zeichen einer akuten somatischen Erkrankung gedeutet (Clodomiro et al. 2013). Eingeschränkte verbale Fähigkeiten im Rahmen einer demenzbedingten Aphasie sowie Störungen in der Körperwahrnehmung bei Demenz erschweren die Option, diese Erkrankungen rechtzeitig zu erkennen.

Zu beachten ist, dass es sich bei ACSC letztlich um ein theoretisches Konstrukt handelt. Es handelt sich im Alltag oft eben nicht um ohne Schwierigkeiten ambulant behandelbare Erkrankungen. Hinter verzögerten stationären Einweisungen wegen akuten Infektes können diverse Gründe stehen, etwa der explizite Wunsch, Ortswechsel nach aller Möglichkeit zu vermeiden und daher erst bei schwererer psychisch-somatischer Destabilisierung eine stationäre Aufnahme ins Auge zu fassen. Oder es besteht etwa die fehlende Mitarbeit des Patienten im Rahmen einer erforderlichen intravenösen Antibiotika-Therapie, so dass es zwecks Ermöglichung der Überwachung einer solchen dann doch zu einer stationären Aufnahme kommen muss, die aber entsprechend verzögert eingeleitet wird.

Die Gerontopsychiatrie benötigt insofern mehr denn je internistisch-geriatrische Expertise im ärztlichen wie auch im pflegerischen Bereich.

3.6 Multiprofessionalität als Strukturgeber

Zusammenfassend kann festgehalten werden, dass Diagnostik und Therapieentscheidung bzgl. Demenzerkrankungen in der Medizin interdisziplinär und multiprofessionell angelegt sind. Dies gilt erst Recht für die Therapie selbst. Neben Physiotherapeuten, Ergo- und Musiktherapeuten vor allem in stationären Settings spielt die Hilfe durch Sozialarbeiter bei der Demenzerkrankung eine herausragende Rolle. Im Bereich der Pflegewissenschaften hat nicht zuletzt Tom Kitwood (erläutert von Müller-Hergl 2013) durch die Beschreibung des „Dementia Care Mapping" (DCM) als Grundlage von verbessertem psychosozialem Umgang mit MmD gezeigt, dass ein verstehender, personzentrierter Zugang zum MmD gefordert werden muss. Dieser aber gilt universell, bildet sich letztlich in der Arbeit aller Professionen ab und ist nicht auf den pflegerischen Zugang beschränkt. Wenn nach Kitwood etwa Teilhabe als wichtiges Grundbedürfnis des MmD angesehen wird, so sollte die Sozialarbeit eine den individuellen Ressourcen des Patienten entsprechende Heimunterbringung bahnen - in eine stationäre Einrichtung, die eine optimale Teilhabe am Alltagsleben ermöglicht.

Die geschilderte Multiprofessionalität, ohne die eine leitliniengerechte Behandlung eines MmD nicht erfolgen kann, geht noch darüber hinaus. Ethisch brisante Fragestellungen, wie etwa die der künstlichen Ernährung bei demenzbedingter Dysphagie bedürfen eines Klinischen Ethikers als weitere Berufsgruppe oder zumindest einer herausragenden Kompetenz in ethischer Entscheidungsfindung (Wasson et al. 2013). Zudem stellen sich am Ende der Erkrankung oft palliativmedizinische Fragen, die entsprechend mit Expertise angegangen werden müssen. Sehr oft ist das medizinisch Mögliche ethisch nicht (mehr) geboten – eine Erkenntnis die die Medizin selten aus sich selbst heraus erlangen kann (Rosin et al. 2005). Patientenverfügungen, deren Bedeutung mittlerweile gesetzlich bestärkt wurde, bedürfen meist der multiprofessionellen Überprüfung der Frage, ob sie auf den konkreten Fall tatsächlich anzuwenden sind.

Letztlich kann auch der Bedarf an Hinzuziehung eines Seelsorgers (auch aus psychiatrischer Sicht) zur Linderung von Unruhe und Ängsten bestehen, gerade um die Lebensqualität und das Wohlbefinden in der palliativen Situation zu erhöhen und die Belastung der Angehörigen zu mildern (Salamizadeh et al. 2017).

In einem weit gefassten Verständnis sind wegen der häufig krankheitsbedingt aufgehobenen freien Willensbildung auch die juristische Expertise und die Expertise von gesetzlichen Betreuern als weiteren Professionen entscheidend, um eine leitliniengerechte und bedarfsgerechte Behandlung in Kenntnis des Individuums zu gewährleisten. Hier ist die Medizin im Rahmen neurologisch-psychiatrischer Gutachten wesentlich an der Einrichtung von gesetzlichen Betreuungen beteiligt. Umgekehrt ist ohne juristisch begründete Einrichtung einer Betreuung und ohne dadurch erst ermöglichte Fallbesprechungen mit einem eingesetzten Betreuer die Medizin in vielen Fällen handlungsunfähig.

3.7 BPSD und Delir als berufsgruppenübergreifende Herausforderung

Das Phänomen der BPSD verdeutlicht in besonderem Maße, wie über die oben beschriebenen beteiligten Berufsgruppen hinaus vor allem die pflegerische Expertise auch aus medizinischer Sicht unbedingt Kernbestandteil des multiprofessionellen Zugangs sein muss. Auch das Delir, bei Demenz gehäuft auftretend, ist ein gutes Beispiel dafür, dass die medizinische Diagnose ohne exakte Verlaufsbeobachtung durch Pflegende nicht zu stellen ist, da Visiten immer nur Zeitunkte für Momentaufnahmen der Symptomatik darstellen. Erst die Beobachtung der

Pflege im Alltag aber kann ein Gesamtbild des Verlaufes mit seinen typischen Fluktuationen bieten (Inouye et al. 1999).

3.8 Die Medizinische Diagnose als Schlüssel für die Versorgung von MmD

Trotz des Angewiesenseins auf Multiprofessionalität hat die Medizin als einzige Disziplin im aktuellen deutschen Gesundheitswesen auf dem Wege der ärztlichen Diagnosestellung die Macht, Versorgungswege und Unterstützungsoptionen zu triggern. Der Medizin kommt insofern im Konzert der Unterstützer für MmD eine Schlüsselposition zu. Das Stellen der Diagnose triggert den Zugang zu Hilfen im stationären wie ambulanten Sektor nach SGBV und SGBXI (Gatterer et al. 2005). Allerdings wird Demenz trotz erheblicher Einschränkungen der Alltagsfähigkeiten im Gesundheitssystem nicht der Charakter einer Behinderung zugesprochen (BMFS 2013); dies, obschon rehabilitative und teilhabefördernde Potenziale in vielen Fällen nachgewiesen wurden und Rehabilitationsprogramme erfolgreich durchgeführt werden (siehe u.a. Clare et al. 2001). Auch wenn ein Defizit an sozialer Teilhabe ärztlich als zumindest teilweise behandelbar und der Besserung zugänglich beschrieben wird, so lässt das Gesundheitssystem doch keine entsprechende Eingruppierung entsprechend ICF zu. Allenfalls kann – wiederum getriggert durch die ärztliche Diagnosestellung – eine ambulante Unterstützung durch physio- und ergotherapeutische Trainingsprogramme erfolgen. Zudem ist bei Nachweis von Funktionsbeeinträchtigungen zumindest die Erlangung eines Schwerbehindertenausweises möglich. Ärztliche Empfehlungen finden in der durch Diagnosen getriggerten Finanzierung des aktuellen Systems ihre Möglichkeiten und Grenzen.

Im diametralen Gegensatz zu dieser Bedeutung des (Haus)arztes für rechtzeitige bahnende Diagnosestellung steht die im Medizinstudium weiterhin eher stiefmütterliche Behandlung des Themas Demenz (Hallauer et al. 2002). Budgetierung der Medikation und die nicht kostendeckende Honorierung von Hausbesuchen und Demenztests tragen ihren Teil dazu bei, die Ermöglichung der Diagnosestellung zu reduzieren, indem eine eher desinteressierte Grundhaltung gegenüber dem Thema Demenz gefördert wird (ebendort). Allerdings ergaben sich in den letzten Jahren erfreuliche Entwicklungen in eine demenzsensiblere Richtung: Ein neuer Abschnitt zur spezialisierten geriatrischen Diagnostik und Versorgung wurde zum 1. Juli 2016 in den Einheitlichen Bewertungsmaßstab (EBM) aufgenommen und damit für Hausärzte abrechnungsrelevant. Die neuen Leistungen sind für Patienten mit einem besonders aufwändigen geriatrischen Versorgungsbedarf bestimmt. Die neuen Gebührenordnungspositionen (GOP) stehen im Abschnitt 30.13 des EBM und vergüten die Vorabklärung und Durchführung eines weiterführenden geriatrischen Assessments sowie die Einleitung und Koordination der Therapiemaßnahmen (KBV 2016).

3.9 Zusammenfassung

Soziale, pflegerische und medizinische Bedürfnisse der MmD stellen einen besonderen Schwerpunkt der multiprofessionellen interdisziplinären Behandlung in der Medizin dar. Diagnostische und therapeutische Vielfalt sowie Spezialisierung und die Indikation für genaue Verlaufsbeobachtungen lassen es nicht gerechtfertigt erscheinen, dass eine Profession allein die Anforderungen an eine optimale Versorgung von MmD erfüllt. Frühere Sensibilisierung für das Thema Demenz in der Ausbildung und die Honorierung multiprofessioneller Beschäftigung mit dem Thema sind wünschenswert. Die medizinische Kompetenz ordnet sich unter dem Aspekt der Vielfalt an möglichen Symptomen und Therapien in die Reihe der Kompetenzen anderer Behandler ein, sie kann sich nur im Verein mit diesen sinnvoll entfalten.

4 Phänomen der Demenz aus pflegerischer Sicht

4.1 Pflegerischer Hilfebedarf

4.1.1 Der Pflegebedürftigkeitsbegriff

Für die Entwicklung der Definition professioneller Pflege wird vor allem auf Virginia Henderson (Marriner-Tomey 1992) verwiesen. Henderson (1966) führte in ihrer Definition aus, dass: „Pflege dann erforderlich wird, wenn ein Mensch die zur Erhaltung oder Wiedergewinnung von Gesundheit (oder zu einem friedvollen Sterben) notwendigen Handlungen nicht mehr selbständig durchführen kann, weil ihm dazu Kraft, Wille oder Wissen fehlt, und das primäre Ziel der Pflege in der Wiedererlangung von Selbständigkeit besteht“ (Wingenfeld et al. 2007, S. 30).

Diese Prägung eines Grundverständnisses gilt vielfach als Handlungsorientierung für den Pflegeberuf, welche auch von anderen Pflewissenschaftlerinnen, wie Orem mit ihrer Selbstpflegedefizitheorie (Marriner-Tomey 1992), aufgegriffen und verfeinert wurde. Verkürzt dargestellt entsteht nach ihrer Ansicht Pflegebedürftigkeit aufgrund eines Ungleichgewichts zwischen Selbstversorgungsfähigkeiten und Selbstversorgungserfordernissen, bezogen auf Universelle Selbstpflegeerfordernisse, Entwicklungsbedingte Selbstpflegeerfordernisse und Gesundheitlich bedingte Selbstpflegeerfordernisse (Wingenfeld 2010a). In Abgrenzung zu anderen Berufsgruppen wurde von der American Nurses Association (ANA) (1980) der Gegenstand der Pflege, die Pflegebedürftigkeit als „Diagnostik und Behandlung menschlicher Reaktionen auf tatsächliche oder potenzielle Probleme“ (Wingenfeld et al. 2007, S.30) bestimmt. Die WHO folgte im Jahr 1993 mit einer Definition von Pflege, in der betont wird, dass Pflege nicht nur körperliche, sondern auch psychische, soziale, gesundheitsfördernde, präventive und rehabilitative Aspekte wahrzunehmen hat. Sie bezieht auch das soziale Umfeld in ihr Handeln mit ein (Wingenfeld et al. 2007).

Aus einer grundlegenden Recherche (Wingenfeld et al. 2007) gingen die Impulse hervor, die den ab 2017 gültigen Pflegebegriff und die daraus abgeleitete Begutachtung von Pflegebedürftigkeit maßgeblich beeinflusst haben. Dazu wurden die folgenden vier Bereiche entscheidend herangezogen:

K. Pöschel und S. Spannhorst, *Dementia Care Sensitive Demands*, Best of Pflege,
https://doi.org/10.1007/978-3-658-23619-9_4

- Verrichtungen des täglichen Lebens gemäß der vormaligen Formulierung im SGB XI (Körperpflege, Mobilität, Ernährung und hauswirtschaftliche Versorgung)
- Aktivierungs-, Beaufsichtigungs- und Betreuungsaufwand (auch außerhalb dieser Verrichtungen)
- behandlungspflegerische Maßnahmen
- Fähigkeit zu kommunizieren und Bedarf an sozialer Betreuung (Wingenfeld et al. 2007)

Allerdings gaben die Autoren kritisch zu bedenken: Auch, wenn die genannten Bereiche für eine grobe Systematisierung tauglich sind, so würden diese nur einen Ausschnitt derjenigen Dimensionen abdecken die von pflegewissenschaftlichen Theorien, Pflegemodellen sowie nationaler und internationaler Diskussion berücksichtigt würden. Diese vier Bereich könnten daher nur als grobe Orientierung für die Systematisierung von Beeinträchtigungen und die Abhängigkeit von personeller Hilfe dienen, um eine Einschätzung von Pflegebedürftigkeit vornehmen zu können (Wingenfeld et al. 2007). Diese Einschätzung wurde auch von anderen Pflegewissenschaftlern (Hassler M. 2012) hinsichtlich ihrer Auswirkung und Reichweite sowie des sich daran anschließenden Begutachtungsassessments geäußert. In der weiteren Literaturrecherche zur Entwicklung eines aktualisierten Pflegebedürftigkeitsbegriffes wurden neben pflegetheoretischen Modellen auch Pflegeversicherungssysteme anderer Länder und internationaler Organisationen berücksichtigt. Diese dienten als Grundlage für die weiteren Überlegungen als Elemente eines neuen Pflegebedürftigkeitsbegriffes (Wingenfeld et al. 2007).

Den Empfehlungen folgend die sich aus der Recherche und Analyse von Pflegebedürftigkeitsbegriffen ergaben, sprach sich der dazu berufene Beirat (BMG 2009) für eine Neudefinition von Pflegebedürftigkeit und den damit verbundenen neuen Regelungen zu dessen Feststellung aus.

Mit mehreren Jahren Verzögerung trat mit dem Pflegestärkungsgesetz III (PSG III) (2017), zum 01. Januar 2017 ein neuer Pflegebedürftigkeitsbegriff, samt zugehöriger aktualisierter Begutachtungsrichtlinien in Kraft. Dem gingen allerdings mit dem Pflegestärkungsgesetz I (PSG I) im Jahr 2015 und dem Pflegestärkungsgesetz II (PSG II) im Jahr 2016 schon einige Neuregelungen und notwendige Vorbereitungen voraus (BMG 2017), die die entscheidenden Veränderungen für die Soziale Pflegeversicherung im SGB XI einleiteten.

Laut § 1 SGB XI sind im Sinne dieses Buches Personen pflegebedürftig, die gesundheitlich bedingte Beeinträchtigungen der Selbständigkeit oder der Fähigkeiten aufweisen und deshalb der Hilfe durch andere bedürfen. Es muss sich um Personen handeln, die körperliche, kognitive oder psychische Beeinträchtigungen oder gesundheitlich bedingte Belastungen oder Anforderungen nicht selbständig kompensieren oder bewältigen können. Die Pflegebedürftigkeit muss auf Dauer, voraussichtlich für mindestens sechs Monate, und mit mindestens der in § 15 festgelegten Schwere bestehen. (SGB XI 2017)

Danach sind diejenigen Personen pflegebedürftig, die gesundheitlich bedingte Beeinträchtigungen der Selbstständigkeit und Fähigkeiten aufweisen und deshalb der Hilfe durch andere bedürfen. Dabei muss es sich um Personen handeln, die körperliche, kognitive oder psychische Belastungen oder gesundheitlich bedingte Belastungen oder Anforderungen nicht selbstständig kompensieren oder bewältigen können. Für eine Anerkennung muss die Pflegebedürftigkeit auf Dauer, voraussichtlich für mindestens 6 Monate, bestehen.

In § 1 Absatz 2 (SGB XI) ist das Vorliegen von gesundheitlich bedingten Beeinträchtigungen der Selbständigkeit oder der Fähigkeiten in sechs Bereichen pflegefachlich begründeten Kriterien festzustellen:

1. Mobilität
2. Kognitive Fähigkeiten
3. Verhaltensweisen und psychische Problemlagen
4. Selbstversorgung
5. Umgang mit krankheits- und therapiebedingten Anforderungen
6. Gestaltung des Alltagslebens und sozialer Kontakte (SGB XI, § 1 [2])

[7. Außerhäusliche Aktivitäten]
[8. Haushaltsführung]

Der Bereich der außerhäuslichen Aktivitäten, also einer sozialen Teilhabe, wie im SGB IX für Menschen mit Behinderung für Rehabilitation und Inklusion beschrieben, findet im SGB XI (2017) keine leistungsauslösende Berücksichtigung, was unter anderem für Menschen mit Demenz Nachteile im Bereich von Inklusion und Teilhabe bedeutet (Franken 2014). Beeinträchtigungen der Selbständigkeit oder der Fähigkeiten die dazu führen, dass die Haushaltsführung nicht mehr ohne Hilfe bewältigt werden kann, werden laut § 14 [3] (SGB XI) bei den Kriterien der kognitiven und kommunikativen Fähigkeiten mitberücksichtigt.

4.1.2 Begutachtung von Pflegebedürftigkeit

Auf Grundlage der seit Januar 2017 geltenden Begutachtungsrichtlinen (MDS 2016) (SGBXI 2017) werden anhand von sechs unterschiedlichen Modulen künftig die Grade der Pflegebedürftigkeit festgestellt. Das speziell dafür entwickelte Begutachtungsinstrument basiert auf einem weit gefassten Pflegebedürftigkeitsverständnis das dem ab 2017 (SGBXI § 14, 2017) geltenden Pflegebedürftigkeitsbegriff entspricht.

Das Neue Begutachtungs Assessment (NBA) erfüllt nach Auffassung des eingesetzten Beirats die geforderten Kriterien der Reliabilität, Validität, Sensitivität, Spezifität und Änderungssensitivität (Wingenfeld et al. 2007)(BMG 2009). Allerdings sei hier auch erwähnt, dass es dazu durchaus kritische Anmerkungen aus pflegewissenschaftlicher Perspektive gibt, z.B. von (Schwarz 2009)(Hessler M. 2012)(Brühl 2012)(Bartholomeyczik, Höhmann 2013) mit entsprechenden Gegenstellungnahmen der pflegewissenschaftlichen Entwicklergemeinschaft des NBA (Büscher, Gansweid, Wingenfeld 2012).

Ausgehend von einem „erweiterten" Verständnis von Pflegebedürftigkeit sind im NBA weder die Erkrankung (oder Behinderung) noch die durch sie verursachten Einbußen das Entscheidende. Das Entscheidende ist die Beantwortung der Frage, ob jemand zur selbstständigen Durchführung von Aktivitäten, zu selbstständiger Krankheitsbewältigung oder selbstständiger Gestaltung von Lebensbereichen (einschließlich sozialer Bereiche) in der Lage ist. Nach diesem erweiterten Verständnis wird Pflegebedürftigkeit als Abhängigkeit von personeller (pflegerischer) Hilfe verstanden (Wingenfeld 2010a). Dementsprechend steht im NBA mit seiner neuen Stufensystematik die Frage nach der Selbstständigkeit im Mittelpunkt. Der Maßstab zur Einschätzung von Pflegebedürftigkeit ist nicht die erforderliche Pflegezeit, sondern der Grad der Selbstständigkeit bei der Durchführung von Aktivitäten und der Gestaltung von Lebensbereichen. Das neue Instrument bezieht hierzu folgende Bereiche als Assessmentmodule ein:

1. **Mobilität**: Fortbewegung über kurze Strecken und Lageveränderungen des Körpers
2. **Kognitive** und **kommunikative Fähigkeiten**: Gedächtnis, Wahrnehmung, Denken, Kommunikation

3. **Verhaltensweisen** und **psychische Problemlagen**: Verhaltensweisen, die mit einer Selbstgefährdung oder mit der Gefährdung anderer verbunden sein oder andere Probleme mit sich bringen können, sowie psychische Probleme wie Ängstlichkeit, Panikattacken oder Wahnvorstellungen
4. **Selbstversorgung**: Körperpflege, sich Kleiden, Essen und Trinken sowie Verrichtungen im Zusammenhang mit Ausscheidungen
5. Umgang mit **krankheits-/therapiebedingten Anforderungen** und **Belastungen**: Aktivitäten, die auf die Bewältigung von Anforderungen und Belastungen infolge von Krankheit oder Therapiemaßnahmen zielen, z.B. Medikamenteneinnahme, Umgang mit Hilfsmitteln oder Durchführung zeitaufwändiger Therapien innerhalb und außerhalb der häuslichen Umgebung
6. **Gestaltung des Alltagslebens und soziale Kontakte**: Einteilung von Zeit, Einhaltung eines Rhythmus von Wachen und Schlafen, sinnvolles (bedürfnisgerechtes) Ausfüllen von verfügbarer Zeit und Pflege sozialer Beziehungen (Wingenfeld 2010b)(MDS 2016)

Neben diesen sechs Bereichen, die in der Ermittlung eines Grades der Pflegebedürftigkeit berücksichtigt werden, gibt es zwei weitere, die zu einer Erfassung von Hilfebedürftigkeit vorgesehen sind, aber nicht in die Bewertung der Pflegebedürftigkeit mit eingehen:

7. **Außerhäusliche Aktivitäten**: Teilnahme an sozialen und im weitesten Sinne kulturellen Aktivitäten (einschießlich. außerhäusliche Mobilität).
8. **Haushaltsführung**: Hauswirtschaftliche Tätigkeiten und Regelung der für die alltägliche Lebensführung notwendigen geschäftlichen Belange (Nutzung von Dienstleistungen, Umgang mit Behörden, Geldangelegenheiten) (Wingenfeld 2008, 2010b)

Das NBA ist mit seinen Assessmentmodulen so aufgebaut, dass als erster Schritt, für jeden dieser oben genannten Bereiche, ein Einschätzungsergebnis ermittelt wird, das für sich genommen Aussagekraft besitzt. Für die Messmethoden wird die Selbstständigkeit als Maßstab für die Pflegebedürftigkeit genommen. Zur Messung der Merkmalsausprägung werden, je nach zu begutachtendem Item unterschiedliche, meist vierstufige Skalen mit Werten zwischen 0 und 3 verwendet. Es werden die drei Merkmalsausprägungen Grad der Selbständigkeit einer Person (Aktivität / Lebensbereich), Intensität einer funktionalen Beeinträchtigung (kognitive / kommunikative Fähigkeiten), Häufigkeit des Auftretens (Verhaltensweisen) unterschieden. Aus den Gesamtergebnissen der Messwerte werden die fünf Pflegegrade errechnet (Wingenfeld 2008).

Über die Pflegegrade werden die Leistungsansprüche der Versicherten im Rahmen einer Begutachtung gegenüber der Pflegeversicherung legitimiert und sollen in angemessener Form den individuellen Hilfebedarf abbilden.

Der Pflegerische Hilfebedarf umfasst alle Lebensbereiche eines Menschen, deren Organisation und Durchführung eine selbständige Lebensführung und Teilhabe ermöglichen. Eine gesellschaftliche Teilhabe würde den Einbezug von Arbeit, Familie, Freunde, Gesellschaft bedeuten, die allerdings im NBA nur lückenhaft berücksichtigt sind. Der daraus resultierende Hilfebedarf sollte sich an den Kompetenzen und Ressourcen sowie kompensatorisch Fähigkeiten orientieren, was mit dem NBA aufgrund seiner Schlichtheit jedoch nicht ausreichend gelungen ist, so die Kritik (Planer 2015).

4.2 Phänomen Demenz als pflegerische Anforderung

Wenn es um die (pflegerische) Versorgung von MmD geht, so zeigen sich vor allem für die Länder die größten Fortschritte, in denen es gelungen ist, auf breiter politischer Ebene nationale Demenzstrategien zu etablieren. Ziele sind beispielsweise die Sensibilisierung der Öffentlichkeit, eine hochwertige frühzeitige Diagnosestellung, Aufbau ambulanter Versorgungsstrukturen, Verbesserung der Versorgung im Krankenhaus und die Unterstützung von Angehörigen. Für die Forschung stehen dort neben der medizinischen, vor allen Dingen Projekte der Pflege- und Versorgungsforschung im Vordergrund (Kirchen-Peters, Hielscher 2013).

Für Deutschland gibt es noch keine nationale Demenzstrategie, allerdings die vom BMFS (2015) geförderte Initiative „Gemeinsam für Demenz“, in der wichtige Handlungsfelder für die Versorgung von MmD beschrieben werden und eine Entwicklung gefordert wird. Dazu gehören wiederum die Pflege- und Versorgungsforschung die mit ihren Projekten dazu beitragen sollen den Grundstein für eine nationale deutsche Demenzstrategie zu legen (BMFS 2015, 2016).

Grundsätzlich haben MmD aufgrund der krankheitsspezifischen Ausprägungen ihrer Erkrankung nicht nur einen höheren, sondern einen anders gearteten Bedarf an (professioneller) Pflege und psychosozialer Betreuung als Menschen mit einem Pflegebedarf ohne eine Demenz (Brüggeman, MDK 2009). Denn vor allem die Auswirkungen der Demenzerkrankung hinsichtlich der Fähigkeiten, Ressourcen und kompensatorischen Möglichkeiten sind bestimmend für die Alltagsbewältigung. Diese führen auf Dauer zu Einschränkungen, die ohne Inanspruchnahme von Hilfen nicht mehr bewältigt werden können.

Unter Berücksichtigung der Bedürfnisse von Menschen mit kognitiven Einschränkungen, die durch den vorherigen Pflegebedürftigkeitsbegriff nicht hinreichend erfasst werden konnten (BMG 2009), soll durch das NBA die Erfassung des besonderen Hilfebedarfs von MmD besser gelingen (SGB XI 2017). Denn nun kann davon ausgegangen werden, dass es angemessen gelingt Versorgungsbedarfe abzubilden und kognitive und somatische Einschränkungen vergleichbar zu erfassen. Allerdings trägt das NBA nicht dazu bei die Heterogenität innerhalb der gleichen Einstufung von Pflegebedürftigkeit zu reduzieren, da diese ein wesentliches und unvermeidliches Phänomen für Klassen (Grad-) -bildungen sei (Rothgang et al. 2015). Deshalb wurde auch vor übertriebenen Erwartungen an das NBA hinsichtlich MmD gewarnt, da schon im PSG II (2016) viele Verbesserungen berücksichtigt wurden. Allerdings zeigten sich Probleme in der Abbildbarkeit der Bedarfe bei Demenz hinsichtlich der Prognose zur Bewertung der Auswirkungen, die durch Unterschiede zwischen formellen und informellen Pflegesettings entstehen (Rothgang et al. 2015). Diese Unterschiede sind für die Demenzerkrankung und das die MmD umgebende Umfeld jedoch ein zentraler Bestandteil der Bewertung. Denn der Lebensalltag der MmD und ihre Möglichkeiten zur Beziehungs- und Interaktionsgestaltung, haben einen großen Einfluss auf die sie umgebende soziale Umwelt (Brüggemann, MDK 2009).

Deshalb sind gerade für die Demenzerkrankung, in deren Ausprägung und fortschreitenden Entwicklung, komplexe Auswirkungen und Zusammenhänge zu berücksichtigen. Diese umfassen gleichermaßen die unterscheidbaren sozialen, medizinischen und pflegerischen Bedarfslagen. Allerdings vermischen sich in dieser Hinsicht unterschiedliche professionelle Zugänge: wie z.B. das biomedizinsche oder biopsychosoziale Krankheitsmodell (Pschyrembel online 2017), sozialpsychologischen Theorien und Sichtweisen (Allport 1968)(Kitwood 2008), psychosoziale Einflussfaktoren, unterschiedliche erklärende pflegewissenschaftliche Theorien (Marriner-Tomey 1992) und die sie umgebenden Gesundheits- und Sozialsysteme (BMAS 2017) als nur analytisch zu trennende Hinweise auf komplexe Bedarfslagen. Diese erfordern hinsichtlich der sich verändernden Versorgungsbedürfnisse und Hilfebedarfe von MmD und einer möglichst guten Lebensqualität ein Zusammenspiel zwischen den Akteuren in und zwischen informellen und formellen Hilfesystemen. Denn will man Menschen mit Demenz optimal pflegen ist eine fachübergreifende, berufs- und häusliche Grenzen überschreitende multiprofessionelle Zusammenarbeit (siehe auch Kapitel 5) gefragt (Höhmann 2014).

4.2.1 Pflegerische Versorgung von Menschen mit Demenz

Wie schon oben erwähnt, wird seit Januar 2018 für die Überprüfung eines Pflege- und davon abgeleiteten Hilfebedarfs das NBA (SGB XI 2017) verwendet. Dessen Module eigenen sich jedoch nicht nur für ein Assessment, sondern auch als Systematik zur Beschreibung wesentlicher Lebens- und Einflussbereiche in denen im Rahmen einer Pflegebedürftigkeit ein Hilfebedarf entstehen kann. Diese werden dann auch im Verlauf dieser Arbeit als Systematik zur Erfassung und Bewertung des Pflegerischen Bedarfs zugrunde gelegt, womit sich die ausführliche Hinführung zur Begrifflichkeit und Systematik erklärt. Des Weiteren ist zu berücksichtigen, dass eine Einstufung in einen Pflegegrad die Grundvoraussetzung ist, um Sach- oder Geldleistungen aus der gesetzlichen Pflegeversicherung zu erhalten.

Da die Demenz vor allem ein Problem der Hochaltrigen ist, von denen es im Moment noch mehr Frauen als Männer gibt (Isfort et al. 2012), kommen neben den demenzspezifischen Symptombereichen der Kognition, Kommunikation und des Verhaltens hauptsächlich noch altersentsprechende pflegerische Anforderungen hinzu (Brüggemann, MDK 2009). Diese Bereiche zusammengenommen bestimmen im häuslichen Umfeld wie auch in professionellen Wohnformen den Umfang der benötigten Pflege und Betreuung. Durch die Einschätzung des daran orientierten Grades der Selbständigkeit und des damit verbundenen Hilfebedarfs ergibt sich der Bedarf[1] an pflegerischer Unterstützung der auf der Basis der Laienpflege (Wingenfeld 2000) oder durch professionelle Unterstützung gedeckt werden muss. Dieser Bedarf kann sich jedoch von den tatsächlichen Bedürfnissen[2] (Bartholmeycik et al. 2007) des MmD unterscheiden. Diese Mehrschichtigkeit der

---

1 Bedarf (demand): in einer bestimmten Lage Benötigtes, Gewünschtes; Nachfrage nach etwas. Etwas das in einer bestimmten Situation benötigt wird. (Duden online 2017)

2 Bedürfnis (need): Wunsch, Verlangen nach etwas; Gefühl, jemandes, einer Sache zu bedürfen, jemanden, etwas nötig zu haben. Der Zustand, das jemand etwas braucht. (Duden online 2017)

Bedarfs- und Bedürfnislagen unterstreicht die Notwendigkeit einer multiprofessionellen Zusammenarbeit unabhängig vom Setting (Isfort et al. 2012).

Diese Vielschichtigkeit lässt sich anhand der Kategorien Mobiliät, Selbstversorgung, Gestaltung des Alltagslebens und sozialer Kontakte, Haushaltsführung, kognitive und kommunikative Fähigkeiten und den Verhaltensweisen als pflegerische Bedarfslagen darstellen. Hinzu kommen noch außerhäusige Aktivitäten der sozialen Teilhabe. Diese werden hier nicht weiter dargestellt. Sie dienen der Dokumentation, wie gehoben die anspruchsvolle Aufgabe der Demenzversorgung ist.

Dazu benötigen die Pflegenden eine (professionelle) Beziehung zum MmD um zu unterstützen und derene Alltag mitzugestalten. Denn (professionelle) Pflege ist immer auch ein Beziehungs- und Problemlösungsprozess (Fiechter, Meier 1988). Dazu sind die beiden Bereiche einer möglichst weitgehenden Autonomie und Selbständigkeit und eines krankheitsbedingten Autonomieverlustes mit einer Abnahme der Selbständigkeit zu berücksichtigen (Brüggemann, MDK 2009). Das kann zu Problemen in der Beziehungsgestaltung führen, sobald eingeschätzte Bedarfe der Pflegepersonen von den Bedürfnissen eines MmD abweichen.

Dies lässt sich exemplarisch an der Mobilität darstellen. Hinsichtlich der verschiedenen Faktoren die ein Sturzrisiko, vor allem in höherem Alter und bei einer Demenz erhöhen, so folgen Stürzen häufig Schmerzen, Frakturen, zunehmende Behinderung bis hin zu einer erhöhten Sterblichkeit. Der sturzgefährdete MmD bringt intrinsische Faktoren mit und wird durch Faktoren die von außen extrinsisch einwirken beeinflusst (Büscher, Blumenberg, DNQP 2013). Von einem erhöhten Sturzrisiko ist dann auszugehen, wenn innerhalb der vergangenen sechs Monate ein Sturzereignis aufgetreten ist, oder häufige Inkontinenz, eingeschränkte Sehfähigkeit oder eine Einschränkung der Merkfähigkeit auftreten (Becker et al. 2003). Neben der Bewegungsförderung sind die extrinsischen Faktoren wie z.B. Schuhwerk, Beleuchtung, Umgebungsanpassung und Überprüfung der Medikamente von Bedeutung. Damit können zwar nicht alle Stürze vermieden werden, jedoch wird eine Reduktion der Sturzrate erreicht (Büscher, Blumenberg, DNQP 2013). Als weitere Möglichkeit einer Sturzprophylaxe gelten Freiheitsentziehende Maßnahmen, von denen allerdings hinsichtlich der nicht belegbaren Reduktion von Stürzen abgeraten wird (Joanna-Briggs-Institut 1998)(Büscher, Blumenberg, DNQP 2013). Eine besondere Belastung für die Pflegenden stellt die Wander- oder Weglauftendenz von MmD dar, die Dilemmata in der Abwägung zwischen Zulassen oder Unterbinden und den damit verbundenen Risiken mit sich bringen (Schäufele et al. 2006).

Allerdings birgt die Anwendung von Freiheitsentziehenden Maßnahmen auch immer das Problem, Bedarfe zwar zu erkennen und zu berücksichtigen, jedoch zum Teil massiv an den Bedürfnissen der MmD vorbeizugehen. Damit befindet sich hier nur ein sehr schmaler Grat zwischen gerechtfertigtem Beschützen und der Anwendung von Gewalt.

Gewalt in der (professionellen) Pflege zeigt sich mit vielen Gesichtern. Sie reicht von Vernachlässigung über grobe und aufgezwungene Pflegemaßnahme bis hin zu sexuellen Übergriffen und Tötungsdelikten (KDA 2012). Dazwischen werden unterschiedliche Ausprägungen des Missbrauchs beschrieben, wie Missbrauch von Autorität, Missbrauch von Information, Machtmissbrauch, Gewalt in der Häuslichkeit oder einer Institution und finanzieller Mißbrauch. Gewalt geht also weit über das Phänomen der körperlichen Gewalt hinaus (KDA 2012).

Allerdings fällt Gewalt gegenüber Pflegebedürftigen auch nicht vom Himmel, sondern hat immer eine dazugehörige Vorgeschichte. Denn Umfragen und Studien zeigen dazu auf, dass pflegebedürftige Menschen insbesondere dann Gewalt ausgeliefert sind wenn:

- Pflegepersonen überlastet sind durch zuviel, zu lange Pflege oder durch Doppelbelastungen,
- Pflegepersonen in eine Pflegesituation ungeplant oder unfreiwillig hineingeraten sind,
- es ungelöste Konflikte zwischen Pflegeperson und Pflegebedürftigen gibt, wie Altlasten, Konflikte im Pflegealltag, Abhängigkeiten oder verschiedene Ziele,
- äußere Vorgaben die Pflegesituationen beeinflussen und verschärfen wie institutionelle Vorgaben, Notwendigkeit von Einsparungen, Konflikte mit Kollegen, anderen Pflegepersonen, Vorgesetzten oder Angehörigen,
- der Gesundheitszustand des MmD sich verschlechtert (je höher das Fortschreiten der Demenz oder Gebrechlichkeit desto höher die Gefährdung für Gewalt),
- schwierige Lebenssituationen für beide Seiten, als Täter und Opfer auftreten, wo Pflegebedürftige selbst zum Täter werden (KDA 2012).

Die Übernahme von (professioneller) Pflege kostet Kraft und die Pflegeperson wird nicht nur mit dem Pflegebedürftigen, sondern auch mit sich selbst konfrontiert. Denn das Zusammenleben muss organisiert werden, Entscheidungen müssen ausgehandelt und getroffen werden. Das ist vor allen Dingen dann schwierig, wenn die Interessenkonflikte groß sind. Geraten die Menschen dann zusätzlich unter emotionalen Druck, kann es sein, dass Situationen nicht immer friedlich verlaufen oder es zu Konflikten kommt. Gewalt gegenüber Pflegebedürftigen tritt in der Regel dort auf, wo Menschen mit ihrer Situation überfordert sind. Sie erhalten keine oder nur unangemessene Hilfe- und Entlastungsangebote oder es fehlt die soziale Kontrolle für Fehlhandlungen. Gewalt und Übergriffe können in beide Richtungen stattfinden, vom Pflegebedürftigen gegenüber der Pflegeperson und umgekehrt. Betroffene finden sich ebenso im häuslichen Umfeld wie auch in professionellen Wohnformen für Pflegebedürftige und Kliniken (KDA 2012).

4.2.2 Herausfordernde Verhaltensweisen bei MmD

Die nichtkognitiven Veränderungen haben unabhängig von der diagnostischen Einordnung der Demenz eine überragende soziale Bedeutung im Verlauf der Demenzerkrankung. Sie sind die stärksten Prädiktoren für einen vorzeitigen Wechsel des Versorgungssettings (Haupt 1999)(Bruce et al. 2005). Diese nichtkognitiven sogenannten Verhaltensauffälligkeiten zeigen sich in Verhaltensformen wie Aggressivität, Unruhe, Erregung, Apathie, Rückzugsverhalten, ziellosem Herumwandern sowie vokalen Störungen (Bartholomeyczik et al. 2007). Aus dem aus der Behindertenpädagogik stammenden Begriff des Verhaltens, das herausfordert (behaviours that challenge) wurde, ausgehend von einem biopsychosozialen, person-zentrierten Ansatz (Kitwood 2008) der Begriff des „herausforderndes Verhalten" (challenging behaviour) als Fachbegriff eingeführt (James I.A. 2013).

Allerdings wird in diesem Zusammenhang, wie auch in dieser Arbeit verwendet, von verhaltensbezogenen und psychologischen Symptomen der Demenz (behavioural and psychological symptoms of dementia (BPSD)) gesprochen (IPA 1996)(DGPPN 2016). Diese, so die Kritik, sollen einen Bezug gerontopsychiatrischer Fachleute zwischen Demenz und ihrem Arbeitsfeld aufzeigen. Denn der Begriff BPSD impliziert, dass problematische Verhaltensformen direkt mit dem Demenzprozess zusammenhängen (James 2013), nämlich Funktionsveränderungen spezifischer Gehirnareale und durch Veränderung von Neurotransmittersystemen (DGPPN 2016).

Herausfordernde Verhaltensweisen sind zwar zum Teil aus kognitiv bedingten Wahrnehmungs-, Gedächtnis- und Denkstörungen sowie Enthemmungsphänomenen und Entgleisungen des Affektes und des Antriebes ableitbar, sie werden allerdings nicht unerheblich von situativen Umgebungsbedingungen beeinflusst (Haupt 1999). James (2013) wird bezüglich der sozialen Umgebungsbedingungen noch deutlicher, in dem er feststellt, dass viele Verhaltensweisen der MmD normale Coping Strategien sind, die auch Gesunde einsetzen, um mit schwierigen Lebensumständen zurechtzukommen.

Damit können Verhalten und Verhaltensstörungen immer als eine soziale Konstruktion angesehen werden. Diese ergibt sich aus dem Prozess der aus einer Interaktion zwischen dem Subjekt mit seinen bio-psychosomatischen Voraussetzungen und den Normen der Gemeinschaft entsteht (Bartholomeyczik et al. 2007). Denn Verhalten, das für das soziale Umfeld eine Herausforderung bedeutet, kann für den MmD durchaus mit Wohlbefinden verbunden sein und sich aus seiner Perspektive als sinnvoll darstellen (Schwarz 2009). Allerdings wird häufig übersehen, dass diese herausfordernden Verhaltensweisen als Hinweis auf einen starken Leidensdruck der Betroffenen zu deuten sind und einen Ausdruck ihres Leidens darstellen. Dessen ungeachtet reagiert das soziale Umfeld oft mit Abwehr oder Unverständnis, was wiederum schnell zu einer negativen Verstärkung der Verhaltensweisen führen kann. Besonders problematisch wird es dadurch, dass diese herausfordernden Verhaltensweisen zumeist unvorhersehbar erscheinen und nach Intensität des Auftretens und ihrer Dauer und Häufigkeit oft wechseln (Halek, Bartholomeyczik 2006).

Die Perspektive von MmD einnehmend, erfüllen diese herausfordernden Verhaltensweisen dann eine Funktion, wenn es Ihnen nicht mehr gelingt, sich einer Umwelt, die ihnen nicht mehr vertrauensvoll und verlässlich erscheint, verständlich zu machen. Diese eingeschränkte Kommunikation führt dazu, dass sie nur durch Veränderungen ihres Verhaltens auf sich aufmerksam machen können. Für Dritte ist es jedoch häufig unmöglich, Signale und deren Auslöser zu verstehen oder zu erkennen. Dieses Verstehen oder Erkennen erfordert von dem versorgenden Umfeld sowohl eine intensive Beobachtung wie auch alt- und neubiografische

Kenntnisse, ohne die ein zumeist vermeidender bzw. beeinflussender Umgang mit diesen Verhaltensweisen nicht möglich ist.

Hintergrundfaktoren

Neurologischer Status: Zirkadianer Rhythmus, motorische Fähigkeiten, Gedächtnis/Merkfähigkeit, Sprache, Sensorische Fähigkeiten

Gesundheitsstatus, demografische Variablen: Allgemeinzustand, Funktionsfähigkeit (ADL, IADL) Affekt, Geschlecht, Ethnizität, Familienstand, Schulbildung, Beruf

Psychosoziale Variablen: Persönlichkeit, Verhaltensreaktion

Proximale / Nahe Faktoren

Physiologische Bedürfnisse: Hunger und Durst, Ausscheidungen, Schmerz, Diskomfort, Unwohlsein, Schlafstörungen

Funktionale Performance

Psychosoziale Bedürfnisse: Affekt, Emotionen (Angst/Langeweile) Anpassung der Unterstützung an die Fähigkeiten

Physikalische Umgebung: Gestaltung, Design, Tagesablauf, Licht, Geräusche, Temperatur

Soziale Umgebung: Personen im Umfeld, Atmosphäre

Herausforderndes Verhalten

Abbildung 5: Das NDB-Modell. Entstehungsbedingungen für herausforderndes Verhalten. (nach Kolanowski 1999)

Für Dritte ist es jedoch häufig unmöglich, Signale und deren Auslöser zu verstehen oder zu erkennen. Dieses Verstehen oder Erkennen erfordert von dem versorgenden Umfeld sowohl eine intensive Beobachtung wie auch alt- und neubiografische Kenntnisse, ohne die ein zumeist vermeidender bzw. beeinflussender Umgang mit diesen Verhaltensweisen nicht möglich ist. Allerdings bedeutet ein Zuviel an Vermeidung und Beeinflussung durch das Umfeld, das dies wiederum von MmD als Einengung oder Verletzung ihrer Selbstbestimmung erlebt werden kann, die sich dann in Form von Angst, Wut, Enttäuschung und Aggression zeigen

(Bartholomeyczik et al. 2007). Denn „je weniger ein Mensch über sozial anerkannte Formen sozialer Kompetenz verfügt, umso eher wird er versuchen, unter Einbeziehung sozial abweichender oder stigmatisierter Formen, seine Selbstbestimmung wieder herzustellen“ (Bartholomeyczik et al 2007. S. 14).

Als besonders geeignetes Hilfsmittel einer verstehenden Diagnostik von herausforderndem Verhalten und als dessen Begründungsrahmen wird in den Rahmenempfehlungen das „need driven dementia compromised behaviour model“ (NDB) ((Algase et al. 1996)(Kolanowski 1999 in Bartholomeyczik et al. 2007)) genutzt. In diesem bedürfnisorientierten Verhaltensmodell, siehe Abbildung 5, sind Ergebnisse pflegebezogener Demenzforschung zusammengefasst, die den damaligen Stand des Wissens darstellen und begründen. Sie geben auch aktuell noch wesentliche Anregungen, wie man sich systematisch dem Verstehen herausfordernder Verhaltensweisen nähern kann. Nach diesem Modell kann herausforderndes Verhalten anhand der Variablen, „Hintergrundfaktoren“ und „Nahe Faktoren“, erklärt werden. Dazu wird davon ausgegangen, dass sich diese Hintergrundfaktoren durch Interventionen kaum beeinflussen lassen, allerdings z.B. neurologische, gesundheitliche und psychosoziale Variablen als Risiken erfasst werden können. Im Unterschied dazu können die proximalen, nahen Faktoren als Auslöser herausfordernder Verhaltensweisen gelten, die eher beeinflusst werden können. Dies sind zum Beispiel Hunger und Durst, Schlafstörungen, Schmerzen, psychosoziale Bedürfnisse, Umgebungsreize und Kontinuität der Betreuungsperson (Bartholomeyczik et al. 2007).

Zusammenfassend sind aus pflegerischer Perspektive herausfordernde Verhaltensweisen von MmD, neben überwiegend unbeeinflussbaren Hintergrundfaktoren, immer auch als Anpassungsversuch zu betrachten, bei dem die Pflegebeziehung und die Pflegeumwelt einen erheblichen Anteil an der Entstehung oder Verhinderung haben.

5 Multiprofessionalität und Komplexität der Versorgung

5.1 Komplexität und Schnittstellen in der Versorgung von MmD

Wie in den Kapiteln 3 und 4 aus verschiedenen professionellen Perspektiven dargestellt, handelt es sich bei der Demenz um eine Erkrankung, die in vielfältiger Weise das Individuum in seinem psychischen und physischen Wohlbefinden und sein soziales Umfeld belastet. Die Patientengruppe der MmD ist durch ihr meist hohes Alter, Komorbiditäten und die krankheitsimmanent oft reduzierte Kommunikationsfähigkeit als besonders vulnerabel anzusehen. Für MmD sind Schnittstellen der Behandlung und Versorgung gerade vor dem Hintergrund reduzierter Orientierung und Erinnerungsfähigkeit Bereiche, an denen es besonders oft zu Problemen und Missverständnissen kommt.

Als Schnittstelle wird dabei ein Übergang oder Bruch in der Versorgungskontinuität verstanden, der verschieden lokalisiert sein kann. Zu weiteren Ausführungen siehe auch Kapitel 2. Zusammenfassend steht ein eher ganzheitlicher oder zumindest mehrere Bereiche umfassender Versorgungsbedarf (wie er bei MmD zumeist besteht) einer segmentierten Angebotsstruktur und einem Mangel an abgestimmten umfassenden Hilfen gegenüber (Badura, Feuerstein 1996). So haben im deutschen Gesundheitssystem zunehmende Spezialisierungen nicht nur im medizinischen, sondern auch im pflegerischen Bereich sowie in der Organisation und Finanzierung stattgefunden. Eine Schnittstelle tritt im medizinischen Handlungszusammenhang meist als Folge professioneller Spezialisierung, organisatorischer Fragmentierung und technologischer Shifts in Erscheinung; dabei sind zwischenmenschliche Interaktionen eigentlich mit besonders hohem Bedarf an sozialer Gestaltung verbunden (Badura, Feuerstein 1996). Die Rhythmen von Entscheidungen und Behandlungsprozessen im Krankenhaus aber auch im ambulanten medizinischen Bereich haben sich verdichtet, nicht zuletzt auch durch Budgetierung oder Pauschalierung im Entgeltsystem der Akteure. Dies führt tendenziell zu einer sich von den Patientenbedarfen entfernenden Beschleunigung (Vogd 2006). Beschleunigung und Fraktionierung von Kontakten und Behandlungsmaßnahmen treffen bei MmD auf eine besonders vulnerable Patientengruppe, die krankheitsbedingt der besonnenen und Zeit benötigenden Reorientierung und Entscheidungsfindung bedarf.

K. Pöschel und S. Spannhorst, *Dementia Care Sensitive Demands*, Best of Pflege,
https://doi.org/10.1007/978-3-658-23619-9_5

Bei Zunahme der Komplexität der Versorgung und hier insbesondere auch der Entscheidungsfindung über erforderliche Versorgungsmaßnahmen einerseits, aber Fragmentierung der Kontakte und Unterstützungsangebote andererseits taucht die Frage der Verantwortung der Akteure für den Gesamtbehandlungsplan auf. Es erscheint als logische Konsequenz, dass ein einzelner Akteur, ohne Erfassung möglichst aller relevanten Probleme und ohne Absprache mit anderen Akteuren, diese Verantwortung kaum tragen kann, da er eben nur fragmentierte Einblicke in die Gesamtsituation erhält. Im Sinne besserer Kooperation der Akteure besteht für die Schnittstellengestaltung die Aufgabe, sie unter Beachtung technischer, menschlicher und organisatorischer Grenzen zu resozialisieren (Badura, Feuerstein 1996). Dies umso mehr, da die Behandlungsverläufe bei chronisch erkrankten Menschen, hier den MmD, durch starke Schwankungen der Symptomatik und des Wohlbefindens sowie wechselnde resultierende Bewältigungserfordernisse und Bewältigungsfähigkeiten gekennzeichnet sind (Corbin et al. 1991).

Darauf ist das ambulante wie stationäre Versorgungssystem unseres Gesundheitswesens gerade im Bereich der ambulant-stationären Schnittstelle nicht ausreichend vorbereitet. Dies ist besonders gravierend, weil die häufige Gleichzeitigkeit von Bedarfslagen bei chronisch erkrankten Menschen einer vom System gestützten sequentiellen Bearbeitung von Erkrankungen, Symptomen und Bedarfen entgegensteht. Verschiedene Modelle für eine Überbrückung der Schnittstellen haben sich etabliert und wurden von Höhmann (2002b) dargestellt. Die Empfehlung zu multiprofessioneller Vernetzung erscheint somit gerade an der ambulant-stationären Schnittstelle aus verschiedenen Gründen sinnvoll (Naylor 2009). Schon Schardt (1997) formulierte, dass in der Versorgungslandschaft professionen- und institutionenübergreifende Ansätze fehlen, die Qualitätsentwicklung bis dato zu sehr auf harten medizinischen Fakten fuße und die Einbeziehung Betroffener und ihrer Lebenswelt oft fehle.

Ohne die berufsgruppenübergreifende Kooperation kommt es vermehrt zu Rehospitalisierungen, was oft auf Diskontinuitäten im Versorgungssetting zurückzuführen ist (Naylor 2009). Dabei gilt es, die MmD und ihre Angehörigen einzubinden.

5.2 Neue Perspektiven durch Multiprofessionalität

Aus den dargestellten Gründen erscheint es sinnvoll, den komplexen Bedarfslagen von MmD insbesondere, aber nicht nur, an Schnittstellen der Versorgung, durch multiprofessionelle Zusammenarbeit zu begegnen. Mehrere positive Effekte dieser Arbeitsweise sind in den letzten Jahren untersucht worden. Im Falle gelingender Zusammenarbeit sind verschiedene Berufsgruppen mit einem festen Thema beschäftigt, was von Hall (2005) als „idea dominance“ bezeichnet wurde. Im Zentrum steht das berufseigene wie auch das berufsfremde Verständnis einer Sachlage – nicht der eigene Beruf an sich -, so dass eigene Überzeugungen und Einschätzungen durch neue Perspektiven erweitert werden können. Kommunikation wird geübt, durch die Vermittlung der jeweils eigenen Perspektive. In einer gemeinsam verständlichen Sprache wird eigenes Wissen gefestigt und es werden Kommunikationsfähigkeit und Teamfähigkeit gefördert. Positive Einstellungen zu anderen Berufsgruppen unter Abbau von Klischees werden im interprofessionellen Lernprozess gefördert (Katz et al. 2001; McCallin 2001).

Weitere Vorteile multiprofessioneller Teamarbeit konnten von Bennett-Emslie et al. (1995) herausgearbeitet werden. Sie fanden heraus, dass neben der Nutzung der spezifischen Kompetenzen der Gesundheitsberufe auch die koordinierte Leistungserbringung und ganzheitliche Betrachtung der Versorgungserfordernisse erleichtert wurden. Ein effektiveres Zeitmanagement durch direkten Austausch der Akteure und eine Berücksichtigung der Vielschichtigkeit und Interdependenz der Patientenprobleme wurden ebenfalls gefördert. Die Problemlösekompetenz der Akteure kann verbessert werden, indem fachfremde alternative Lösungsansätze in das eigene Repertoire möglicher Lösungen integriert werden. Die Erfahrung gemeinsamer Lösungen bedeutet auf dem Wege der Teambildung eine psychologische Stärkung der vernetzten Akteure und ermutigt zu weiterer Kooperation.

Das Konzept der kooperativen Qualitätsentwicklung (Höhmann 2002a) soll verschiedenen Berufsgruppen unter Einbeziehung der Betroffenen in der Zusammenarbeit die Möglichkeit eröffnen, eigene berufsgruppentypische Denk- und Handlungsweisen kritisch zu hinterfragen und eine professionsübergreifende, ganzheitliche Sicht auf Problemlagen zu finden. Dies geschieht im Idealfall in Anerkennung der Tatsache, dass die eigene Meinung nur ein (gleichberechtigter) Mosaikstein im Konzert verschiedener Perspektiven ist. Thyrian (2017) fordert neben einer grundsätzlichen Stärkung der Versorgungsforschung im Bereich Demenz vor allem deren Multiprofessionalität. Die Gesundheitspolitik anderer Länder fokussiert zusehends auf das verbesserte Outcome von Erkrankungen, erhöhte Effektivität aller Akteure unter Kostenreduktion und integrierte Versorgungsmodelle (Jacobson 2012)(Ham 2015). Die WHO nennt interdisziplinäre Zusammenarbeit als herausragend wichtig im Rahmen der Reform der weltweiten Gesundheitsversorgung (WHO 2008). Im Allgemeinen wird dies in verschiedenen Ländern mit positiven Effekten in Verbindung gebracht, vor allem einer Verbesserung der Qualität im Gesundheitswesen, Effektivität und positiven Folgen für Patienten und Akteure (Health Council of Canada 2009)(Department of Health 2013)(Nancarrow 2013). Offenbar ist die Umsetzung je nach Land sehr verschieden; während in Großbritannien Elemente umgesetzt wurden (Greenhalgh 2007), gibt es in den USA und Irland weniger Fortschritte (Phillips et al. 2010)(Tierney et al. 2016).

Die Ausrichtung der Gesundheitspolitik mit ihren unterschiedlichen Planungen und finanziellen wie organisatorischen Anreizen scheint eine wichtige Rolle zu spielen. So sind in Norwegen – staatlich im Nationalen Demenzplan vorgegeben – multidisziplinäre Memory Teams zum häuslich aufsuchenden Assessment bei Hinweisen auf kognitive Einschränkungen fest etabliert (Engedal 2010).

5.3 Hemmende Faktoren für Multiprofessionalität

Trotz der geschilderten Vorteile für Akteure wie Betroffene zeigen sich im Alltag oft Hemmnisse für gelingende multiprofessionelle Zusammenarbeit. Diese sind in den letzten Jahren genauer untersucht worden.

Hall (2005) beschrieb Aspekte der persönlichen und beruflichen Sozialisation sowie systembedingte Gründe als Barriere am Beispiel der ärztlichen Ausbildung. So ziele diese primär darauf ab, eigenständig handelnde Personen mit hoher Entscheidungskompetenz zu fördern. Es ist dies sicher gerade in Ländern wie Deutschland wichtig, wo sämtliche Behandlungen im Gegensatz etwa zu Großbritannien, in Letztverantwortlichkeit des Arztes – auch in Behandlungsteams – liegen. Erlernt werden in der Ausbildung vornehmlich Kompetenzen rund um Handlungsfähigkeit und Handlungsergebnisse, weniger um Beziehungen (Reese et al. 2001). Im Fokus der Ausbildung steht mehr der Erhalt des Lebens als der von Lebensqualität. Vor diesem Hintergrund geht das ärztliche Interesse in den meisten

Fällen eher in Richtung des Findens seltener Diagnosen als komplizierter „alltäglicher" Bedarfslagen mit scheinbar weniger intellektuell herausforderndem Inhalt (Hall 2005). Ärzte tendieren dazu, an harten Fakten und umgehenden Lösungen – geprägt auch durch einen zeitlich eng getakteten mit immer mehr Dokumentation geprägten Arbeitsalltag – mehr Interesse zu haben als an komplexen Vorgeschichten aus verschiedenen Perspektiven. Lerninhalte der Ausbildung reflektieren zudem tendenziell historische Werte der sozialen Mittel- und Oberschicht, nach denen die Organisation der Versorgung maßgeblich um den Beruf des Arztes herum organisiert wurde (Ponte et al. 2003). Die Tatsache, dass diese Werte unausgesprochen im Raum stehen und nicht kommuniziert werden, bedeutet ein zusätzliches Hindernis. Zunehmende Emanzipation pflegerischer Berufe führte zu Abgrenzungstendenzen mit Unterstreichung von Machtansprüchen, was Definitionsmacht im Bereich Diagnostik und therapeutischer Maßnahmen anging (McCallin 2001). Die professionsgebundene Weltsicht wird durch persönliche Erfahrungen und Sozialisation eher gefestigt. Die Identifikation mit dem berufseigenen Denkmodell verstärkt Abgrenzungstendenzen (Cooper et al. 2001). Hinzu kommt die universitär geprägte Spezialisierung und räumliche Trennung von anderen angehenden Mitgliedern weiterer Gesundheitsberufe (Giardino 1994). Im beruflichen Alltag wiederum fördern hierarchische Strukturen innerhalb der Ärzteschaft offenbar die Abgrenzung zu anderen Berufsgruppen (Haug 1995). Schicht- und geschlechtsspezifische Formen der Kommunikation können hindernd hinzukommen.

Ähnliche Hemmnisse lassen sich auch auf andere Berufsgruppen übertragen, wobei Ärzte offenbar besonders schwer in multiprofessionelle Teams zu integrieren sind (Miller et al. 2010).

Erschwerend für Multiprofessionalität bezogen auf die Versorgung von MmD kommt hinzu, dass fachspezifisches Wissen zum Thema Demenz auch in den Gesundheitsberufen nicht gut verbreitet ist (bzgl. der Pflegeausbildung haben dies Bomball et al. (2016) untersucht). Fehlende Räumlichkeiten für professionsübergreifende Sitzungen, fehlende oder nicht aufeinander abgestimmte Zeitkorridore, personelle und finanzielle Ressourcen können weitere Hemmnisse darstellen. Von professionellen Akteuren selbst wurden unter anderem folgende Faktoren als hinderlich für eine Zusammenarbeit genannt (Schweitzer 1998): Mangelnde Koordination, widersprüchliche Zielorientierung der potentiell an der Kooperation Beteiligten und akute Defizitorientierung.

5.4 Fördernde Faktoren für Multiprofessionalität

Das Fehlen der o.g. Hemmnisse bedeutet zwar eine grundsätzliche Ermöglichung multiprofessioneller Arbeit, in der Regel bedarf es aber weiterer fördernder Faktoren.

Auf der persönlichen Ebene der Akteure scheinen folgende Fähigkeiten besonders wichtig zu sein (Norsen et al. 1995), die es in der Ausbildung zu fördern gilt: Kooperation mit Respekt gegenüber der Meinung Anderer, Sicherheit im Vertreten eigener Standpunkte, Verantwortungsübernahme im Teilen und Annehmen von Entscheidungen, Kommunikationsfähigkeit vor allem in der Mitteilung wichtiger Informationen und in der Diskussionskultur, Autonomie mit der Fähigkeit, selbständig zu handeln sowie Koordination mit effizienter Organisation von Gruppenarbeit. Bestimmte Leitungs- und Moderationskompetenzen in Teams sind darüber hinaus wichtig, um Gruppendynamiken zu erkennen und rollenspezifische Denkweisen zu entlarven (Weber et al. 1991). Eigene Persönlichkeitszüge spielen eine Rolle, um professionelle von persönlichen Konflikten zu differenzieren (Hall 2005). Gemeinsames berufsgruppenübergreifendes Trainieren von Fähigkeiten der multiprofessionellen Zusammenarbeit fördert dessen zukünftige Anwendung (O´Reilly 2017).

Fördernd oder überhaupt ermöglichend für multiprofessionelles Handeln erscheinen die Eröffnung entsprechender Handlungsspielräume auf institutioneller Ebene sowie die finanzielle Unterstützung auf Ebene des Gesundheitswesens (Höhmann 2002). Die Förderung durch Leitungen von Organisationen ist ein weiterer wichtiger Faktor (Allan 2014). Mickan et al. (2010) beschrieben folgende fördernde Faktoren: Klarheit über die jeweiligen Rollen der Akteure, regelmäßige Teamtreffen, offene Kommunikation und klare Fokussierung auf das Patientenwohl.

5.5 Implementierung von Multiprofessionalität

Trotz Kenntnis und Beachtung hemmender und fördernder Faktoren für multiprofessionelles Handeln zeigt die internationale Forschung, dass dieses weiterhin nicht in der Alltagsroutine verankert ist (O´Reilly et al. 2017). Insbesondere die

Implementierung multiprofessioneller Arbeitsweisen stellt eine Herausforderung dar, die der näheren Betrachtung bedarf. Ohne Anspruch auf Vollständigkeit sollen einige für die Implementation von Multiprofessionalität wichtige Bedingungen umrissen werden.

In einem aktuellen Review haben O´Reilly et al. (2017) unter Nutzung des Konstruktes der Normalisation Process Theory (NPT) Berichte über Implementierungen von berufsgruppenübergreifender Zusammenarbeit untersucht. Die auf May et al. (2009) zurückgehende NPT fokussiert auf Aktionen und Interaktionen der Ausführenden einer neu zu implementierenden Maßnahme in ihrem bestehenden sozialen Kontext und ist setting-übergreifend anwendbar. Die Integration neuer Handlungselemente in bestehende oder zu verändernde Verhaltensmuster wird dabei als „Normalisierungsprozess" verstanden. O`Reilly et al. (2017) identifizierten vier wichtige Elemente gelingender Implementierung: Kohärenz, hier das Erkennen der Sinnhaftigkeit (sense making), die Phase der Einführung (enrolement), die Umsetzungsphase (enactment) und die Phase der Bewertung (appraisal).

Im Bereich der Sinnhaftigkeit erschienen die Ausrichtung am gemeinsamen Ziel der verbesserten Behandlungsergebnisse für Patienten und die Erwartung eigener positiver Erfahrungen durch Teamarbeit am wichtigsten zu sein. Insbesondere ältere Akteure taten sich mit Veränderungen schwer (Chan et al. 2010).

Im Bereich der Einführung wurde die mehrfache Abwesenheit einzelner Teammitglieder als negativ herausgestellt (u.a. von Nutting et al. 2010). Umgekehrt konnte die engagierte Teilnahme gerade älterer Ärzte als Signalwirkung für die Teilnahme anderer Ärzte und das Gelingen der multiprofessionellen Zusammenarbeit insgesamt herausgestellt werden (ebendort). Der Enthusiasmus lokaler leitender Akteure (team champions) wurde als wesentlicher Faktor gelingender Implementation genannt (Rodriguez et al. 2010). Von erheblichem Vorteil waren vorausgegangene positive Erfahrungen mit berufsgruppenübergreifender Zusammenarbeit (Tan et al. 2014).

Bei der Umsetzung im Alltag waren die verfügbaren Finanzmittel entscheidend; darüber hinaus waren Ressourcen an Zeit und Personal wichtig (Wilson et al. 2005). Überbordende Arbeitsbelastung reduzierte die Motivation in der Teamarbeit. Zudem spielen offenbar die engen Verbindungen zwischen Finanzmitteln,

Arbeitsaufteilung und gegenseitiges Vertrauen eine wesentliche Rolle. Klare Rollenabstimmung ist für gelingende Kooperation wie auch für das Behandlungsergebnis seitens der Patienten unabdingbar. Gemeinsam gefällte Entscheidungen gelangen besonders bei einer direkten Kommunikation von Angesicht zu Angesicht bei regelmäßigen Sitzungen (Macfarlane et al. 2004). Dabei waren respektvolles Zuhören und Anerkennung des Wissens Anderer Voraussetzungen des Erfolgs (Nemeth et al. 2004). Gemeinsam Freude an der praktischen Zusammenarbeit zu haben war ein über die untersuchten Implementationsszenarien hinweg sehr geschätztes Element des Zusammenhaltes im Team (Sinsky et al. 2013). Offenbar spielen die persönlichen Eigenschaften und kommunikativen Fähigkeiten der Teammitglieder eine nicht zu unterschätzende Rolle.

Die Bewertung der Zusammenarbeit in Form einer Evaluation förderte Teamarbeit und Teamentwicklung (Macfarlane et al. 2004). Das Feedback durch Wertschätzung seitens der Zielgruppe der Bemühungen, der Patienten, war ein weiteres positives Element. Immer wieder waren realitätsnahe Anpassungen der gemeinsamen Handlungsziele für den Zusammenhalt der multiprofessionellen Teams förderlich.

Ein häufiger beschriebener Faktor, der die Arbeit in multiprofessionellen Teams bestimmt, ist die Verteilung von Macht (siehe u.a. Iding 2000). Expertenwissen bedeutet ebenso einen Machtfaktor wie Beziehungen zur sozialen Umwelt, die Kontrolle von Kommunikations- und Informationskanälen ebenso wie die Ausnutzung organisationaler Regeln. Inwieweit die beteiligten Akteure diese Macht auch ausspielen, hängt nach Iding (2000) von den Organisationsstrukturen und der persönlichen Motivation ab.

Pinkert et al. (2014) haben den Prozess der Umsetzung demenzspezifischer Konzepte im Krankenhaus untersucht. Auch sie betonten die Bedeutung der finanziellen und ressourcenorientierten Rahmenbedingungen für den Erfolg. Ebenso bedeutsam erschien ihnen die Klarheit der gemeinsamen Zielsetzung sowie die über das Setting Krankenhaus hinaus konzipierten Vorgehensweisen. Ein von vorne herein sektorenübergreifendes Denken scheint von Vorteil zu sein.

5.6 Implikationen für die vorliegende Arbeit

Die Ausführungen über das Phänomen Demenz aus pflegerischer und medizinischer Sicht sowie zur Multiprofessionalität zeigen, dass die komplexen Bedarfslagen von MmD der gemeinsamen berufsgruppenübergreifenden Betrachtung bedürfen. Das Trainieren entscheidender Fähigkeiten für die multiprofessionelle Zusammenarbeit, wie es etwa im Rahmen des Studiums „Multiprofessionelle Versorgung für Menschen mit Demenz (M.A.)“ an der Universität Witten-Herdecke erfolgt, trug zu dem Wunsch bei, diesen multiperspektivischen Ansatz auch im Rahmen der vorliegenden Arbeit zu vertiefen. Wie Berichte über die bisherigen Studiengangsteilnehmer und ihre Projekte (siehe u.a. Höhmann et al. 2015, Lautenschläger et al. 2016) zeigten, kann der gemeinsame Blick auf ein patientenzentriertes Thema das eigene Wissen um die Einstellungen und Handlungsoptionen anderer Berufsgruppen gewinnbringend erweitern.

Auch über die Teilnehmer des Studiengangs hinaus gibt es studentische Initiativen, die die Bedeutung der Multiprofessionalität im künftigen Gesundheitswesen betonen, wie beispielsweise die jüngst auf Initiative von Medizinstudenten der Universität Witten-Herdecke erfolgte Publikation „Heal your hospital“ (Interdisziplinäres Autorenteam Witten 2016) zeigte.

Das studieninterne berufsgruppenübergreifende Training kann dabei als fördernder Faktor zukünftige multiprofessionelle Arbeit erleichtern. Zu den erlernten Skills gehörte die Einordnung und Anwendung verschiedener wissenschaftlicher Methoden. Insofern lag es für die Autoren der vorliegenden Arbeit nahe, in multiprofessioneller Kooperation ein grundlegendes Thema des Studiengangs – die facettenreichen Bedarfslagen von MmD – auch im Rahmen einer mehrere wissenschaftliche Methoden nutzenden Untersuchung genauer zu beschreiben. In der Forschungsfrage kumulieren daher Elemente der Multiprofessionalität, der wissenschaftlichen Pluralität sowie des Wunsches nach einem Überblick über Bedarfslagen als Instrumentarium späterer alltagspraktischer berufsgruppenübergreifender Analysen.

6 Forschungsmethodik und -design

6.1 Forschungsfrage

Im Jahr 2016 wurde von den Autoren eine das Forschungsfeld explorierende Projektstudie zu Einweisungsgründen in die Gerontopsychiatrie durchgeführt (Spannhorst, Pöschel, Höhmann 2017). Dazu wurde deutlich, dass die komplexen Bedarfslagen von Menschen mit Demenz, an der ambulant – stationären Schnittstelle noch weiter erforscht und (systematisch) beschrieben werden sollten. Mit der ambulant stationären Schnittstelle ist der große Bereich gemeint der sich zwischen den MmD und deren Angehörigen in der eigenen Häuslichkeit und in professionellen Pflegeeinrichtungen mit ambulant oder stationär tätigen Berufsgruppen ergibt.

Auf der Suche nach Dementia Care Sensitive Demands (DCSD), den komplexen Bedarfslagen an der ambulant-stationären Schnittstelle, soll im Weiteren der folgenden Forschungsfrage nachgegangen werden:

Welche charakteristischen sozialen, pflegerischen und medizinischen Problemlagen kennzeichnen die Bedarfslage von Menschen mit Demenz an der ambulant-stationären Schnittstelle?

6.2 Forschungsdesign

Ausgehend von dem in den vorherigen Kapiteln dargelegten theoretischen und sozialen Hintergrund zu dieser Forschungsarbeit sollen im Folgenden das Forschungsdesign, das Forschungsfeld sowie die angewandte Methodik dargelegt werden.

> „Der Zweck von Forschung ist, durch die Anwendung wissenschaftlicher Verfahren sinnvolle Antworten auf sinnvolle Fragen zu finden." (Atteslander 1995 S. 15)

Um diese Erkenntnisse zu gewinnen, wird eine Vielzahl unterschiedlicher Methoden und Techniken, in Form von Beobachtung, Befragung, Inhaltsanalyse oder Experiment, zur Erhebung und Auswertung der Daten angewandt. „Im Grunde genommen wird die soziale Wirklichkeit durch die empirische Sozialforschung nach bestimmten Regeln abgebildet, abstrahiert." (Atteslander 1995 S. 15). Als Ziel wird eine Objektivität angestrebt, die intersubjektiv nachvollziehbar ist.

Deshalb muss die Forschung so gestaltet sein, dass, unabhängig von den Neigungen und Fähigkeiten einzelner Forscher der beforschte Gegenstand nachvollzieh-

K. Pöschel und S. Spannhorst, *Dementia Care Sensitive Demands*, Best of Pflege,
https://doi.org/10.1007/978-3-658-23619-9_6

bar erkundet wird und die einzelnen Schritte der Erforschung sozialer Tatbestände sowie ihre Deutung durch Dritte kontrollierbar sind. Soziale Tatbestände können in verbaler Form oder Messzahlen ausgedrückt werden. Ihre Beschreibung bedeutet jedoch immer eine Abstraktion spezifischer Aspekte der Wirklichkeit, denn keine Beschreibung eines sozialen Tatbestandes kann die Realität in ihrer ganzen Komplexität wiedergeben (Atteslander 1995).

6.2.1 Forschungsfeld

Ausgehend von der Vorstudie (Spannhorst, Pöschel, Höhmann 2017) und der für diese Forschungsarbeit formulierten Fragestellung sollte das Forschungsfeld vergrößert werden. Denn die Untersuchung zu charakteristischen komplexen Problemlagen von MmD kann sich nicht auf die Analyse klinischer Akten beschränken. Deshalb muss die Perspektive den möglichen ambulant-stationären Schnittstellen folgen und damit das Feld erweitern.

Durch die Ergebnisse der Vorstudie sind die Einschränkungen des ursprünglichen Felds, einer Abteilung für Gerontopsychiatrie, jedoch bekannt. Damit war schon vor der Planung des Studiendesigns eine Ausweitung des Forschungsfelds vorhersehbar. Da das Feld jedoch nicht umfangreich ausgeweitet werden konnte musste eine sinnvolle Beschränkung auf ausgesuchte Zielbereiche hingenommen werden.

Ausgehend von der Vorerfahrung und den sich bietenden sinnvollen Möglichkeiten wurde das Feld, die Abteilung für Gerontopsychiatrie beibehaltend, um ein Hausärztenetzwerk und weitere Akteure im ambulanten Versorgungsumfeld von MmD erweitert.

6.2.1.1 Abteilung für Gerontopsychiatrie

Gründend auf den Vorergebnissen sollte die Anzahl der untersuchten Patientendokumente deutlich erhöht werden, womit die Abteilung für Gerontopsychiatrie ein zentraler Bestandteil der Datenaufnahme ist.

Die Abteilung für Gerontopsychiatrie besteht aus drei Stationen mit den Schwerpunkten Depression, Psychose, Delir und Demenz mit insgesamt 52 Betten. Dazu gehören noch eine Teilstationäre Gerontopsychiatrische Tagesklinik (16 Plätze) und eine Gerontopsychiatrische Tagespflege (16 Plätze) sowie eine Gerontopsychiatrische Ambulanz mit angegliederter Gedächtnissprechstunde. Diese Abteilung ist Teil einer Psychiatrischen Klinik mit insgesamt 4 Abteilungen. Diese Klinik für Psychiatrie und Psychotherapie ist Teil eines Großklinikums mit insgesamt 27 unterschiedlichen Fachkliniken an verschiedenen Standorten. Der Feldzugang war für die Autoren unkompliziert, da sie in der oben genannten Abteilung arbeiten. Je nach Forschungsmethode sind im Feld ethische Aspekte zu berücksichtigen.

6.2.1.2 Initiative von Hausärzten / Hausärztenetzwerk

Eine gewichtige Schnittstelle in der ambulant-stationären Behandlung von MmD stellen die behandelnden Hausärzte dar. Sie besetzen (als Gatekeeper) für Menschen mit Demenz einen zentralen Anlaufpunkt und übernehmen oft eine moderierend steuernde Funktion zwischen unterschiedlichen Akteuren (Thyrian et al. 2017).

Durch Kontakte waren Verbindungen zu einem Hausärztenetzwerk vorhanden. Nach Rücksprache und mit Unterstützung des Sprechers des Netzwerks war es möglich Kontakt zu den Mitgliedern aufzunehmen. Dazu konnten die netzwerkeigenen Kommunikationsstrukturen genutzt werden.

Da es sich um keinen Personenkreis von Primärbetroffenen, sondern um professionell tätige Akteure, die autonom entscheiden können, handelte, waren hier keine besonderen ethischen Grundsätze für die Forschung und zum Schutz der Zielgruppe zu beachten.

6.2.1.3 Akteure im ambulanten Versorgungsumfeld von MmD

Für einen Erkenntnisgewinn zu charakteristischen sozialen, medizinischen und pflegerischen Problemlagen kamen unterschiedliche Akteure im Versorgungsumfeld, bzw. der Betroffenen selbst in Frage. Allerdings war dies ein umfangreicher Personenkreis, den es zunächst sinnvoll einzuschränken galt. Einschränkungen bedeuten immer eine Beschränkung des Erkenntnisgewinns. Diese Einschränkung musste jedoch hinsichtlich der Fragestellung vorgenommen werden.

Hinsichtlich einer sinnvollen Beschränkung wurde der Personenkreis der direkt Betroffenen und Mitbetroffenen, den Mangel an Einbeziehung von deren Erfahrung hinnehmend, ausgeschlossen. Hintergrund dieser Entscheidung war die Annahme, dass mitbetroffene Angehörige oder Betroffene selbst aus dem eigenen, individuellen Erleben heraus argumentieren und bewerten. Das würde jedoch eine sehr hohe Anzahl an „Kontakten" mit sich bringen, um einen Überblick über charakteristische Problemlagen zu gewinnen.

Die weitere Überlegung zu Akteuren im ambulanten Versorgungsumfeld von MmD waren damit auf dort professionell tätige Personen beschränkt. Zu diesen professionellen Akteuren als Teil des formellen Hilfesystems gehören z.B. Ärzte, ambulante Pflegedienste, Ergo- und Physiotherapeuten, Kostenträger (z.B. MDK) sowie Berufsbetreuer.

Dieser Personenkreis kann für sich autonom und ohne weitere persönliche Abhängigkeiten zu berücksichtigen über eine Teilnahme autonom entscheiden. Damit war für diesen Personenkreis kein gesonderter ethischer Aspekt zu berücksichtigen.

6.2.2 Methodologische Triangulation

Der Fragestellung angemessen und dem zuvor festgelegten Forschungsfeld folgend wurde im nächsten Schritt das Forschungsdesign dieser Arbeit festgelegt. Damit stand direkt am Anfang die Entscheidung im Raum, ob das Studiendesign quantitativ (Kromrey 2006), qualitativ (Kromrey 2006) oder als Triangulation (Flick 2005, Flick 2008) ausgerichtet werden sollte.

Allerdings konnte eine grundsätzliche Entscheidung schnell getroffen. Denn die Festlegung auf nur eine Forschungsmethodik würde hier einen Mangel entstehen lassen, der eine Lücke zwischen Exploration, Definition und statistischer Darlegung von Ausprägungen sowie der zugehörigen möglichen Begründungen entstehen lassen würde. Denn quantitative Forschung erfasst andere Aspekte als qualitative Forschung, deren Kombination sich jedoch in ihrer Unterschiedlichkeit begründet (Flick 2008). In einem solchen Mixed Method Design geht es darum, eine sinnvolle und pragmatische Verknüpfung von qualitativer und quantitativer Forschung zu ermöglichen (Flick 2008).

Deshalb wurden, um der Komplexität des Feldes / der Felder zu folgen und diese plausibel abzubilden, wurden in dieser Forschungsarbeit unterschiedliche Methoden der empirischen Sozialforschung im Sinne einer methodologischen Triangulation[3] eingesetzt.

---

[3] Die Triangulation wird häufig als Verfahren zur Verknüpfung von Methoden der quantitativen und qualitativen Sozialforschung benannt. Statt Triangulation werden in diesem Zusammenhang auch die Begriffe »Mixed Methods« oder »Integrative Sozialforschung« benannt. Bezogen auf die verschiedenen Formen der Triangulation werden in diesem Zusammenhang die Daten-Triangulation (data triangulation), die Forscher-Triangulation (investigator triangulation), Theorien-Triangulation (theory triangulation) und Methodologische Triangulation (methodological triangluation) unterschieden (Flick 2008).

Ausgangspunkt Ergebnisse explorative Vorstudie (n=40):

- Hinweise auf komplexe Problemlagen von MmD
- soziale, medizinische und pflegerische Problemlagen identifiziert
- Hinweise auf Dementia Care Sensitive Demands (DCSD) gegeben
- Definition und Spezifizierung der DCSD erforderlich
- Feld und Forschungsmethodik mussten erweitert werden

Forschungsfrage:
Welche charakteristischen sozialen, pflegerischen und medizinischen Problemlagen kennzeichnen die Bedarfslage von Menschen mit Demenz an der ambulant-stationären Schnittstelle?

Forschungsdesign: Methodologische Triangulation

Quantitiative Methodik:	**Qualitative Methodik:**	**Quantititve- / qualitative Methodik:**
Retrospektive Aktenanalyse akzidentaler Patientendokumente (n=100) (Auswertungsinstrument Pöschel, Spannhorst, Höhmann 2017) Quantitativ- statistische Erweiterung des Umfangs vorliegender Daten – Erkenntnissicherung und -bestätigung	Experteninterviews. Qualitative Auswertung zur weiteren Definition und Aufsättigung vorliegender Erkenntnisse und Erweiterung des Erkenntnishorizonts.	Expertenbefragung mittels Fragebogen. Gruppendiskussion mit kommunikativer Validation der Ergebnisse (Flick 2005)

Zusammenführung der Ergebnisse der retrospektiven Aktenanalyse, der Experteninterviews und der kommunikativen Validation
Diskussion der Ergebnisse unter Berücksichtigung der angewandten Forschungssystematik

Beantwortung der Forschungsfrage und Definition der DCSD

Abbildung 6: Übersicht über das Forschungsdesign

6.3 Retrospektive Dokumentenanalyse

Für die Datenerhebung wurde eine retrospektive Analayse akzidentaler (Atteslander 1995) Dokumente, also Schriftstücke, die nicht primär zu Forschungszwecken entstanden sind, festgelegt. Zu diesem Zweck wurden von den Autoren drei unterschiedliche, jedoch gut zugängliche Dokumententypen festgelegt. Ausgehend von den Ergebnissen der Vorstudie stand die Überlegung im Raum, ob für die Dokumentenanalyse weitere Dokumente hinzuzuziehen wären. Für diese Studie wurde jedoch bewusst darauf verzichtet, um die Vergleichbarkeit der Ergebnisse der Vorstudie und die Zusammenführung mit neuen Erkenntnissen nicht zu belasten.

6.3.1 Dokumentenarten

Folgende Dokumententypen wurden für die Analyse festgelegt.

- Die Dokumentation der Aufnahmesteuerung (DAS) der Abteilung für Gerontopsychiatrie im EvKB: Für jeden zur Aufnahme angemeldeten Patienten wird ein Formular der Aufnahmesteuerung erstellt, in dem Informationen zu Wohnort, den Wohnverhältnissen, dem Versorgungsbedarf, den Einweisungsgrund, dem Behandlungsauftrag, Vorerkrankungen usw. dokumentiert werden. Dieses Dokument, bietet neben den expliziten Behandlungswünschen oft implizite Behandlungserwartungen ab. Dieser Dokumententyp ist nur in der untersuchten Abteilung für Gerontopsychiatrie vorhanden.
- Einweisungsdokument (EWD): Für die überwiegende Anzahl der aufgenommenen Patienten existiert ein Einweisungsdokument in Form eines Einweisungsscheins, Verlegungsbrief oder PsychKG-Gutachten).
- Entlassbrief (EB): Für jeden Patienten wird zur Entlassung ein Arztbrief erstellt in dem der Behandlungsverlauf, Diagnostik, Medikation, und soziale Aspekte dargestellt werden.

6.3.2 Bestimmung des Studienzeitraums und der Studienpopulation

Angelehnt an die durchgeführte Vorstudie wurde der ursprüngliche Studienzeitraum von Juli 2015 bis Juni 2016 übernommen. Dadurch war es möglich an der schon erhobenen Stichprobe (n=40) anzuknüpfen und zu erweitern (n=60), um die angestrebte Stichprobengröße von n=100 zu erreichen.

Einschlusskriterien für die Dokumentenanalyse:

1. Anmeldung über Aufnahmesteuerung (AS) für Behandlung in der Gerontopsychiatrie[4]. Damit ist die Grundlage für eine Vollerhebung (Grundgesamt-

---

4 Patienten für die kein Aufnahmebogen der Aufnahmesteuerung angelegt wurde (Notfälle) wurden nicht berücksichtigt, da die Angaben der AS für die Kategorienbildung und die Ableitung typischer Fallkonstellationen, notwendig sind. Notwendig deshalb, weil diese Datenquelle vermutlich nur in der genannten Abteilung genutzt wurde und damit eine besondere Datenquelle darstellt.

heit) definiert. Das bedeutete, dass alle durch AS registrierten Aufnahmeanfragen (Anmeldungen DAS) berücksichtigt werden. Für das Jahr 2015 bedeutet das zum Beispiel, das in der Dokumentation der Aufnahmesteuerung der Abteilung für Gerontopsychiatrie im Zeitraum zwischen Juli 2015 und Juni 2016 insgesamt 766 Anmeldungen und Anfragen schriftlich dokumentiert waren.

2. Ausgehend von diesen 766 vorliegenden, jedoch in Umfang und Qualität sehr unterschiedlichen Dokumenten wurden für eine weitere Eingrenzung Ausschlusskriterien festgelegt:
   - es war ein Eintrag vorhanden, jedoch kein Aufnahmebogen (DAS) angelegt
   - eine Aufnahme war nicht zustande gekommen
   - es lag kein Einweisungsdokument (EWD), wie Überweisung (Entlassbrief) von einer anderen Klinik oder Gutachten Psych-KG oder BGB, in der Patientenakte vor
   - es war keine Demenzdiagnose vor Aufnahme (laut EWD) oder zum Zeitpunkt der Entlassung (laut EB) feststellbar

Durch die Anwendung der Einschluss- und Ausschlusskriterien verblieb für die Stichprobenziehung eine Gesamtanzahl von 164 möglichen Dokumenten.

Da schon in der Vorbereitung dieser Studie festgelegt wurde, dass insgesamt 100 Patientenakten analysiert werden, entfällt die Notwendigkeit einer Stichprobengrößenberechnung. Da schon in der Vorstudie zugunsten einer möglichen Nachverfolgbarkeit von Verläufen auf eine Anonymisierung zugunsten einer Pseudonymisierung verzichtet worden ist, konnte die Zufallstichprobe poblemlos auf ein n=100 ausgeweitet werden, ohne Falldupletten zu erzeugen. Die zusätzlichen 60 Patientenfälle wurden aus der Gesamtanzahl von 164 per Zufall, in diesem Fall per Los, gezogen. Im Fall einer Überschneidung wurde das Los vernichtet und ein weiteres Los gezogen bis die Gesamtanzahl von 100 erreicht war.

6.3.3 Das Analyseinstrument

Für die Auswertung der Dokumente wurde auf das schon in der Vorstudie verwendete Analyseformular zurückgegriffen, da es bewährt war und eine Ausweitung der Fallzahl sowie die Vergleichbarkeit absicherte. Das Analyseformular gliederte sich in die vier Hauptkategorien **STAMMDATEN, HILFESYSTEM, MEDIZINISCHE DIAGNOSEN** und **PFLEGERISCHE DIAGNOSEN.** Mit Ausnahme der Kategorie Stammdaten waren den verbleibenden Hauptkategorien neun weitere Kategorien zugeordnet.

(Sozial) HILFESYSTEM INFORMELL, HILFESYSTEM FORMELL,

(Medizinisch) SOMATISCH, PSYCHIATRISCH,

(Pflegerisch) MOBILITÄT, KOGNITION / KOMMUNIKATION, VERHALTEN UND PSYCHE, SELBSTVERSORGUNG, HILFSMITTEL / BEHANDLUNGSPFLEGE.

Für die Bewertung dieser neun Kategorien wurde insgesamt 68 Subkategorien unterschieden und als Variablen erfasst. Ausgehend von der ursprünglichen Überlegung, dieses Erfassungsinstrument für unterschiedliche Fragestellung und Studiendesigns zu nutzen, war eine Variablenerfassung zu bis zu vier unterschiedlichen Zeitpunkten vorgesehen. Diese Aufspaltung der Messzeit- oder Erfassungszeitpunkte war für einen Vergleich der möglichen unterschiedlichen Ausprägungen zu den unterschiedlichen Zeiten notwendig. Die Messzeitpunkte wurden wie folgt definiert:

t_0= **vor** stat. Aufnahme (Ausgangslage vor Entwicklung des Einweisungsgrundes)
t_1= **bei** Einweisung (Zeitraum der Einweisung – Einweisungsgrund)
t_2= **während** des Aufenthaltes
t_3= **zum** Entlasszeitpunkt

Für ausgesuchte Kategorien wurden nicht alle Daten, wie z.B. die Stammdaten Alter, Geschlecht oder Krankenversicherung, zu allen vier Messzeitpunkten, sondern nur zu einem Zeitpunkt bestimmt. Weitere ausgesuchte Subkategorien wurden in ihrer Ausprägung z.B. nur zu sinnvollen Zeitpunkten, wie Zeitpunkt der Einweisung und Entlassung, bestimmt.

6.3.4 Datenkodierung

Für eine vergleichbare Kodierung der Ausprägungen wurde für die einzelnen Subkategorien festgelegt, wie diese in ihren Ausprägungen erfasst und verschlüsselt werden sollten. Mit diesem Kodierschlüssel war eine vergleichbare Datenerfassung (Interraterreliabilität) abgesichert, da sich nur wenig Interpretationsspielraum ergab. Für die Erfassung der Ausprägungen waren folgende Kodiermöglichkeiten vorgesehen, um eine spätere statistische Berechnung zu erleichtern:

- Ja (1) | Nein (0) | trifft nicht zu (8) | kein Eintrag (9)
- Ausprägung: Ziffern, unterschiedlich, je nach Inhalt, | trifft nicht zu (8) | kein Eintrag (9)
- Freitext: z.B. Numerisches Zeichen wie – 81 Jahre

6.3.5 Datenerfassung und -auswertung

Zur Erleichterung der Datenerfassung und gleichzeitiger Vermeidung von Fehlerquellen (Interraterreliabilität) wurde die Dokumentenanalyse von den beiden Forschern gemeinsam durchgeführt. Auf diesem Weg konnte über unklare Dateninterpretation direkt entschieden werden. Die Datenerfassung geschah direkt verschlüsselt in einem vorbereiteten Excel® -formular. Weitere Textelemente wurden in ein dafür vorgesehenes Freitextfeld eingetragen. Die so entstandene Rohdatentabelle konnte dann in einem nächsten Schritt pseudonymisiert und in einem Rohdatenordner gesammelt werden, um einen direkten Rückschluss auf die Person zu vermeiden. Die gesammelten Rohdaten wurde für die Weiterberarbeitung in einer zusammengeführt und schließlich so transponiert, dass sie in SPSS® (Version 23) weiterbearbeitet und berechnet werden konnten.

6.3.6 Auswertung weiterer Textelemente

Wie im vorherigen Abschnitt erläutert, wurden im Rahmen der Auswertung der Dokumente auch Textelemente auf dem Einweisungsschein bzw. dem vergleichbaren Dokument zur Einweisungsdiagnose erfasst wie auch die bei der Anmeldung formulierten Erwartungen zum Behandlungsergebnis. Auf diese Weise konnten 410 unterschiedliche Textelemente registriert und ausgewertet werden.

Ausgehend von den Erfahrungen der Vorstudie wurden diese Textelemente den drei Hauptkategorien Diagnose (DIA), Behandlungsauftrag (BA) und Dringlichkeit (DRI) zugeordnet.

Die Hauptkategorien bildeten, wie in Abbildung 7:Variablenbennenung und Zuordnung zu einer Kategorie. Eigene Darstellung zu sehen, weitere Kategorien ab, zu denen eine Zuordnung möglich war.Den ursprünglichen Textelementen folgend, in denen bis zu drei Ausprägungen je Kategorie zu finden waren, wurden entsprechend je drei mögliche Variablen, z.B. DIA1, DIA2 und DIA3, mit ihren Ausprägungen zugeordnet, um die sich darstellenden unterschiedlichen Kombinationen bzw. Mehrfachnennung abzubilden.

Mit diesem zweiten Kodierschlüssel war es möglich die erhobenen Textelemente und die dafür vorgesehenen Variablen zu kodieren. Die so entstandene Rohdatentabelle in Excel® wurde dann ebenfalls transponiert und in die zuvor angelegte SPSS® Datei eingefügt.

Kategorie Diagnose bei Einweisung (DIA)	Kategorie Behandlungsauftrag (BA)	Kategorie Dringlichkeit (DRI)
Näher bezeichnete Demenz oder Mild Cognitive Impairment (MCI)	Delirbehandlung und /oder Sedierung und/oder Medikamenteneinstellung	Straßengefährdung
Depressive Symptomatik	Rehafähigkeit herstellen	Körperliche oder schwere verbale Übergriffe
Psychotische Symptome/Wahn und/oder Personenverkennung	Klärung des Unterstützungsbedarf und/oder der Wohnperspektive	Herausforderndes Verhalten inkl. Agitiertheit, Unruhe und/oder Rufen, auch als „dekompensierte Demenz" bezeichnet und/oder Malcompliance und/oder Lauftendenz
Delir und/oder Verwirrtheitszustand	Differentialdiagnostik bzw. Demenzdiagnostik	Dringlichkeit unklar
Demenzielles Syndrom	Behandlungsauftrag unklar	Keine Angabe
Störung des Tag-Nacht-Rhythmus	Keine Angabe	
Häusliche/soziale Konflikte		
Herausforderndes Verhalten inkl. Agitiertheit, Unruhe und/oder Rufen, auch als „dekompensierte Demenz" bezeichnet und/oder Malcompliance und/oder Lauftendenz		
Einweisungsgrund unklar		
Keine Angabe		

Abbildung 7:Variablenbennenung und Zuordnung zu einer Kategorie. Eigene Darstellung

6.4 Qualitative Analyse von Experteninterviews

6.4.1 Vorüberlegungen zum Interviewleitfaden

Hier konnte die Erkenntnis aus dem quantitativen Forschungsteil gewinnbringend für das Design des qualitativen Teils genutzt werden: Quantitative Ansätze leiden bekanntlich unter der Einengung auf vorgegebene Kategorien, wohingegen im qualitativen Ansatz neue, bislang unerkannte Phänomene entdeckt werden können. Der hier gewählte qualitative Forschungsansatz basierte unter anderem auf der Theorie von Kelle und Kluge (Kelle, Kluge 2010), nach der durchaus im Rahmen der „theoretischen Sensibilität" Hinweise aus quantitativen Erhebungen als Vorwissen genutzt werden sollten, um das Design einer qualitativen Untersuchung zu gestalten. Sie betonen, dass die Konstruktion eines heuristischen Rahmens für Fallvergleich und Typenbildung in der qualitativen Forschung nahezu unverzichtbar sei. Die Interpretation sei stets vom Vorwissen des Forschenden beeinflusst. Die genannten Autoren geben zudem Hinweise auf 4 Details dieser „theoretischen Sensibilität", nämlich den Grad der Explikation, die Herkunft des Forscher- und Akteurswissens, den Grad der Theoretisierung und den Grad an empirischem Gehalt. Dabei meint der Grad der Explikation die konkreten Hintergründe des Feldzugangs, hier des Interviews.

Um nicht nur Problemlagen, sondern auch Lösungsideen für diese zu erfragen, wurde eine entsprechende Frage im Interview expliziert. Bezüglich der Herkunft im Sinne von Kelle und Kluge ist anzumerken, dass das Forscherwissen gerade in der vorliegenden Studie durch Theorie und Alltagserfahrung im Berufsfeld Medizin und Pflege gekennzeichnet war. Ebenso haben auch die zu interviewenden Akteure ein Theorie- und Alltagswissen. Dies ist insbesondere für den Bereich „Grad der Theoretisierung" entscheidend, da das Wissen der Akteure immer zahlreiche Interpretationen der eigenen Situationen inklusive Deutungen enthält, der befragte Forschungsgegenstand insofern immer durch „deren Brille" berichtet werden kann (Kelle, Kluge 2010). Für das Verständnis des qualitativen Ansatzes in dieser Arbeit war wichtig, dass Interviewte wie Interviewer dem mehrjährigen Fachkontext der Versorgung von MmD entstammten. Dies war den Interviewten wie auch den Interviewern bekannt. Dieser Umstand hat sowohl die Formulierung der Fragen als auch deren Rezeption durch die Interviewten und den Grad der Explikation und des Umfangs der Beantwortung ohne Zweifel beeinflusst.

Der Grad an empirischem Gehalt ist laut Kelle und Kluge umso höher, je mehr Aussagen gefunden werden können, die zu einer Theorie (hier etwa dem Konzept der DCSD) im Widerspruch stehen. In ihrer Forschungstheorie stellen die genannten Autoren zusammenfassend fest, dass aus gehaltvollem und nicht-gehaltvollem theoretischem und Alltagswissen sowohl der untersuchten Akteure wie der Forscher am Ende ein empirisch gehaltvolles Theoriewissen des Forschers entstehen kann. Einer der Wege der Interpretation, die qualitative Inhaltsanalyse, ist von Mayring (Mayring 2008) dargestellt worden und wurde in der vorliegenden Arbeit gewählt. Sie wird im Folgenden weiter erläutert.

6.4.2 Kriterien zur Expertenauswahl

Es wurde als Untersuchungsinstrument das halbstrukturierte Interview gewählt, da es Vorgaben und dadurch zielführende Strukturen ebenso bietet wie Freiraum für unabhängige Ergänzungen. 6 Interviews mit insgesamt je 2 Angehörigen von 3 Berufsgruppen waren als orientierender Ansatz zur Findung neuer und Überprüfung bekannter Phänomene rund um die Forschungsfrage ausreichend, soweit die Literatur zur qualitativen Forschung hier Hinweise gab (u.a. Mayring 2008).

Als Experten für medizinische, pflegerische und soziale Belange in der Versorgung von MmD wurden dabei 2 Hausärzte, 2 Pflegedienstleiter eines ambulanten Pflegedienstes sowie 2 Berufsbetreuer ausgewählt. Hintergrund dieser Auswahl war, dass es sich um erfahrene, direkt in der Akutversorgung tätige Akteure handeln sollte, die alle auf ihre Weise, mit berufsbedingtem Schwerpunkt, sowohl mit medizinischen als auch pflegerischen und sozialen Problemlagen konfrontiert sind. Zudem sind sie an der ambulant-stationären Schnittstelle unmittelbar tätig. Da die Autoren selbst im stationären Bereich tätig sind, sollten für die Interviews bewusst ambulante Akteure gewählt werden, um die Erkenntnisquellen zu erweitern.

Geleitet von bestimmten bekannten Phänomenen der Vorstudie wurde somit der Fokus einerseits auf Berufsbetreuer erweitert, andererseits erneut die Nutzerperspektive (die der MmD) nicht einbezogen, was als Limitierung angesehen werden muss. Die genaue Auswahl der Akteure erfolgte dann nach persönlicher Kenntnis aus dem Arbeitsalltag in der Abteilung für Gerontopsychiatrie. Die 2 Berufsbetreuer wurden anhand der Liste der Bielefelder Berufsbetreuer nach dem Gesichtspunkt ausgewählt, dass sie den Autoren aus der täglichen Arbeit mehrjährig bekannt waren, also Erfahrung in der Begleitung von MmD hatten.

Die 2 Ärzte wurden dabei später vom pflegerischen Autor interviewt, die 2 pflegerischen Akteure vom ärztlichen Autor. Diese bewusst „gegenprofessionelle" Interviewführung sollte dazu beitragen, die Zahl erwünschter Antworten zu reduzieren. Es wurde zudem sowohl bei der Anfrage zum Interview als auch vor dem Interview selbst deutlich betont, dass es sich um ein wissenschaftliches Interview durch Studierende der Universität Witten-Herdecke handelt, so dass auch zu kritischen Anmerkungen zum klinischen Arbeitsfeld der Autoren explizit ermutigt wurde. Ein Bias durch erwünschtes Antworten ließ sich dadurch aber nicht ausschließen. Alle Teilnehmer wurden auf die Freiwilligkeit der Teilnahme hingewiesen und erhielten keine Aufwandsentschädigung. Ihnen wurde Anonymisierung zugesichert.

6.4.3 Entwicklung des Interviewleitfadens

Es sollte die o.g. Forschungsfrage vertieft werden, weshalb in einzelnen Fragen jeweils nach den vermuteten sozialen, pflegerischen und medizinischen Hintergründen für stationäre Aufnahmen in die Gerontopsychiatrie gefragt werden sollte. Im Gespräch sollte dann eine Öffnung hin zum Thema „Einweisungen in das Krankenhaus allgemein" (also inklusive der somatischen Fachbereiche) möglich sein, um bewusst auch mögliche Unterschiede zwischen den Einweisungszielen herauszuarbeiten. Da in der eigenen quantitativen Studie besonders schwierige Konstellationen aus den drei Problembereichen (sozial, medizinisch, pflegerisch) – insbesondere wegen geringer Häufigkeit – womöglich nicht erfasst worden waren, die zur Beschreibung der DCSD aber wichtig sein könnten, wurde auch nach im Alltag der Experten vorkommenden Konstellationen gefragt. Zudem erschien wichtig, dabei nach den eigenen beruflichen Grenzen zu fragen. Hier interessierten Gemeinsamkeiten und Unterschiede zwischen den Berufsgruppen.

Bezüglich der Schnittstellenproblematik sollten mögliche Schnittstellen zunächst vom Interviewpartner selbst benannt bzw. definiert werden. Dies sollte eine inhaltliche Öffnung der Forschung ermöglichen, da es womöglich über die im Focus der eigenen Betrachtungen stehende ambulant-stationäre Schnittstelle hinaus weitere Schnittstellen geben könnte. Es sollte erfragt werden, welche Probleme dabei gesehen werden und wie Verbesserungsvorschläge für die beschriebenen Schnittstellen aussehen könnten. Schließlich sollte am Ende des Interviews offen gefragt werden, was der Interviewte noch ergänzen möchte. Hier bestand die

Option, über die bereits bekannten Problembereiche hinaus Hinweise dazu zu erlangen, welche besonderen Herausforderungen im Rahmen der Bedürfnisse von MmD bestehen.

6.4.4 Ziel der Experteninterviews

Zusammenfassend versprachen sich die Autoren von der Erweiterung der Untersuchungsmethoden über die Hausärztebefragung und die quantitative Analyse hinaus durch Analyse der Experteninterviews Erkenntnisse zur genaueren Schärfung des Begriffes „DCSD" und dessen möglicher Einbettung in den Kontext schnittstellenübergreifender Versorgung von MmD. Womöglich würden die Auswertungen allerdings auch Widersprüche aufdecken, die eine einheitliche Begriffsdefinition nicht sinnvoll erscheinen ließen.

6.4.5 Transkription

Die wörtliche Transkription erfolgte nachfolgenden Transkriptionsregeln:

- Die interviewende Person wird durch ein »I:«, die befragte Person durch ein »B:« gekennzeichnet.
- Die Zeilen werden fortlaufend nummeriert.
- Ein Sprecherwechsel wird zusätzlich zum Absatz mit Leerzeile markiert.
- Lautsprachliche Äußerungen wie »ähm, ne« etc. werden ausgelassen.
- Es wird eine leichte Sprachglättung vorgenommen; das heißt, die Verschriftlichung erfolgt ins fließende Hochdeutsch.
- Nicht verständliche Passagen oder Wörter werden mit »(?)« gekennzeichnet.
- Besonders betonte Begriffe werden durch Unterstreichung gekennzeichnet.
- Sämtliche Eigennamen sowohl des Pflegezentrums als auch genannter Personen werden anonymisiert und als »xxx-« eingesetzt.
- Werden mehrere Namen angesprochen, dann wird der Name nummeriert »xxx 1«, »xxx 2«, damit der Kontext nicht verloren geht.
- Pausen werden durch »(…)« kenntlich gemacht.
- eine Unterbrechung durch Interviewer oder Befragten wird mit »/« angezeigt.
- Deutlich vernehmbare Äußerungen wie z. B. ein Lachen oder ein tiefes Einatmen werden ohne interpretative Zusätze in Klammern »(lacht)« oder »(seufzt)« gesetzt.

Im Folgenden werden diese Abkürzungen für die Interviews verwendet:

I 1 = Hausärztin
I 2 = Pflegedienstleiter 1
I 3 = Betreuerin
I 4 = Hausarzt
I 5 = Pflegedienstleiter 2
I 6 = Betreuer

6.4.6 Dateninterpretation

Für die Interpretation wurde die Technik der qualitativen Inhaltsanalyse, dabei konkret die deduktive Kategorienanwendung nach Mayring (2000) zugrunde gelegt. Diese besagt, dass zunächst theoriegeleitet Strukturierungsdimensionen als Hauptkategorien und Kategorien festgelegt werden, die einem festen Gegenstand bzw. einer festgelegten Fragestellung untergeordnet sind. Im vorliegenden Fall wurden als Hauptkategorien zunächst die Bereiche „soziale Bedarfslagen", „medizinische Bedarfslagen" und „pflegerische Bedarfslagen" für Krankenhauseinweisungen festgelegt. Dies folgte der Forschungserkenntnis aus dem quantitativen Teil, dass es sich hier um die drei übergeordneten Bereiche handelt, nach denen sich Einweisungsgründe strukturieren und einteilen ließen.

Die ebenfalls aus der quantitativen Arbeit abgeleiteten Kategorien bestanden im Bereich „soziale Bedarfslagen" aus den zugeordneten Bereichen des „informellen" und des „formellen Hilfesystems". Störungen in einem dieser Bereiche oder in beiden waren die entscheidenden Ursachen für Einweisungen aus sozialen Gründen in der Vorstudie. Unter „medizinischen Bedarfslagen" wurden die Kategorien „somatische Diagnosen" und „psychiatrische Diagnosen" gefasst. Dabei sollte bewusst der Begriff der „Diagnose" weiter gefasst sein als im engeren medizinischen Sinne: Auch Symptome, Beschwerden und Diagnostik sollten mit darunter gefasst werden können, um nicht nur medizinische oder ICD-10-konforme Formulierungen der Interviewten zuzulassen. Unter der Kategorie „pflegerischer Hilfebedarf" waren in der quantitativen Analyse mehrheitlich Einträge in Bereichen zu finden, die für die qualitative Analyse nun zwecks Begrenzung der Komplexität als Kategorien herausgegriffen wurden: „Mobilität", „Kognition und Kommunikation", „Verhalten und Psyche", „Selbstversorgung" und „Besondere Belastungen". Unter letztgenannten wurden pflegeintensive Maßnahmen wie Beatmung oder die Applikation besonderer Hilfsmittel verstanden.

Im Rahmen der qualitativen Analyse entsprechend dem Ablaufmodell deduktiver Kategorienanwendung nach Mayring (2000), siehe Abbildung 8, wurden aus den transkribierten Interviews in einem ersten Schritt Aussagen inhaltlich zusammengefasst, dann den Hauptkategorien und Kategorien zugeordnet. Dabei ergab die Analyse, dass zahlreiche Passagen gut zuzuordnen waren und damit das grundsätzliche Kategoriensystem stützten. Einige Aussagen jedoch ließen sich nicht einordnen. Ein Überblick über die genannte Eingruppierung der Textpassagen in

Hauptkategorien, Kategorien und Subkategorien wird in der Ergebnisdarstellung expliziert.

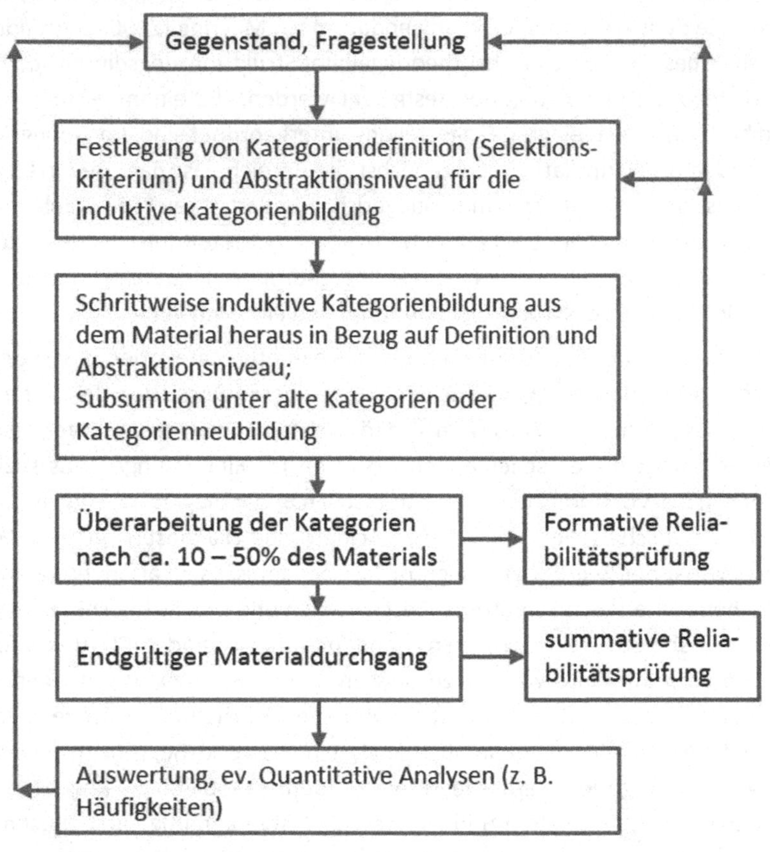

Abbildung 8: Ablaufmodell deduktiver Kategorienbildung nach Mayring (2000).

Die nach 3 von 6 Interviews gewonnen Erkenntnisse der genannten Kategorien- und Subkategorienbildung wurden auf die 3 nachfolgenden Interviews angewendet. In wiederholten Untersuchungsschleifen wurden die gefundenen Kategorien und Subkategorien überprüft und angepasst.

Dabei erfolgte kontinuierlich im Diskurs beider Autoren eine Überarbeitung und Anpassung der Zuordnung von Aussagen zu den gefundenen Hauptkategorien und Kategorien. Es zeigten sich häufig Aussagen, die mehrere Kategorien zugleich betrafen, da sie Aussagen zu mehreren Themen enthielten.

Nach Zuordnung der Zitate zu zusammenfassenden Stellungnahmen wurden diese als Ausprägungen und neue Subkategorien gefasst und den Kategorien zugeordnet. Stets wurde überprüft, ob die Ausprägungen der Subkategorien auch zu diesen passen und die Kategorien als logische Zuordnungen zu den Hauptkategorien unterstrichen. Schließlich wurde überprüft, ob die gefundenen Aussagen sich durch konkrete Zitate belegen ließen. Ankerbeispiele sollten die gefundenen Typen stützen.

6.5 Befragung von Hausärzten und Gruppendiskussion

6.5.1 Grundlagen

Im Sommer 2016 erfolgte durch die Autoren die erste Planung einer Hausärztebefragung in Bielefeld per Fragebogen, ausgehend von der Idee, einen Überblick über das Themenfeld „Demenzpatienten in der hausärztlichen Versorgung" zu erlangen. Das Fernziel der Befragung war die Präsentation der Ergebnisse beim nächsten Hausärztetag in Bielefeld im März 2017 samt Gruppendiskussion mit den anwesenden Hausärzten. Die dortige Präsentation sollte das Ziel haben, einen ergebnisoffenen fachlichen Austausch zwischen der Abteilung Gerontopsychiatrie und der Hausärzteschaft zu ermöglichen. Dabei sollten insbesondere diskrepante Einstellungen zur Versorgung von Menschen mit Demenz aufgedeckt werden und Schwierigkeiten an der ambulant-stationären Schnittstelle mit möglichen Lösungsansätzen thematisiert werden. Der Auftakt zu einem fachlichen weitergehenden Austausch und die Erfassung des bestehenden Bedarfs nach diesem standen hier ganz im Vordergrund. Die Fragen ließen allerdings darüber hinaus im Sinne der Forschungsfrage dieser Arbeit erwarten, dass Einstellungen der Hausärzte zu sozialen, medizinischen und pflegerischen Bedarfslagen von MmD insbesondere an der Schnittstelle der stationären zur ambulanten Versorgung und umgekehrt explizit und implizit thematisiert würden. Daher wurden die relevanten Ergebnisse der eingegangenen Antworten sowie der Gruppendiskussion des Hausärztetages – im Sinne einer kommunikativen Validation - in diese Arbeit aufgenommen.

6.5.2 Anlehnung an eine durchgeführte Umfrage in Mecklenburg-Vorpommern

Thyrian und Kollegen (2016) vom DZNE Greifswald hatten eine Hausärztebefragung in Mecklenburg-Vorpommern im Vorfeld der DelPhi-Studie durchgeführt. Einige Fragen wurden übernommen – auch um später (ausserhalb der vorliegenden Arbeit) Vergleiche zwischen dem Antwortverhalten von Hausärzten der Region Mecklenburg-Vorpommern und der Stadt Bielefeld zu ermöglichen. Die Fragen zielten zusammenfassend darauf ab, die innere Einstellung der Hausärzte zum Demenzscreening generell, die dabei genutzten Screeninginstrumente, die Bedeutung der Aufklärung über die Demenzdiagnose gegenüber Patienten und Angehörigen sowie den Umgang mit weiterem Unterstützungsbedarf zu erfassen. Zudem wurde gefragt, ob die zeitlichen Ressourcen des Hausarztes für die Klärung der Probleme ausreichen und ob Hilflosigkeit im Umgang mit Demenzpatienten besteht. Ferner wurde hier nach der Bedeutung von Pharmakotherapie und nicht-pharmakologischen Verfahren gefragt. Schließlich wurde nach der Meinung zur Etablierung eines Care Managers gefragt sowie nach der Zufriedenheit mit der ambulant-stationären Schnittstelle. Im Unterschied zur Vorlage aus der genannten Studie wurde in der Bielefelder Befragung zusätzlich ein freies Textfeld mit der Überschrift „Anmerkungen" hinzugefügt. Auch waren die Fragen zum beruflichen Hintergrund und des Versorgungsumfangs bzgl. Menschen mit Demenz an die Hausärzte detaillierter.

6.5.3 Aufbau des Fragebogens

Es befanden sich letztlich 18 Fragen zur eigenen Meinung zu bestimmten Themen auf dem Fragebogen, zuletzt ein freies Textfeld, überschrieben mit „weitere Anmerkungen?" Die Antworten auf die Fragen zur eigenen Meinung wurden anhand einer fünfstufigen Likert-Skala mit Kästchen zum Ankreuzen erfasst, wie sie auch Thyrian et al. (2016) verwendet hatten. Ergänzt wurde der Fragebogen durch 19 vorangestellte Fragen zur individuellen Versorgungssituation des Hausarztes; so etwa Fragen zur Person und Zahl behandelter Demenzpatienten sowie die Frage, ob und in welchem Umfang eine gemeinsame Fortbildung zum Thema Demenz zusammen mit der Abteilung für Gerontopsychiatrie gewünscht wird.

Der zeitliche Rahmen der Befragung war bestimmt durch die Einladung zum Bielefelder Hausärztetag im März 2017. Bis zu diesem Zeitpunkt war es technisch nicht möglich, die bis dahin vorliegenden Daten der Vorstudie zu Einweisungsgründen in die Gerontopsychiatrie einzubeziehen. Dies muss als Limitierung der Wissenschaftlichkeit des resultierenden Fragebogens angesehen werden, da er nur begrenzt auf der übergeordneten Forschungsfrage dieser Arbeit fußt und die Fragen nicht eigenständig aus den quantitativen Befunden abgeleitet wurden. Allerdings muss betont werden, dass das Zeitfenster fremdbestimmt war und bei fehlender Einhaltung desselben womöglich gar keine zeitnahe Befragung, Präsentation und Diskussion der Ergebnisse hätten stattfinden können – mit entsprechenden Verlusten im fachlichen und womöglich netzwerkbildenden Austausch.

6.5.4 Methodik der Gruppendiskussion

Die Antworten auf sämtliche Fragen inklusive Freitextfragen wurden visualisiert und anhand von Diagrammen mittels Powerpoint® präsentiert. Aufgrund des thematischen Aufbaus sowie anhand von Schlüsselfragen wurde die Präsentation der Daten beim Hausärztetag am 08.03.2017 an 4 Stellen bewusst unterbrochen, um themenzentriert im Rahmen einer kommunikativen Validation die gemeinsame Diskussion mit den Hausärzten (vor Ort etwa 80 Personen, Veranstaltungsdauer 90 Minuten) zu ermöglichen. Als Schlüsselfragen wurden diejenigen Fragen angesehen, bei denen die Antworten am ehesten diskussionsbedürftig erschienen – aufgrund extremer, sehr unterschiedlicher oder für die Autoren unerwarteter Antworten der Mehrheit der Teilnehmer. Die 4 eingestreuten Diskussionen erfolgten letztlich zu folgenden Themenkomplexen: „Screeningverfahren bei Demenz“, „Hilflosigkeit in der Versorgung von MmD“, „Care manager“ und „Ambulant-stationäre Schnittstelle“. Die Diskussionsbeiträge wurden stichwortartig von den Autoren erfasst, einzelne genannte von den Autoren als markant gewertete Fallbeispiele aus der Praxis ebenfalls.

7 Ergebnisdarstellung der Dokumentenanalyse

7.1 Auswertung der Grund- und Stammdaten

7.1.1 Alter

Für die quantitative Datenerhebung wurden insgesamt 100 Patientenakten (n=100) ausgewertet. Der Auswertungszeitraum umfasste die Monate Juni 2015 bis Juli 2016. Allerdings fand die Stichprobenziehung und Auswertung in zwei unterschiedlichen Zeiträumen statt. 40 Patientenakten wurden in Rahmen einer Projektarbeit ausgewertet und dienten zunächst der Exploration des Untersuchungsfeldes. Auf Grundlage der Ergebnisse wurde die Stichprobe, für den gleichen Auswertungszeitraum, auf insgesamt 100 auszuwertende Patientenakten ausgeweitet.

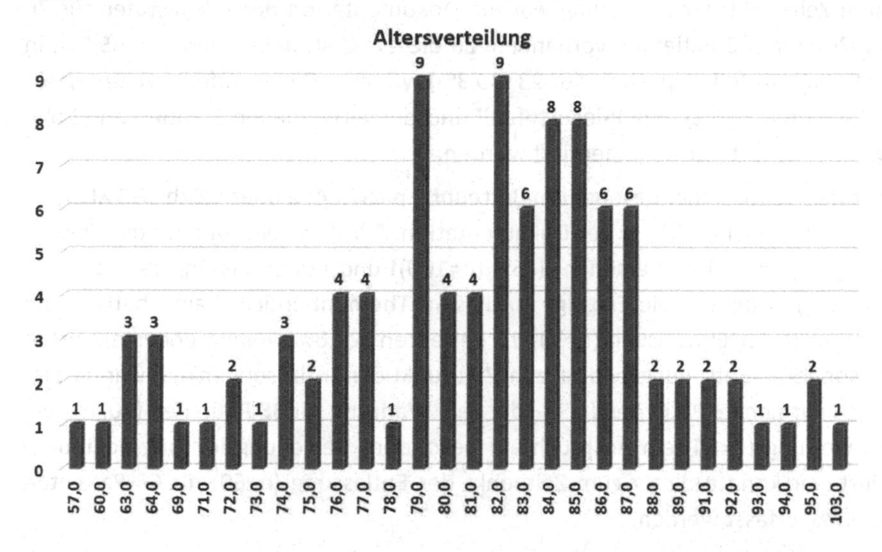

Abbildung 9: Altersverteilung. (n=100)

Von den 100 Patienten (n=100) waren 57 weiblich und 43 männlich. Zum Zeitpunkt der Datenerhebung hatten sie einen Altersdurchschnitt von 80,98 Jahren und, wie in Abbildung 9 zu sehen, eine Altersspannweite von 46 Jahren, zwischen 57 Jahren und 103 Jahren.

K. Pöschel und S. Spannhorst, *Dementia Care Sensitive Demands*, Best of Pflege,
https://doi.org/10.1007/978-3-658-23619-9_7

7.1.2 Kranken- und Pflegeversicherung

Insgesamt 90 der Patienten (n=100) waren gesetzlich und 8 Patienten privat versichert. Für 2 der Patienten ging der Versicherungsstatus nicht aus den Unterlagen hervor.

Aufgrund von fehlenden Einträgen lagen zum Zeitpunkt der Einweisung nur für 48 (n=48) der Patienten Einträge zu einer Pflegestufe[5] vor. Dementsprechend gaben die erhobenen Daten nur einen Anhaltspunkt, da nicht ausgeschlossen werden konnte, dass für die Patienten ohne Eintrag dennoch eine Pflegestufe vorlag. Damit verfügten 28 (58,3%) von ihnen über die Pflegestufe I, 16 Patienten (33,3%) über eine Pflegestufe II, weitere 2 Patienten (4,2%) über eine Pflegestufe III und weitere 2 Patienten (4,2%) wurden als Härtefall eingestuft.

Zum Zeitpunkt der Entlassung war die Dokumentation der Pflegestufen für 76 (n=76) der 100 Patienten vorhanden. Zu diesem Zeitpunkt waren 49 (65,5%) in die Pflegestufe I eingestuft. Für 23 (30,3%) war eine Pflegestufe II, weiterhin für 2 Patienten (2,6%) eine Pflegestufe III und die verbliebenen 2 Patienten (2,6%) waren als Härtefall dokumentiert worden.

Für den Bedarf einer besonderen Betreuung nach § 45a oder § 87b SGB XI ergab sich ein ähnliches Bild in der Dokumentation. Für den Zeitraum vor der Einweisung fehlten bei 46 Personen ((46% (n=100)) und bei Entlassung bei 31 ((31% (n=100)) Patienten die Einträge zu diesem Themenbereich. Damit hatten zum Zeitpunkt der Einweisung (n=54) 16 Patienten (29,6%) keinen dokumentierten besonderen Betreuungsbedarf, zum Zeitpunkt der Entlassung (n=69) war dies jedoch nur noch 3 Patienten (4,3%) der Fall. Während für 38 Patienten (70,4%) bei Einweisung (n=54) ein Anspruch auf besondere Betreuungsleistung dokumentiert war konnte dieser zum Zeitpunkt der Entlassung (n=69) für 66 Patienten (95,7%) erfasst werden.

7.1.3 Einweiser | Neu- und Wiederaufnahmen

Im Rahmen der Dokumentenauswertung wurde auch erfasst, ob die Patienten schon einmal in der Abteilung für Gerontopsychiatrie aufgenommen waren oder zum ersten Mal eingewiesen wurden. Insgesamt wurden 74 der 100 Patienten

[5] Im Auswertungszeitraum waren noch die Pflegestufen und nicht die Pflegegrade gültig, eine Umrechung anhand der Uberleitungstabellen fand nicht statt.

(74%) neu und 26 (26%) erneut in die Abteilung für Gerontopsychiatrie aufgenommen.

Hinsichtlich der Einweiser bzw. Zuweiser zeigte sich ein gemischtes Bild. Von den 100 Patienten wurden 43 durch einen Nervenarzt (Psychiater / Neurologe) und 12 durch Ihren Hausarzt eingewiesen.

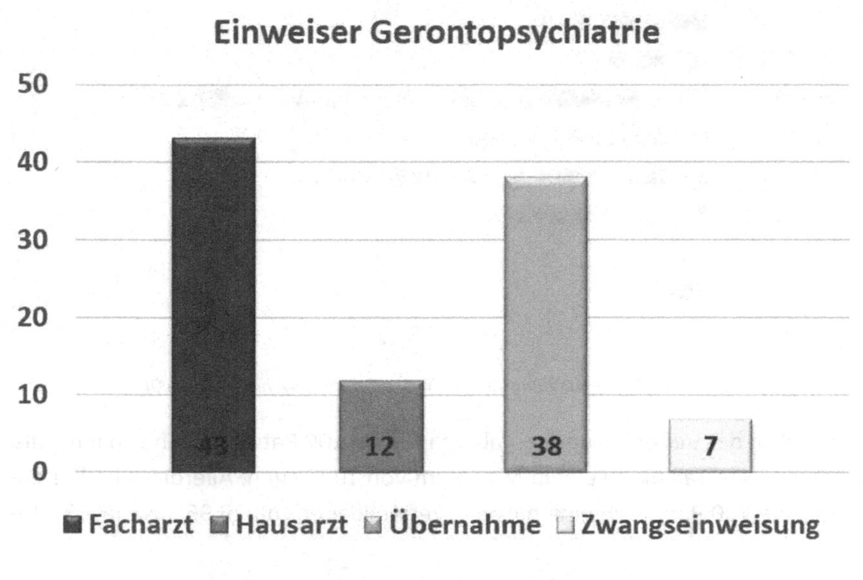

Abbildung 10: Einweiser in die Gerontopsychiatrie (n=100)

Insgesamt 38 der 100 Patienten wurden aus anderen Krankenhäusern oder Kliniken zur gerontopsychiatrischen Weiterbehandlung übernommen. Die verbleibenden 7 Patienten wurden aus Gründen der Eigen- oder Fremdgefährdung mit einem Beschluss nach BGB oder PsychKG zur Behandlung in die Gerontopsychiatrie gegen Ihren Willen eingewiesen.

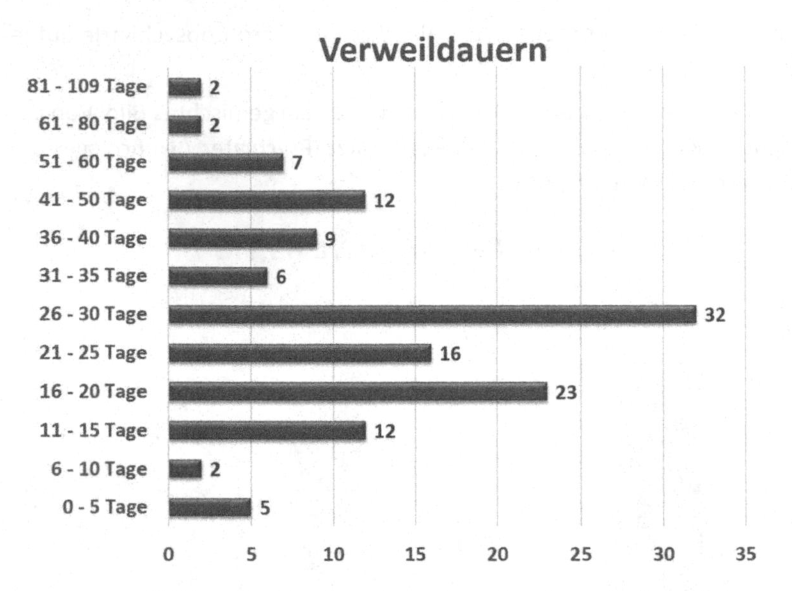

Abbildung 11: Behandlungsdauern in der Gerontopsychiatrie (n=100)

Hinsichtlich der Verweildauern ergab sich für die 100 Patienten eine Spannweite von nur einem Tag bis zu einem Maximum von 109 Tagen. Allerdings bedeutete das für die 100 Patienten eine mittlere Verweildauer von 29,96, also fast 30 Tagen.

7.2 Sozialdaten und Hilfesystem

7.2.1 Lebensmittelpunkte vor Einweisung und nach Entlassung

In Bezug auf den Lebensmittelpunkt vor Aufnahme (t_0) und nach der Entlassung (t_3) aus der Klinik fanden sich bei den Unterlagen für zwei Patienten keine Angaben zum Entlassziel. In der Gesamtschau ergab sich eine deutliche Veränderung des Lebensmittelpunktes zwischen dem Zeitpunkt vor der Einweisung und nach der Entlassung.

Insgesamt 68 (n=68) aller aufgenommenen Patienten kamen ursprünglich aus der eigenen Häuslichkeit, wo 27 (39,7%) allein lebten und 27 (39,7%) mit Angehörigen (Ehepartner, Lebensgefährte, Kind) in derselben Wohnung. Weitere 9 Personen (13,2%) lebten gemeinsam mit einem Partner in derselben Wohnung und zusätzlichen Angehörigen im selben Haus. Weitere 5 (7,4%) lebten allein in ihrer Wohnung, jedoch auch mit weiteren Angehörigen im selben Haus. Aus einem professionellen Pflegesetting wurden 32 Patienten (n=32) eingewiesen. Aus einer Pflege-Wohngemeinschaft (WG) kommend wurden 10 MmD (31,3%) in die stationäre Behandlung eingewiesen. 22 der Patienten (68,7%) kamen aus einem stationären Wohn- und Pflegezentrum.

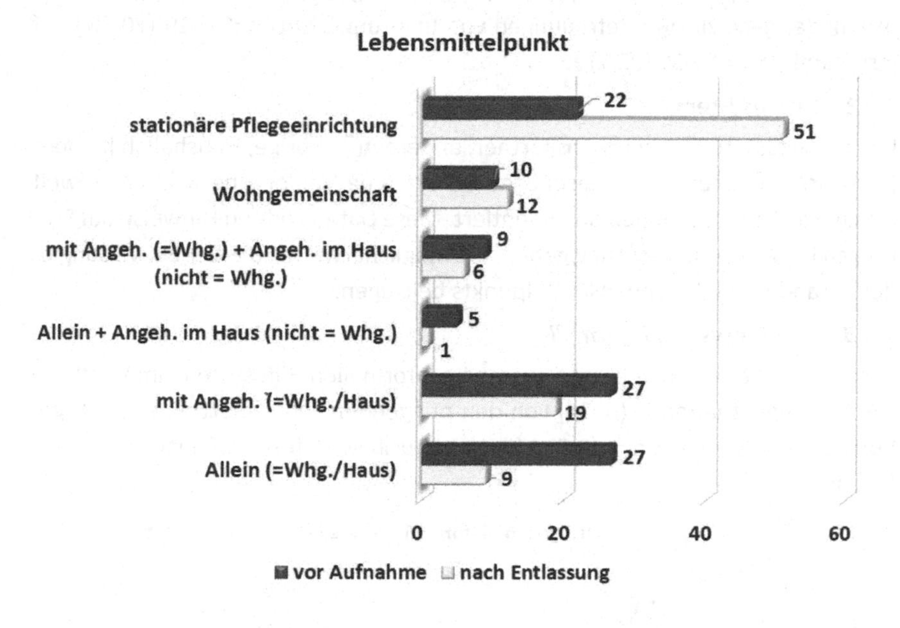

Abbildung 12: Lebensmittelpunkt vor Aufnahme (n=100) und nach Entlassung (n=98)

Zum Zeitpunkt der Entlassung veränderte sich für mehr als 1/3 der Patienten ihr Lebensmittelpunkt. Von den ursprünglich 68 Patienten (n=68) die aus der eigenen Häuslichkeit kamen, kehrten nur 35 (51,5%) dorthin zurück.

In eine stationäre Pflegeeinrichtung kehrten 29 (56,9%) mehr zurück als zum Zeitpunkt t_0 aus diesem Bereich kamen, also insgesamt 51 Patienten (n=51). In eine Pflegewohngemeinschaft zogen 12 Personen (n=12) ein. Davon kehrten 8 Personen (66,7%) dorthin zurück und vier Patienten (33,3%) zogen neu dort ein. Aus einer WG kommend wechselten nach dem Klinikaufenthalt zwei Personen ((n=10)20%) die Wohnform in Richtung stationäre Pflegeeinrichtung (n=51 (3,9%)).

7.2.2 Vorsorgevollmacht und Betreuung

Hinsichtlich einer Vorsorgevollmacht oder einer Betreuung waren bei 9 der 100 Dokumente keine oder widersprüchliche Einträge zu finden. An der Anzahl der Vorsorgevollmachten (t_1 n=91) von 55 (60,4%) hat sich zwischen dem Aufnahme- und Entlasszeitpunkt (t_3 n=91) 55 (60,4%) nichts geändert. Allerdings nahm die Anzahl der gesetzlichen Betreuungen von ursprünglich (t_1 n=91) 19 (20,9%) auf insgesamt (t_3 n=91) 30 (33%) zu.

7.2.3 Hilfesystem

Für das Hilfesystem, wie Lebenspartner, andere Angehörige, Haushaltshilfe oder Nachbarn, Pflegedienst, Tagespflege und ärztliche Versorgung wurden, soweit ersichtlich, Veränderungen dokumentiert. Diese Daten können Hinweise auf Störungen im Versorgungssetting geben, die möglicherweise zu einer Einweisung oder Veränderung des Lebensmittelpunkts beitrugen.

7.2.3.1 Hilfesystem informell

Zum Zeitpunkt der Einweisung t_1 waren im informellen Hilfesystem, im Vergleich zur Ausgangssituation t_0 (n=34) von den pflegenden Lebenspartnern und Angehörigen jeweils 3 Personen (8,8%) für das häusliche Hilfesystem nicht mehr verfügbar.

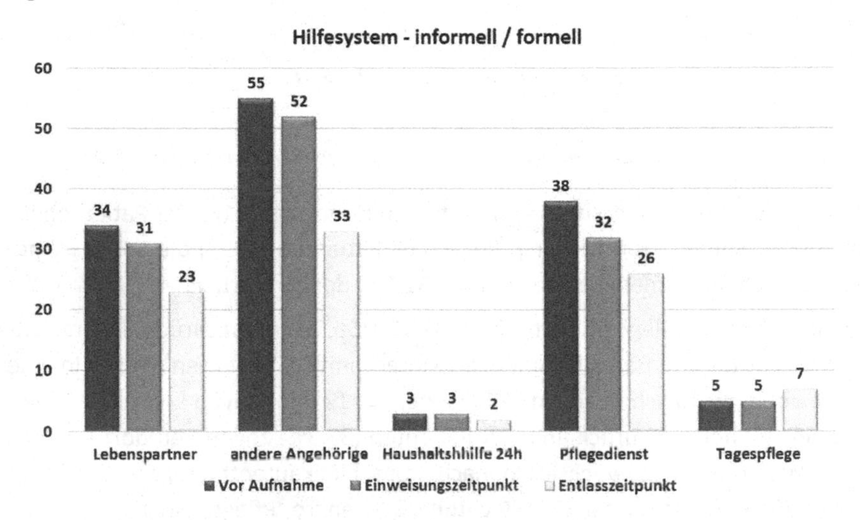

Abbildung 13: Hilfesystem informell und formell vor Aufnahme und nach Entlassung (n=100 Mehrfachnennungen möglich)

Hinsichtlich der professionellen Mitversorgung durch einen Pflegedienst, der für 38 der 100 Patienten in der Ausgangssituation erfasst wurde bestand diese Unterstützungsform zum Zeitpunkt der Aufnahme noch für 32 Personen ((n=38) 84,2%)).

Durch die Veränderung des Lebensmittelpunktes fiel die Anzahl der Pflegepersonen im häuslichen Umfeld zum Zeitpunkt der Entlassung (t_3), im Vergleich zum Ausgangspunkt weiter ab. Von den ursprünglich 34 Lebenspartnern (n=34) und 55 anderen pflegenden Angehörigen (n=55) waren nach der Entlassung jeweils noch 23 (67,6%) der Lebenspartner und 33 (60%) andere Angehörige mit der unmittelbaren Pflege und Betreuung betraut.

Die Personen mit einer Mitversorgung durch einen ambulanten Pflegedienst im häuslichen Umfeld gingen von 38 (n=38) auf 26 (68,4%) zurück. Für die Personen, die in einer Tagespflege mitbetreut wurden, erhöhte sich die Anzahl von 5 (n=5) auf 7 (+40%). Im Rahmen der Dokumentenauswertung konnte keine Mitversorgung durch Nachbarn, als Teil des Hilfesystems, erfasst werden.

7.2.3.2 Hilfesystem formell

Für das formelle Hilfesystem wurden Akteure wie Haus- und Facharzt, Neurologe / Psychiater (Nervenarzt) und Spezialtherapeuten aus den Bereichen Ergotherapie und Physiotherapie erfasst. Ein besonders aktiver Schnittstellenbereich des formellen und informellen Hilfesystems ist die Mitversorgung durch einen Pflegedienst oder der Besuch einer Tagespflegeeinrichtung, weshalb dieser hier eneut Erwähnung findet.

Für 98 der 100 Patienten (n=98) wurde angegeben, dass sie einen festen Haus- oder Facharzt hatten und für 61 Personen (62,2%), dass sie zusätzlich in der Praxis eines Nervenarztes mitbehandlelt wurden. Zwischen dem Ausgangspunkt und dem Entlasszeitpunkt sind allerdings keine wesentlichen Änderungen, Haus- oder Facharzt minus 1% und Neurologe plus 2%, in der ärztlichen Anbindung zu nennen.

Im Bereich der Unterstützung durch einen ambulanten Pflegedienst wurde für 38 Personen (n=38) eine solche Unterstützungsform vor der Aufnahme dokumentiert, die zum Zeitpunkt der Aufnahme für 6 Personen (15,8%) nicht mehr vorhanden und somit weggefallen war. Nach der Entlassung wurden von 35 in die

Häuslichkeit entlassenen Patienten (n=35) 26 wieder durch einen ambulanten Pflegedienst (74,3%) mitbetreut.

Vor der Aufnahme und zum Zeitpunkt der Aufnahme besuchten jeweils fünf Personen (n=7) eine Tagespflege. Nach der Entlassung stieg die Anzahl auf sieben Besucher (+40%) einer solchen Teilstationären Einrichtung an.

Für die Spezialtherapeuten war die Dokumentation sehr übersichtlich. Von den 100 Patienten war für 2 Patienten (2%) eine Mitversorgung durch, z.B. Physiotherapie, beschrieben. Allerdings ging die Anzahl auf eine Person (1%) nach der Entlassung zurück.

7.3 Medizinische Diagnosen

7.3.1 Akute und chronische somatische Erkrankungen

Von den n=100 untersuchten Fällen hatten 38 am Zeitpunkt der Aufnahme akute somatische Erkrankungen. Insgesamt wurden am Aufnahmezeitpunkt 53 akute somatische Erkrankungen gezählt, was bedeutet, dass die akut Erkrankten im Durschnitt 1,4 akute Erkrankungen aufwiesen. Es wurde somit deutlich, dass über ein Drittel der in die Gerontopsychiatrie eingewiesenen Patienten mindestens eine akute, d.h. behandlungsbedürftige somatische Erkrankung aufwies (siehe Abbildung 14).

Dabei bilden die Harnwegsinfekte mit insgesamt 17 Fällen die häufigste Erkrankung, gefolgt von 10 Fällen von akuten Atemwegserkrankungen, 8 akuten Stoffwechselerkrankungen (vor allem Blutzucker-Entgleisungen) und 8 kardiovaskulären akuten Erkrankungen.

Dabei gab es einzelne Fälle, in denen die akute Erkrankung schon deutlich vor der Krankenhausweisung (mehr als 7 Tage) als Akuterkrankung bestand; zu hochakuten (direkt vor der Aufnahme mit maximal 7 Tagen Abstand zu dieser) und damit am ehesten die Akutaufnahme mit bewirkenden Erkrankungen zählten Harnwegsinfekte (14 der n=17 Fälle) und Atemwegserkrankungen (alle 10 Fälle). Mit deutlichem Abstand (5 Fälle) folgten akut aufgetretene Stoffwechselentgleisungen. Was die Remissionsrate der somatischen Erkrankungen anging, so wurden 4 von 8 Patienten mit akuten Störungen des Stoffwechsels, 5 von 6 Patienten mit Störungen des Bewegungsapparates und 7 von 8 mit akuten kardiovaskulären Problemen auch mit diesen entlassen. Dies beeinhaltete keine Information über die mögliche Besserung der Erkrankung, sondern zeigte nur deren grundsätzlichen Fortbestand.

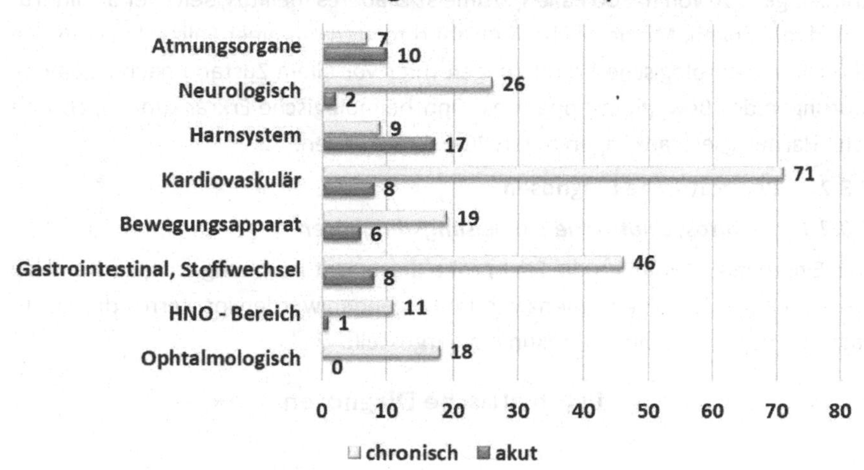

Abbildung 14: Somatische Diagnosen - akut und chronisch, zum Zeitpunkt der Einweisung (n=100, Mehrfachnennungen möglich)

Von den 10 akut pulmonal Erkrankten wurden nur 4 weiterhin akut erkrankt entlassen, von den am Harnsystem Erkrankten 3 der 17 bei Aufnahme akut Erkrankten. Einer der beiden akut neurologisch Erkrankten wurde auch akut erkrankt entlassen. Die akute somatische Krankheitslast be iAufnahme und Entlassung war somit – unabhängig von der Schwere der jeweiligen Erkrankung – hoch. Insgesamt persistierte eine akute Erkrankung, bezogen auf alle bei Aufnahme nachgewiesenen akuten Erkrankungen, in 26 von 53 Fällen (wobei, wie oben erläutert, nur 38 Patienten bei Aufnahme akut erkrankt waren).

Insgesamt gab es vier Fälle ohne bekannte somatische Erkrankung, in 11 Fällen war lediglich eine einzelne chronische Vorerkrankung und keine Akuterkrankung bei Aufnahme bekannt (7 davon kardiovaskulärer Art, dreimal im Stoffwechselbereich, einmal im Bereich der Atmungsorgane). In allen anderen Fällen waren mindestens 2 chronische Vorerkrankungen bekannt (den Schwerpunkt bildeten mit 37 Fällen dabei die Kombination aus Stoffwechsel- und kardialer Erkrankung).

Chronische somatische Erkrankungen am Aufnahmezeitpunkt betrafen vor allem kardiovaskuläre Krankheiten (in 71 von n=100 Fällen), darunter vor allem Arterielle Hypertonie und koronare Herzerkrankungen, gefolgt von Stoffwechselerkrankungen (46 von n=100 Fällen), zumeist Diabetes mellitus, seltener Schilddrüsenerkrankungen. Mit deutlichem Abstand folgten mit einer Fallzahl von 26 von 100 Fällen neurologische Erkrankungen (hier vor allem Zustand nach Apoplex), Störungen des Bewegungsapparates, Ophthalmologische Erkrankungen, chronische Harnwegserkrankungen und HNO-Erkrankungen.

7.3.2 Psychiatrische Diagnosen

7.3.2.1 Akutpsychiatrische Einweisungsdiagnosen

Den Einschlusskriterien für die Stichprobe dieser Untersuchung entsprechend lag bei allen Patienten eine Demenz vor. Im Folgenden werden insofern lediglich zusätzliche psychiatrische Erkrankungen dargestellt.

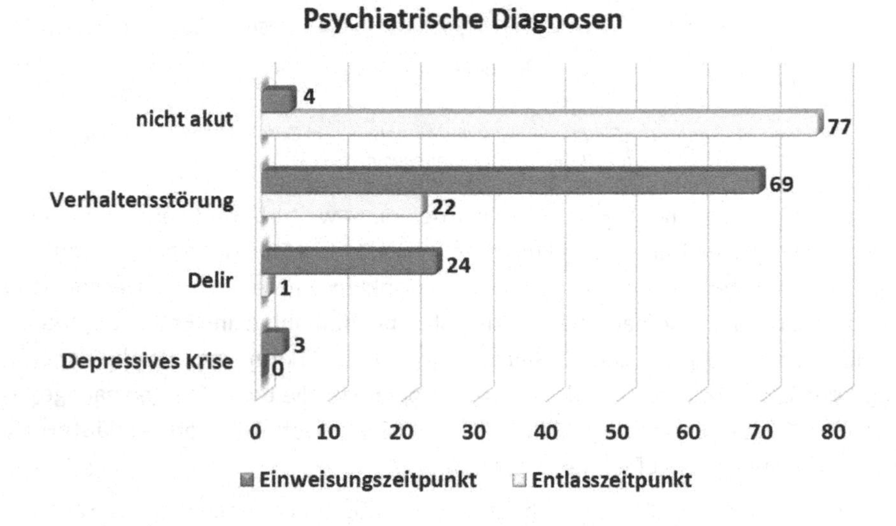

Abbildung 15: Verlauf der psychiatrischen Einweisungsdiagnosen (n=100, Mehrfachnennungen möglich)

Im Bereich psychiatrischer Erkrankungen und Symptome galt ein Schwerpunkt der Identifizierung von Fällen mit entweder Delir (als generell häufigem stationärem Aufnahmegrund bei MmD), akuten depressiven Krisen und/oder Verhaltensstörungen. Das Ergebnis ist in Abbildung 15 dargestellt. Es zeigte sich, dass in der Ausgangssituation – also bis über 1 Woche vor der Aufnahme - lediglich in 4 Fällen eine Verhaltensstörung aktenkundig war (in einem Fall fand sich dazu kein Eintrag). In der unmittelbaren Einweisungssituation dagegen hatten 24 der n=100 Patienten ein Delir (24%), 69 zeigten eine Verhaltensstörung (Mehrfachnennungen zu Delir und Depression waren möglich).

Akute depressive Krisen fanden sich in 3 Fällen. Sie waren am Entlasszeitpunkt remitiert. Während am Entlasszeitpunkt nur noch ein Delirfall fortbestand, waren immerhin 22 der 69 mit Verhaltensstörungen eingewiesenen Patienten noch immer von diesen betroffen (das sind 31,9 % der bei Aufnahme Betroffenen n=69). In 4 Fällen fand sich für den Entlasszeitpunkt kein Eintrag zu einer der genannten psychiatrischen Erkrankungen. Zwei Patienten wurden mit einer Schizophrenen Psychose eingewiesen und mit dieser entlassen.

7.3.2.2 Demenzdiagnosen

Die Art der Demenz (siehe Abbildung 16) wurde in der vorliegenden Studie anhand des Entlassbriefes festgelegt.

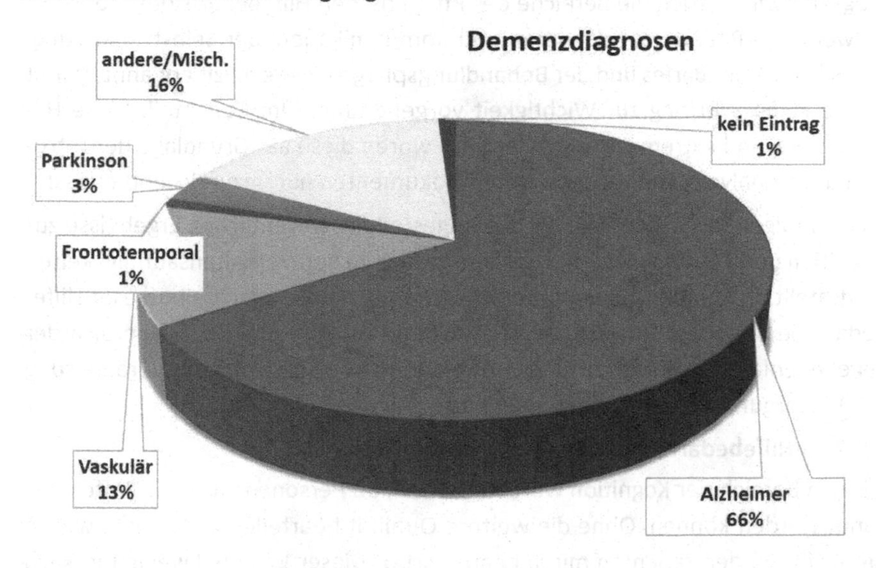

Abbildung 16: Demenzdiagnosen zum Einweisungszeitpunkt (n=100)

Am Aufnahmezeitpunkt hatten, wie den Einweisungsunterlagen zu entnehmen war, 66 der n=100 Patienten eine Alzheimer-Demenz (66 Prozent), 13 eine vaskuläre Demenz, 3 eine Parkinson-Demenz, eine Person eine Frontotemporale Demenz und 16 eine Mischform von Demenz (zum Beispiel Alkoholdemenz mit Alzheimer-Demenz gemischt).

Dabei ist darauf hinzuweisen, dass entsprechend der ICD-10-Klassifikation für psychiatrische Erkrankungen die Gemischte Demenz (mit neurodegenerativen und vaskulären Anteilen) zu den Alzheimer-Demenzen gezählt wurde. Die bei Entlassung bestehenden Demenzdiagnosen entsprachen in allen Fällen denen bei Aufnahme.

7.4 Pflegerische Diagnosen

7.4.1 Pflegerischer Hilfebedarf

Die Pflegerischen Diagnosen, respektive der Pflegerische Hilfebedarf, wurden an den Modulen und den Items des Neuen Begutachtungsassessments (NBA) orientiert und dokumentiert.

Bedingt durch die Qualität des Datenmaterials und hinsichtlich der Relevanz der Fragestellung wurden die Bereiche des Pflegerischen Hilfebedarfs der Mobilität, teilweise die Bedarfe zur Kognition und Kommunikation, der Selbstversorgung, des Hilfsmittelbedarfes und der Behandlungspflege nicht explizit erwähnt. Damit wurde keine Wertung zur Wichtigkeit vorgenommen, im Gegenteil. Diese Hilfebereiche sind extrem wichtig, allerdings waren diese auf Grundlage der retrospektiven Analyse in den ausgewählten Dokumenten nur unzureichend erfasst.

Im nachfolgenden werden die für die Fragestellung wesentlichen Ergebnisse zur Kognition und Kommunikation, vor allem jedoch zu den Verhaltensauffälligkeiten dargestellt. In Relation zu einer medizinischen Diagnose beschreibt dieser Hilfebedarf die benötigte Unterstützung bzw. den Problem- und Bedarfsbereich der gegebenenfalls wesentlich zu einer Einweisung bzw. in der Folge zur Veränderung des Versorgungssettings beigetragen hatte.

7.4.2 Hilfebedarf Kognition und Kommunikation

Für den Bereich der Kognition wurde erhoben, ob Personen aus dem Umfeld erkannt werden können. Ohne die weitere Qualität beurteilen zu können, wurde dieses für 76 der Patienten mit ja beantwortet. Dieser Wert fiel wenig merklich auf 71 Patienten zum Aufnahmezeitpunkt ab und stieg zu Entlassung wieder auf 76 an (n=100).

Ausgehend von der Ausgangssituation t_0, mit 65 ((n=88)73,9%), hatten zum Zeitpunkt der Aufnahme (n=99)(82,8%) 82 der Patienten eine beeinträchtigte örtliche und/oder zeitliche Orientierung. Diese beeinträchtigte Orientierung zeigte sich zum Entlasszeitpunkt noch bei (n=97) 78 Patienten (80,4%).

Von Gedächtnisstörungen waren schon 84 Personen ((n= 95)88,4%) vor der Aufnahme und 88 ((n=99)88,9%) zum Zeitpunkt der Aufnahme betroffen, die entprach der Häufigkeit am Entalsszeitunkt. Zum Zeitpunkt der Entlassung (n=99) waren für immerhin 11 Patienten keine Gedächtnisstörungen dokumentiert, für eine Person gab es keine Angaben.

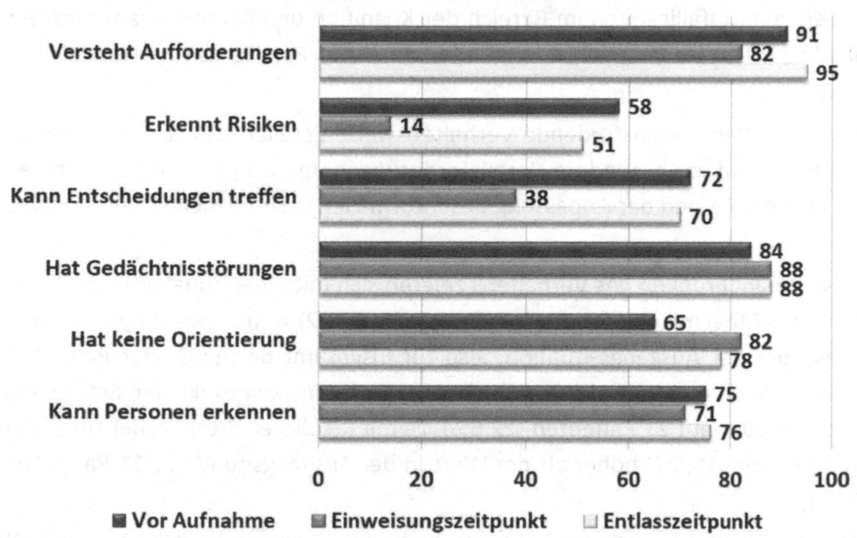

Abbildung 17: Verlauf des Hilfebedarfs zur Kognition und Kommunikation vor Aufnahme, zum Einweisungszeitpunkt und zur Entlassung (n=100)

Hinsichtlich des Treffens von Alltagsentscheidungen zeigte sich, dass das vor der Aufnahme noch für 72 ((n=89) 80,9%) möglich war, zum Zeitpunkt der Aufnahme jedoch nur für 38 ((n=92)41,3%). Zum Entlasszeitpunkt war das dann wieder für

70 der Betroffenen ((n=91)76,9%) möglich, für 21 (23,1%) war das weiterhin nicht möglich und für 9 Personen gab es dazu keine Angabe.

Das Erkennen von Sachverhalten, Informationen, Risiken und Gefahren (n=83) war vor der Aufnahme für 58 der Patienten (69,9%) möglich und für 25 Patienten (30,1%) nicht möglich. Für 17 waren dazu keine Angaben ersichtlich.

Zum Zeitpunkt der Aufnahme (n=90) war für 76 Personen das Erkennen von Risiken und Gefahren (84,4%) ein Problem. Im Verlauf des Klinikaufenthaltes verbesserte sich diese Situation jedoch wieder erheblich, da zum Zeitpunkt der Entlassung (n=88) 51 wieder Sachverhalte, Risiken und Gefahren (58%) erkennen konnten. Allerdings blieb das für 37 Patienten (42%) weiterhin ein Problem.

7.4.3 Hilfebedarf Verhalten und Psyche

Neben den Auffälligkeiten im Bereich der Kognition und Kommunikation ist der Hilfebedarf für im Bereich des Verhaltens und der Psyche von zentralem Interesse.

Denn vor allem herausfordende Verhaltensweisen stellen das die MmD umgebende Umfeld vor besondere Herausforderungen und tragen maßgeblich zu einer Einweisung und der Anpassung des informellen oder formellen Hilfesystems bei.

Diese Veränderungen des Verhaltens zeigten sich mit einer Zunahme um 53 Patienten (57,6%) mit einer motorischen Unruhe (n=92) zum Einweisungszeitpunkt gegenüber der Ausgangssituation, also für insgesamt 64 (n=95) der Patienten (67,4%). Allerdings reduzierte sich dieser Wert zum Zeitpunkt der Entlassung (n=93) wieder auf 21 Patienten (22,6%). Damit lag dieser Wert immer noch um 10 Patienten (10,8%) höher als der Wert in der Ausgangsituation ((11 Patienten (12%)).

Eine ähnlich starke Veränderung des Verhaltens zwischen t_0 (n=91) und t_1 (n=93) von 11 Patienten (12,1%) mit einer Zunahme um 50 Patienten auf 61 Patienten (65,6%), wurde für sozial inadäquate Verhaltensweisen oder Handlungen nachgewiesen. War diese Verhaltensauffälligkeit zunächst nur bei 11 der MmD dokumentiert, so nahm sie zum Aufnahmezeitpunkt auf 61 Patienten zu und blieb zum Entlasszeitpunkt noch für 23 der Patienten ((n=91)25,3%) bestehen. Diese entsprach einer Zunahme von 12 MmD im Vergleich zu t_0.

Mit einer Zunahme von insgesamt 60 Patienten ((n=94)69,1%) zum Aufnahmezeitpunkt, verglichen mit den 5 Patienten ((n=87) 5,7%) zum Ausgangszeitpunkt war die Abwehr von unterstützenden Maßnahmen bei 65 Patienten ((n=94)69,1%), die am häufigsten vorkommende Verhaltensauffälligkeit.

Ausgehend von einer Häufigkeit von 8 Patienten ((n=90) 8,9%) zum Ausgangspunkt nehmen zum Zeitpunkt t_1 die Wahnvorstellungen, Ängste oder Antriebslosigkeit der MmD, um 41 Patienten ((n=94)52,1%) zu und blieben auch bei 19 Patienten ((n=93)20,4%) bis zur Entlassung bestehen.

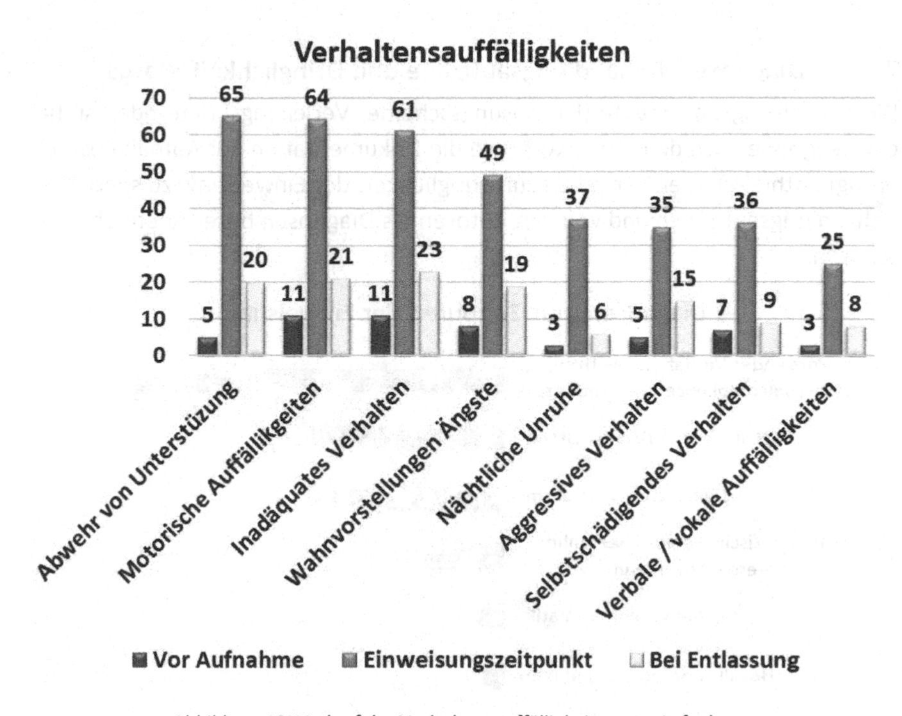

Abbildung 18: Verlauf der Verhaltensauffälligkeiten, vor Aufnahme, zum Zeitpunkt der Einweisung und zur Entlassung (n=100)

Insgesamt 37 der Patienten zeigten zum Aufnahmezeitpunkt ((n=77) 48,1%) eine nächtliche Unruhe, die zum Entlasszeitpunkt sehr deutlich zurückgegangen war, jedoch und nur noch bei 6 Patienten ((n=82) 7,3%) weiter bestehen blieb. Ausgehend von ursprünglich 5 Patienten ((n=93) 5,4%) zeigten 35 aller Patienten ((n=96)3 6,5%) zur Einweisung Aggressionen gegenüber Gegenständen oder Personen, die auch bei 10 Patienten ((n=96) 15,6%) noch zum Entlasszeitpunkt weiter bestanden. Ähnlich, aber nicht ganz so ausgeprägt, verhielt es sich mit den vokalen und verbalen Auffälligkeiten. Diese nahmen vom Ausgangspunkt (3 von n=85, dies entsprach 4%) bis zum Einweisungszeitpunkt deutlich zu (25 von n=82, dies entsprach 30,5%). zu Zum Zeitpunkt der Entlassung (n=92) waren diese noch bei 8 der Patienten (8,7%) dokumentiert.

7.5 Diagnosen, Behandlungsaufträge und Dringlichkeitsstatus

Die Einweisungsdokumente (Einweisungsscheine, Verlegungsbriefe oder Ärztliche Zeugnisse nach dem PsychKG sowie die Dokumentation der Aufnahmesteuerung) enthielten meist Angaben zur Dringlichkeit der Einweisung, zu speziellen Behandlungsaufträgen und von den Autoren als Diagnosen bezeichnete Charakteristika.

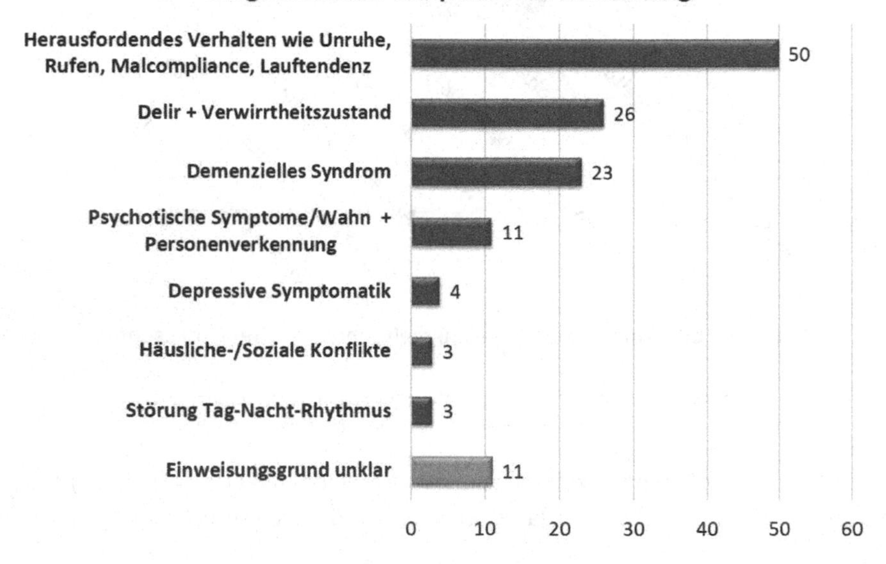

Abbildung 19: Diagnosen zum Zeitpunkt der Einweisung (n=100, Mehrfachnennungen möglich)

Bei Letzteren handelte es sich, wie im Kapitel 6 beschrieben, um qualitativ ermittelte kumulative Oberkategorien, die Einweisungsgründe hinreichend genau aber auch hinreichend verallgemeinert abbilden sollten. Da es sich ursprünglich um Freitext-Einträge handelte, musste eine Zusammenführung unter Oberkategorien erfolgen, um nicht ausschließlich Einzelfälle zu beschreiben. Zu den genannten Einweisungsdiagnosen gehörten per Definition:

- Näher bezeichnete Demenz (eine der o.g. Demenzformen) oder Mild cognitive impairment (MCI),
- demenzielles Syndrom,
- Depressive Symptomatik,
- Psychotische Symptome oder Wahn oder Personenverkennungen,
- Delir oder Verwirrtheitszustand,
- Herausforderndes Verhalten wie Unruhe, Rufen, Malcompliance oder Lauftendenz,
- Störung des Tag-Nacht-Rhythmus,
- häusliche/soziale Konflikte,

Mehrfachnennungen waren möglich.

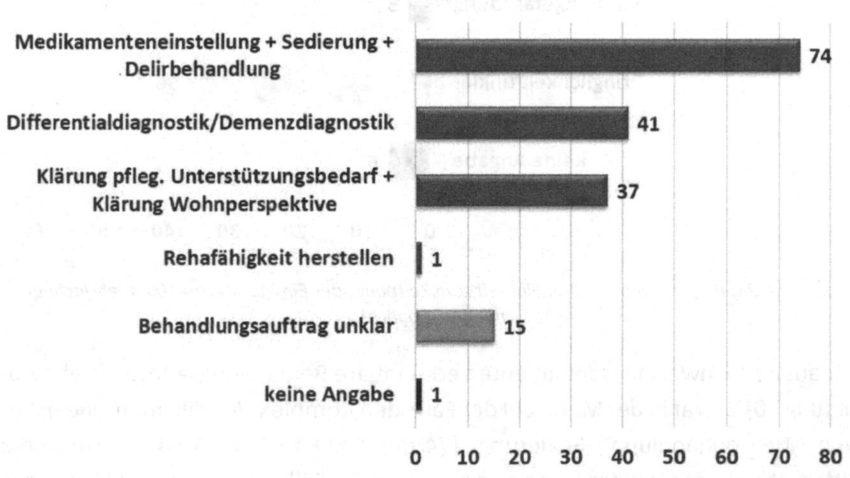

Abbildung 20: Behandlungsauftrag zum Zeitpunkt der Einweisung (n=100, Mehrfachnennungen möglich)

Die häufigste Einweisungsdiagnose bildete mit 50 Fällen herausforderndes Verhalten, gefolgt von Delir und Verwirrtheitszustand (26 Fälle) und einer näher bezeichneten Demenz bzw. MCI oder einem demenziellen Syndrom (je 23 Fälle), gefolgt von 11 Fällen mit dem Symptomenkomplex „psychotische Symptomatik, Wahn oder Personenverkennungen". In 4 Fällen wurde ein depressives Syndrom angegeben.

In 11 Fällen war nach Sichtung der Dokumente die Einweisungsdiagnose unklar. Bemerkenswert war, dass 47 der 100 Patientenfälle mindestens zwei der genannten Einweisungsdiagnosen aufwiesen, in 11 Fällen wurden sogar 3 Einweisungsdiagnosen genannt. Die Störung des Tag-Nacht-Rhythmus wurde in 3 Fällen genannt, häusliche bzw. soziale Konflikte ebenfalls in nur 3 Fällen.

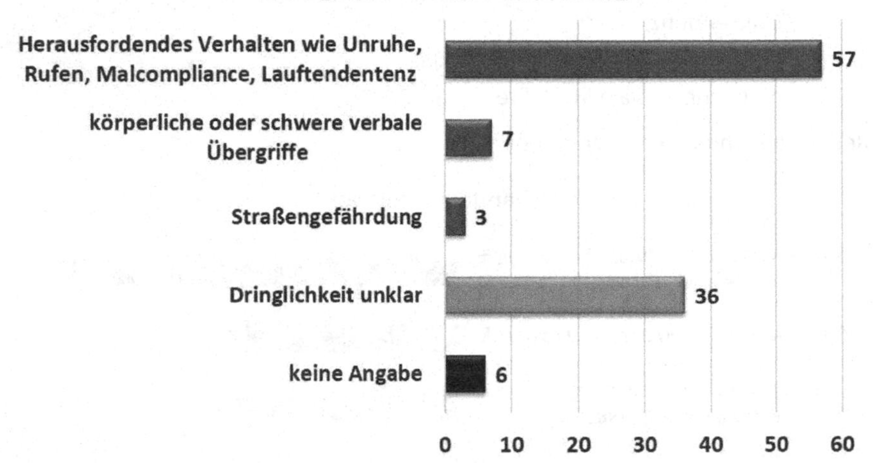

Abbildung 21: Begründung der Dringlichkeit zum Zeitpunkt der Einweisung (n=100, Mehrfachnennungen möglich)

Der aus den Einweisungsdokumenten erkennbare Behandlungsauftrag (siehe Abbildung 20) betraf in der Mehrzahl der Fälle den Komplex „Medikamenteneinstellung / Delirbehandlung / Sedierung" (74 der 100 Fälle). In 41 Fällen wurde die Differentialdiagnostik der Demenz erbeten, in 37 Fällen wurde eine Klärung des weiteren Unterstützungsbedarfes und der Wohnperspektive als Aufgabe für die stationäre Behandlung angesehen. In 15 Fällen war der Behandlungsauftrag laut vorliegender Dokumente unklar. In einem Fall sollte eine Rehabilitationsfähigkeit wiederhergestellt werden (dieser Patient war wegen Delirs aus einer Rehaklinik eingewiesen worden). In 50 der 100 Fälle zeigte sich mindestens ein zweiter Behandlungsauftrag der genannten Art, beispielsweise die Delirbehandlung plus Perspektivklärung. In 19 Fällen waren drei oder mehr Behandlungsaufträge erkennbar.

Die Dringlichkeit der Einweisung wurde anhand der folgenden subsummierten Gründe bewertet. Sie lag dann vor, wenn mindestens einer der genannten Umstände vor der stat. Aufnahme aktenkundig war:

- Herausforderndes Verhalten wie Unruhe, Rufen, Malcompliance oder Lauftendenz,
- Straßengefährdung,
- körperliche oder schwere verbale Übergriffe.

Es fiel auf, dass in 42 Fällen die Dringlichkeit – wie oben definiert - den Dokumenten nicht sicher zu entnehmen war oder Angaben fehlten. In 9 Fällen wurden sogar 2 der oben genannten Auffälligkeiten kombiniert als Hinweis auf besondere Dringlichkeit erfasst.

7.6 Untersuchung von Zusammenhängen

7.6.1 Kreuztabellen

Nachdem das Auftreten von Häufigkeiten der erhobenen Ausprägungen zu definierten Zeitpunkten untersucht und dargestellt wurde, wurde in einem weiteren Schritt nach Zusammenhängen zwischen unterschiedlichen Ausprägungen gesucht. Dazu wurden, z.B. aus dem Item Lebensmittelpunkt, eigene Cluster, wie „Zuhause lebend vor Aufnahme und nach Entlassung" oder vom „Pflegeheim und WG kommend und dorthin gehend", gebildet. Diese Gruppen wurden dann noch weiter differenziert, nach „Zuhause allein oder mit Unterstützung lebend", „Pflege-Wohngemeinschaft" oder „Pflegezentrum".

Als weitere Cluster wurden „Wiederaufnahmen", „Neuaufnahmen" und „Übernahmen" sowie „Verweildauern" differenziert, ebenso wie „akute und chronisch somatische Diagnosen", „Kognition und Kommunikation" und „Verhalten".

7.6.2 Lebensmittelpunkte

7.6.2.1 Wechsel des Lebensmittelpunkts nach Krankenhausaufenthalt

Wie schon in Absatz 7.2.1 beschrieben wurde, kamen zum Zeitpunkt der Einweisung 68% aller Patienten aus der eigenen Häuslichkeit und 32% aus einem professionellen Pflegesetting (n=100). Allerdings kehrten sich diese Werte nach dem Krankenhausaufenthalt fast um. Denn es wurden von den 100 Patienten nur noch 26% in die eigene Häuslichkeit entlassen, während 63% in ein professionelles Pflegesetting entlassen wurden. Für 2 Personen (2%) fehtlen leider die Angaben.

Damit wechselten, aus dem häuslichen Bereich (n=68) kommend, mit 48,5%, fast die Hälfte der MmD ihren Lebensmittelpunkt und damit ihre Wohnform. Von den Patienten aus einem professionellen Pflegesetting (n=32) kehrten allerdings 96,9% dorthin zurück, während die verbleibenden 3,1% (1 Person) aus der Klinik nach Hause entlassen wurden.

In einem weiteren Schritt wurde hinsichtlich des Ursprungssettings überprüft, für welche professionelle Wohnform sich die Menschen mit Demenz nach Entlassung entschieden hatten, bzw. wie für sie entschieden wurde. Von den 32 Personen die das Versorgungssetting wechselten, zogen 12,5% (4) in eine Pflege-Wohngemeinschaft (p=0,006) und 87,5% (28) in ein stationäres Pflegezentrum (p=0,004).

Aus einer Pflege-Wohngemeinschaft kommend (n=10) kehrten 80% dorthin zurück und 20% wechselten die professionelle Wohnform und zogen in eine stationäre Pflegeeinrichtung (p=0,039) um.

7.6.2.2 Zusammenhang zwischen informellen Versorgungssettings und häuslichem Lebensmittelpunkt

Als weiterer Aspekt der Untersuchung wurde überprüft, inwiefern das informelle Hilfesystem einen Zusammenhang mit der Rückkehr in die eigene Häuslichkeit nach einem Krankenhausaufenthalt vermuten ließ.

Insgesamt 27 Patienten (n=27) kamen ursprünglich aus einem häuslichen Setting in dem sie allein lebten und keine Unterstützung durch Angehörige hatten. Von Ihnen kehrten nur 33,3% in die eigene Häuslichkeit zurück und 67,7% wechselten in ein professionelles Pflegesetting. Für niemanden (0%) gelang es für die Zeit nach dem Krankenhausaufenthalt, ein informelles Unterstützungssystem mit Angehörigen aufzubauen, was unter anderem die 67,7% Veränderung des Lebensmittelpunktess erklären könnte. Allerdings wurden 44,4% der Alleinlebenden vor der Einweisung durch einen ambulanten Pflegedienst unterstützt bzw. mitversorgt. Eine Person (n=27), also 3,7% wurden durch eine Präsenzkraft (24h) vor Aufnahme unterstützt. Von den 9 Alleinlebenden MmD, die wieder in die eigene Häuslichkeit zurückzogen (n=9), wurden dann jedoch deutlich mehr, nämlich 66,7% durch einen ambulanten Pflegedienst mitbetreut und 11,7% (1) durch eine Präsenzkraft (24h) unterstützt.

Ein deutlich anderes Ergebnis zeigte sich für die 41 Patienten (n=41) die ursprünglich aus einem häuslichen Setting kamen, in dem sie Unterstützung durch Lebenspartner oder Angehörige hatten. Von ihnen konnten 63,4% in die eigene Häuslichkeit zurückehren und 36,6% zogen in eine WG oder Pflegezentrum ein. Zu den 63,4 %, die in eine Häuslichkeit mit informeller Unterstützung zurückzogen gehörte auch eine Person, die zuvor in einem Pflegezentrum gelebt hattw. 34,1% wurden vor der Einweisung durch einen ambulanten Pflegedienst unterstützt bzw. mitversorgt. Zwei MmD, also 4,9% wurden durch eine Präsenzkraft (24h) vor Aufnahme unterstützt. Von den 26 Personen, die wieder in die eigene Häuslichkeit zurückzogen (n=26), wurden dann 38,5% durch einen ambulanten Pflegedienst mitbetreut und 3,8% (1) durch eine Präsenzkraft unterstützt.

7.6.3 Zusammenhänge unter dem Aspekt der Wiederaufnahme

Die Studie versuchte, Zusammenhänge aufzudecken, die eine besondere Risikokonstellation für die stationäre Einweisung bedeuten könnten, wenn sie gehäuft auftraten. Wiederaufnahmen bereits mindestens einmal stationär in der Gerontopsychiatrie behandelter Patienten wurden als Hinweis auf besonders intensiven Behandlungsbedarf bzw. wiederholt dekompensierte ambulante Situationen angesehen. Diese besonderen Situationen führten womöglich während des Folgeaufenthaltes zu einer grundsätzlichen Neubeurteilung des erforderlichen Hilfesystems und zeigten Hinweise auf besonders vulnerable Versorgungssettings.

Insgesamt befanden sich unter den 100 Fällen 26, die mindestens zum zweiten Mal in der Abteilung aufgenommen wurden (sogenannte Wiederaufnahmen). Diese 26 Fälle sollten bezüglich der vor und nach den Wiederaufnahmen bestehenden Lebensmittelpunkte, vorhandener Unterstützung durch einen Pflegedienst, somatischer Erkrankungen bei Aufnahme und Verhaltensstörungen genauer untersucht werden. Statistisch signifikante Zusammenhänge fanden sich dabei nicht, zumindest aber bemerkenswerte Trends.

Bezogen auf die Häufigkeit herausfordernden Verhaltens unter den genannten 26 Fällen ergaben sich gegenüber den 74 Fällen, die keine Wiederaufnahmen waren, keine nennenswerten Unterschiede (24 der n=26 Wiederaufnahmen (92,3%) und 73 der n=74 Neuaufnahmen (98,7%) zeigten Verhaltensstörungen).

Bezüglich somatischer Erkrankungen war festzustellen, dass der Anteil an Patienten mit chronischen Erkrankungen mit 23 von n=26 Betroffenen (= 88,5 %) vergleichbar hoch war wie unter Neuaufnahmen (n = 66 von 74, dies entsprach 89,1 %). Akute somatische Erkrankungen betrafen 9 der n=26 Wiederaufgenommenen (34,6%) und 29 der n=74 Neuaufnahmen (39.1%).

Durch Pflegedienste unterstützt waren von den MmD, die wiederholt zur Behandlung kamen, die Hälfte (13 von n=26; 50%), während es unter neu Aufgenommenen deutlich weniger waren (25 von n=74; 33,8%). Allerdings fehlten in der Gruppe der Neuaufnahmen in 2 Fällen Angaben zum Vorhandensein eines Pflegedienstes.

Eine nach der Behandlung geplante Unterstützung durch einen Pflegedienst erhielten 6 der n=26 Wiederaufgenommenen (23,1%), wogegen 20 der n=74 neu aufgenommenen Patienten durch einen Pflegedienst unterstützt werden sollten (27,0%). Dabei war entsprechend der Variablendefinitionen zu beachten, dass auch das Leben in einer WG als Vorhandensein eines Pflegedienstes gezählt wurde. Dabei wurden tatsächlich 4 der n=26 Wiederaufgenommenen nach der Entlassung in einer WG betreut (15,4%), jedoch nur 8 der neu Aufgenommenen (11 %).

7 der n=26 MmD mit Wiederaufnahmestatus kamen aus einem häuslichen Setting ohne Hilfen (26,9%), bei den neu Aufgenommenen waren es 20 von n=74 (27%). In die Häuslichkeit ohne unterstützendes Hilfesystem entlassen wurde nur einer der 26 Wiederaufgenommenen (3,8%), 8 der neu Aufgenommenen (10,8%). Mit Unterstützung durch in der eigenen Wohnung oder zumindest im Haus in benachbarter Wohnung lebende Angehörige lebten vor der Aufnahme 9 der n=26 Wiederaufgenommenen (34,6%), während es unter den neu Aufgenommenen 32 waren (43,2% von n=74). Die Entlassung in ein entsprechendes Unterstützungssetting erfolgte unter den Patienten nach Wiederaufnahme in 6 der n=26 Fälle (23%), wogegen dieses Setting bei 20 der n=74 neu Aufgenommenen nach der Entlassung angestrebt wurde (27,0%). Stationäre Pflegeeinrichtungen waren das Entlassziel beider Gruppen in etwa der Hälfte der Fälle (14 der 26

Wiederaufgenommenen, was 53,9% entspricht und 37 der 74 neu Aufgenommenen, was 50% entspricht).

Die Gruppe der wiederholt stationär behandelten MmD unterschied sich bzgl. der untersuchten Parameter von der Gruppe der erstmals stationär Behandelten insofern vor allem im Bereich der sozialen Settings, hier insbesondere in der vor Aufnahme vorhandenen Unterstützung durch einen Pflegedienst – ob in einer WG oder ambulant. Bei Wiederaufnahmen lag diese Unterstützung häufiger vor als bei Neuaufnahmen. Die Entlassplanung sah zudem bei Wiederaufnahmen gegenüber Neuaufnahmen deutlich seltener ein Setting ohne jegliche Hilfen vor.

7.6.4 Zusammenhänge unter dem Aspekt der Übernahme zur stationären Weiterbehandlung

Ein besonderes Augenmerk sollte auf den Fällen liegen, die aus stationären Settings Übernommen wurden. Hier gab es somatische Vorbehandlungen, aus denen heraus es aus womöglich besonderen Gründen nicht zu unmittelbarer Entlassung in das vorbestehende soziale Setting gekommen war. Immerhin 38 der n=100 Patienten waren Übernahmen (38%).

Über die Hälfte der Übernommenen war somatisch weiterhin akut erkrankt (20 von n=38, dies entsprach 52,6%), wogegen es bei nicht Übernommenen nur 18 von n=62 waren (29,0%). Dieser Unterschied war statistisch signifikant (p=0,018). Zudem waren sie somatisch auch chronisch häufiger krank (in 36 von n=38 Fällen, das waren 94,7%) als nicht Übernommene (53 von n=62 Fällen, was 85,5% entsprach), ohne dass dieser Zusammenhang signifikant war.

Bezüglich bei Übernahme in die Gerontopsychiatrie bestehender Verhaltensstörungen zeigten sich Unterschiede zwischen den untersuchten Gruppen: Alle direkt Aufgenommenen zeigten Verhaltenssymptome, wogegen dies 35 der n=38 Übernommenen betraf (92,1%). 3 der Übernommenen hatten explizit keine Verhaltensstörungen. Der Unterschied zwischen beiden Gruppen war signifikant (p=0,025).

Was den Lebensmittelpunkt vor stationärer Aufnahme anging (also vor der Aufnahme in die Abteilung, die dann in die Gerontopsychiatrie verlegte), lebten im Vergleich zwischen den direkt Aufgenommenen und Übernommenen in etwa gleich viele Personen in einem Setting mit Angehörigen-Unterstützung (19 gegenüber n=22 Personen), ebenso allein ohne Hilfen (13 gegenüber n=14 Personen).

Ein deutlicher Unterschied zeigte sich jedoch bezüglich WG- und stationärer Versorgungssettings: Von den übernommenen Patienten befanden sich nur 2 vorher in einem Heim, 3 in einer WG. Dagegen gab es bei den Direktaufnahmen 7 WG-Bewohner und 20 Patienten aus einem stationären Setting. Dies bedeutete einen Anteil von nur 5 von n=38 (entsprechend 13,2%) Patienten, die als Übernahmen in die Gerontopsychiatrie kamen und zuvor in einer WG oder einem Heim gelebt hatten. Bei den nicht Übernommenen betrug dieser Anteil 27 von n=62 (d.h. 43,5%).

Der Unterschied zwischen beiden Gruppen war signifikant (p=0,021). Auch bei alleiniger Betrachtung des Settings Pflegeheim war der Trend signifikant, was diesen Lebensmittelpunkt vor der Aufnahme anging (p=0,002): Übernommene Patienten waren deutlich seltener Heimbewohner als nicht übernommene. Dagegen wurden 23 der n=38 Übernommenen später in ein Heim oder eine WG entlassen (60,5%), was annähernd dem Anteil der direkt Aufgenommenen Patienten entsprach (40 von n=60, d.h. 66,7%). In 2 Fällen fand sich zur Entlassperspektive kein Eintrag.

Der Anteil an Wiederaufnahmen war bei den übernommenen Patienten signifikant geringer als bei den direkt aufgenommenen (13,2% gegenüber 33,9%, p=0,022). Die fachärztlich neurologische bzw. psychiatrische ambulante Versorgung war in der Gruppe der übernommenen Patienten mit 34,2% geringer als in der Gruppe der direkt Aufgenommenen (80%), wobei in letztgenannter Gruppe zusätzlich in 2 Fällen keine Einträge zum Vorhandensein eines Facharztes vermerkt waren.

Zusammenfassend bestand bei Übernahmen eine hohe somatische Krankheitslast. Verhaltensstörungen traten eher seltener auf als bei direkt Aufgenommenen. Zudem wurde das soziale Umfeld bei übernommenen Patienten in besonders vielen Fällen verändert, das Setting professionalisiert. Es zeigte vor der Aufnahme in die erstversorgende Klinik ein deutlich geringeres Hilfenetz als bei Patienten, die direkt in die Gerontopsychiatrie aufgenommen wurden. Dies galt auch für die vorbestehende ambulante neurologisch-psychiatrische Mitbehandlung.

7.6.5 Verweildauern

Wie schon in Abbildung 11 zu sehen ist driften die Verweildauern, um den Mittelwert von 29,96 Tage weit auseinander. Um mehr Klarheit in diese Streuung zu bringen wurden die mittleren Verweildauern aus unterschiedlichen Perspektiven betrachtet und verglichen. Hinsichtlich der Überschaubarkeit werden die Daten mit Hilfe von Abbildungen veranschaulicht.

Für den Vergleich von einer ausgewählten Ausprägung und der damit verbundenen mittleren Verweildauer, wurden verschiedene Ausprägungen auf ihre Relevanz hinsichtlich der mittleren Verweildauer überprüft. Die zugehörigen Werte werden aufsteigend dargestellt und mit der mittleren Verweildauer von 29,96 Tagen verglichen.

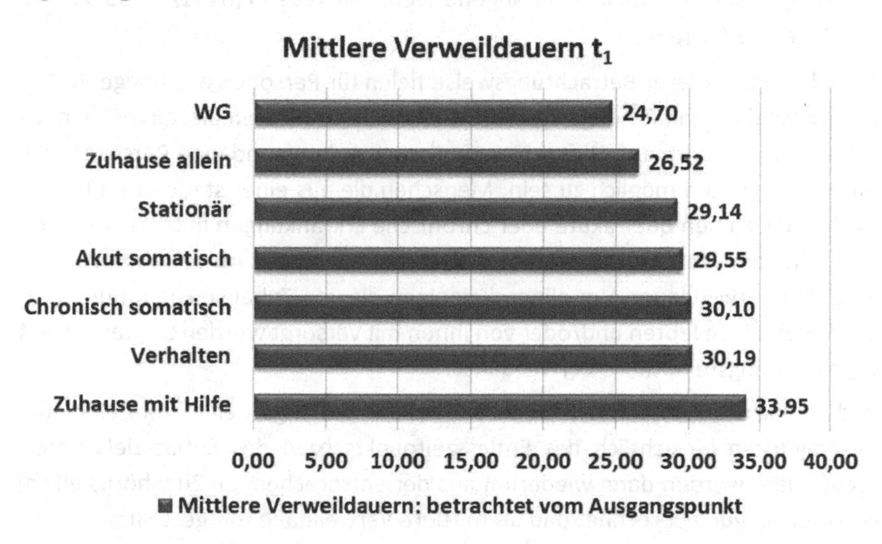

Abbildung 22: Mittlere Verweildauer: betrachtet vom Zeitpunkt der Einweisung

Im Folgenden sind die Zusammenhänge unterschiedlicher Ausprägungen zum Zeitpunkt der Einweisung und der sich aus der Zugehörigkeit (n) berechneten mittleren Verweildauer dargestellt:

- Ausgangspunkt Pflege-Wohngemeinschaft (n=10) 24,70 Tage | -5,26 Tage

- Ausgangspunkt Zuhause alleinlebend (n=27) 26,52 Tage | -3,44 Tage
- Ausgangspunkt stationäre Pflegeeinrichtung (n=22) 29,14 Tage | -0,82 Tage
- Ausgangspunkt akut somatische Erkrankungen (n=38) 29,55 Tage | -0,41 Tage
- Ausgangspunkt chronisch somatische Erkrankungen (n=89) 30,10 Tage | +0,14 Tage
- Ausgangspunkt Verhaltensauffälligkeiten (n=97) 30,19 Tage | +0,23 Tage
- Ausgangspunkt Zuhause mit Angehörigen/Hilfe lebend (n=41) 33,95 Tage | +3,99 Tage

Ausgehend von dieser Betrachtungsweise fielen für Personen aus Pflege-Wohngemeinschaften und für diejenigen die allein zu Hause lebten die kürzesten mittleren Verweildauern auf. Hier schienen die Behandlung und eine Perspektivklärung am zügigsten möglich zu sein. Menschen die aus einer stationären Pflegeeinrichtung kamen oder akute oder chronische Erkrankungen mitbrachten oder eine Verhaltensauffälligkeit zeigten, hatten die geringsten Abweichung von der mittleren Verweildauer. Vor allem diejenigen die von Zuhause kamen und dort mit Angehörigen lebten und/oder von ihnen mit versorgt wurden zeigten mit + 4 Tagen die längste mittlere Verweildauer.

In dem nächsten Abschnitt werden die Zusammenhänge der schon bekannten Ausprägungen hinsichtlich des Entlasszeitpunkts bzw. des Entlassziels untersucht. Diese werden dann wiederum aus der entsprechenden Zugehörigkeit (n) einer Ausprägung berechnet und als mittlere Verweildauer dargestellt:

- Entlassziel Zuhause alleinlebend (n=9) 23,67 Tage | -6,29 Tage
- Entlasszeitpunkt akut somatische Erkrankungen (n=13) 26,54 Tage | -3,42 Tage
- Entlassziel Zuhause mit Angehörigen / Hilfe lebend (n=26) 27,96 Tage | -2,00 Tage

- Entlasszeitpunkt Verhaltensauffälligkeiten (n=53) 30,42 Tage | +0,96 Tage
- Entlasszeitpunkt chronisch somatische Erkrankungen (n=88) 30,10 Tage | +0,46 Tage
- Entlassziel stationäre Pflegeeinrichtung (n=51) 32,10 Tage | +2,14 Tage
- Entlassziel Pflege-Wohngemeinschaft (n=12) 32,75 Tage | +2,79 Tage

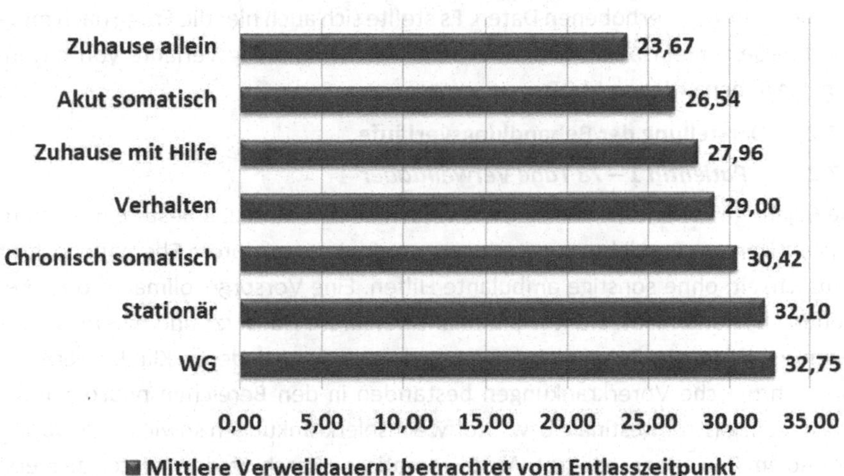

Abbildung 23: Mittlere Verweildauern - ausgehend vom Entlasszeitpunkt / -ziel

Ausgehend vom Entlasszeitpunkt stellte sich die Reihenfolge der mittleren Verweildauern noch einmal grundsätzlich anders dar als zum Zeitpunkt der Einweisung. Waren für Personen die aus einer WG kamen die Verweildauern um 6,3 Tage kürzer als für die Vergleichsgruppen, so waren diese in Richtung Entlassziel um 2,8 Tage länger als der Durchschnitt.

7.7 Analyse von Behandlungsverläufen

7.7.1 Einleitung zur Darstellung von Behandlungsverläufen

Die lange Verweildauer eines Patienten in stationärer Behandlung wird oft als Hinweis auf die Komplexität der Gesamtbehandlung angesehen, die nicht zuletzt gegenüber den Krankenkassen der besonderen Begründung bedarf. Die Analyse der Verweildauern der in der quantitativen Dokumentenanalyse untersuchten Fälle zeigte, dass es jenseits der Behandlungsdauer von 59 Tagen 4 Fälle mit deutlich längerer Behandlungsdauer gab. Diese betrug 75 bis 109 Tage. Diese 4 Fälle sollen hier zur fallbezogenen Illustration von Behandlungskonstellationen bei besonders langer Verweildauer exemplarisch dargestellt werden. Grundlage bildeten die quantitativ erhobenen Daten. Es stellte sich auch hier die Frage nach möglicherweise gemeinsamen Charakteristika der Behandlungsverläufe von besonders lange behandelten MmD.

7.7.2 Darstellung der Behandlungsverläufe

7.7.2.1 Patientin 1 – 78 Tage Verweildauer

Die 60jährige Patientin hatte eine aus verschiedenen Anteilen bestehende multikausale Demenz und lebte vor stationärer Aufnahme mit ihrem Ehemann in ihrer Häuslichkeit, ohne sonstige ambulante Hilfen. Eine Vorsorgevollmacht oder Betreuung bestand nicht. Sie war ambulant bei ihrem Hausarzt und einem Neurologen/Psychiater in Behandlung. Sie wurde aus einer anderen Klinik übernommen. Chronische Vorerkrankungen bestanden in den Bereichen neurologische Störungen, gastrointestinale bzw. Stoffwechselerkrankungen sowie kardiovaskulär und am Bewegungsapparat. Akute somatische Beschwerden zeigten sich erst während des Aufenthaltes durch einen Harnwegsinfekt.

Akut zur Aufnahme führte eine Verhaltensstörung, die in Behandlung remittierte. Einschränkungen der Mobilität und des sonstigen Pflegebedarfes fanden sich nicht. Relevante Gedächtnisstörungen sowie motorische Auffälligkeiten zeigten sich nur rund um die stationäre Aufnahme, Orientierungsstörungen bestanden jedoch durchgehend. Zum Einweisungszeitpunkt fielen auch Wahnvorstellungen bzw. Ängste oder Antriebslosigkeit sowie sozial inadäquate Verhaltensweisen auf, die im Verlauf der Behandlung remittierten. Schwierigkeiten beim An- und Auskleiden sowie bei der Ernährung waren nur für die Aufnahme dokumentiert und remittierten bis zur Entlassung.

Die Entlassung konnte wieder nach Hause in das vor Aufnahme bestehende Setting erfolgen, ein Pflegedienst wurde nicht gewünscht.

7.7.2.2 Patientin 2 – 109 Tage Verweildauer

Die 64jährige Patientin hatte eine aus verschiedenen Anteilen bestehende multikausale Demenz und lebte vor stationärer Aufnahme mit ihrem Ehemann ebenfalls in ihrer Häuslichkeit, ohne sonstige ambulante Hilfen. Eine Vorsorgevollmacht oder Betreuung bestand nicht, eine Betreuung wurde aber während des stationären Aufenthaltes eingerichtet. Die Patientin war ambulant bei ihrem Hausarzt in Behandlung, obschon ein Facharzt für Neurologie/Psychiatrie Einweiser war. Chronische Vorerkrankungen bestanden nicht. Akute somatische Beschwerden zeigten sich am Bewegungsapparat.

Akut zur Aufnahme führte eine Verhaltensstörung, die in Behandlung remittierte. Einschränkungen der Mobilität und des sonstigen Pflegebedarfes fanden sich nicht. Relevante Gedächtnis- und Orientierungsstörungen bestanden durchgehend, Probleme der Entscheidungsfindung nur zum Zeitpunkt der Einweisung. Motorische Auffälligkeiten bestanden nicht, allerdings eine nächtliche Unruhe zum Einweisungszeitpunkt. Zu diesem Zeitpunkt traten auch Aggressionen gegenenüber Gegenständen bzw. Personen, verbale Auffälligkeiten und die Abwehr unterstützender Maßnahmen in Erscheinung. Schwierigkeiten beim An- und Auskleiden sowie bei der Ernährung waren nicht ausreichend dokumentiert.

Die Entlassung konnte wieder nach Hause in das vor Aufnahme bestehende Setting erfolgen, ein Pflegedienst wurde zusätzlich eingesetzt und übernahm neben der erforderlich gewordenen Medikamentengabe die besonderen Therapiemaßnahmen, die schon während des Aufenthaltes erforderlich wurden (Verbandwechsel/Wundversorgung bzw. Katheter-/Stomaversorgung bzw. besondere Abführmethoden oder sonstige aufwendigere Maßnahmen).

7.7.2.3 Patientin 3 – 75 Tage Verweildauer

Es handelte sich um eine 88jährige Patientin mit einer Alzheimer-Demenz. Sie lebte vor stationärer Aufnahme mit ihrem Ehemann und weiteren Angehörigen in ihrer Häuslichkeit, ohne sonstige ambulante Hilfen. Ob eine Vorsorgevollmacht oder Betreuung vorhanden war, war den Dokumenten nicht zu entnehmen. Sie war ambulant bei ihrem Hausarzt in Behandlung, ab der Entlassung erfolgte eine neurologisch/psychiatrische Mitbehandlung.

Sie wurde zur Behandlung aus einer anderen Abteilung/Klinik übernommen. Chronische somatische Vorerkrankungen bestanden in 4 Bereichen: Im Funktionsbereich gastrointestinal /Stoffwechsel, HNO-Bereich, im kardiovaskulären Bereich sowie im Harnsystem. Akute somatische Beschwerden zeigten sich in einer Exazerbation im Bereich der Harnwege. Akut zur Aufnahme führte ein Delir, das in Behandlung remittierte. Einschränkungen der Mobilität fanden sich nicht bei allerdings fehlenden Informationen zur Fähigkeit, die Sitzposition zu halten und zum Treppensteigen. Gedächtnisstörungen und Probleme der Entscheidungsfindung bestanden durchgehend, Informationen zur Orientierungsfähigkeit fehlten. Motorische Auffälligkeiten, Aggressionen gegenüber Gegenständen bzw. Personen und die Abwehr unterstützender Maßnahmen bestanden ab dem Einweisungszeitpunkt fort. Bereits vor der Aufnahme waren sozial inadäquate Verhaltensweisen aufgefallen, die durchgehend fortbestanden. Angaben zu nächtlicher Unruhe fehlten. Schwierigkeiten beim An- und Auskleiden, bei Ernährung, Ausscheidung sowie der Medikamentengabe bestanden mindestens ab dem Zeitpunkt der Einweisung, wobei Angaben zur ambulanten Ausgangssituation fehlten. Bereits während der Aufnahme und im Verlauf durchgehend waren Behandlungspflege und das Vorrichten von Medikamenten erforderlich. Besondere Therapiemaßnahmen (siehe zur Erläuterung derselben Patientin 2) und technikinvasive Maßnahmen kamen hinzu, konnten jedoch vor der Entlassung wieder beendet werden.

Die Entlassung erfolgte in ein Pflegeheim.

7.7.2.4 Patient 4 - Verweildauer 107 Tage

Dieser 72jährige Patient mit einer multifaktoriellen Demenz lebte allein in seiner Wohnung mit Angehörigen im Haus, er war verwitwet. Sonstige ambulante Hilfen bestanden nicht. Eine Betreuung war vorhanden. Er war ambulant bei seinem Hausarzt in Behandlung. Er wurde zur Behandlung aus einer anderen Abteilung/Klinik übernommen. Einzige chronische somatische Vorerkrankung war eine Störung im Bereich gastrointestinal/Stoffwechsel. Akute somatische Beschwerden zeigten sich erst während des stationären Aufenthaltes in Form einer Erkrankung der Atmungsorgane, die am Ende remittierte.

Akut zur Aufnahme führte eine Verhaltensstörung, die unter stationärer Behandlung remittierte. Zudem bestand eine depressive Symptomatik bei Einweisung.

Einschränkungen der Mobilität fanden sich nicht. Gedächtnis- und Orientierungsstörungen waren bereits im Vorfeld der Aufnahme bekannt und persistierten. Probleme der Entscheidungsfindung und Erkennung von Sachverhalten waren erst für den Einweisungszeitpunkt aktenkundig und dauerten an. Informationen zur Orientierungsfähigkeit fehlten. Motorische Auffälligkeiten, Aggressionen gegenüber Gegenständen bzw. Personen und selbstschädigendes Verhalten sowie Antriebslosigkeit bestanden nur am Einweisungszeitpunkt und besserten sich in der Behandlung bis zur Remission. Nächtliche Unruhe war ebenso wenig vorhanden wie verbale Auffälligkeiten oder die Abwehr unterstützender Maßnahmen. Schwierigkeiten beim An- und Auskleiden, bei Ernährung, Ausscheidung sowie der Medikamentengabe bestanden aktenkundig ab dem Zeitpunkt der Einweisung.

Die Entlassung erfolgte in eine WG.

7.7.3 Zusammenfassende Darstellung der Verlaufsbeschreibungen

Die o.g. Verlaufsbeschreibungen zeigten die Komplexität und Individualität von Bedarfslagen bei den 4 am längsten stationär im Beobachtungszeitraum der quantitativen Untersuchungsphase behandelten MmD. In allen 4 Fällen waren primär Angehörige zentraler Teil des Versorgungssettings vor der stationären Aufnahme, weder Pflegedienste noch Tagespflege oder sonstige Unterstützer (abgesehen von Ärzten) waren vorhanden.

In 3 der 4 Fälle waren die Patienten als Übernahmen in die Abteilung für Gerontopsychiatrie gekommen. Fallübergreifende Charakteristika ließen sich darüber hinaus nicht ohne weiteres feststellen. In 2 Fällen kam es zu akuten Erkrankungen erst während des stationären Aufenthaltes, die bis zur Entlassung remittierten.

Im Übrigen war die Krankheitslast bezüglich Art und Anzahl chronischer und akuter Erkrankungen sehr unterschiedlich. Das Alter der Patienten war zum Teil sehr jung. Die besonders lange Behandlungszeit war in 3 der 4 Fälle nicht mit einer Heimaufnahme am Ende verknüpft, sondern resultierte in 2 der 4 Fälle in einer Entlassung in die Häuslichkeit, in einem Fall in eine WG, in nur einem in einen stationären Heimbereich.

8 Ergebnisse der Hausärztebefragung und der Gruppendiskussion

8.1 Einleitung

Wie im Kapitel 6 erläutert, erfolgte die Konzeptualisierung der Hausärzte-Befragung nicht primär unter den Gesichtspunkten dieser Arbeit. Dennoch konnten Ergebnisse unter dem Aspekt der Forschungsfrage verwendet werden, um durch (nicht-repräsentative) Tendenzaussagen (fünfstufige Likert-Skala) und Freitextantworten, vor allem aber auf dem Boden der Stichwort-Protokolle der Autoren zur Gruppendiskussion weitere Erkenntnisse zu erlangen.

Die Forschungsfrage nach charakteristischen sozialen, pflegerischen und medizinischen Problemlagen von Menschen mit Demenz an der ambulant-stationären Schnittstelle war für die hier folgenden Ergebnisdarstellungen leitend, so dass es nicht das Ziel war, die Hausarztbefragung und Gruppendiskussion in Gänze im Rahmen dieser Arbeit darzustellen.

8.2 Basisdaten über teilnehmende Hausärzte

Insgesamt hatten 48 von 122 der per Mail informierten Hausärzte an der Umfrage teilgenommen (39.3%). Sie hatten im Zeitraum 10.11.2016 bis 15.02.2017 per Remail, Post oder Fax an die Abteilung für Gerontopsychiatrie des Ev. Klinikums Bethel den Fragebogen vollständig oder teilweise beantwortet zurückgeschickt.

Zur Person der Befragten und deren Einstellung zum fachlichen Austausch über das Thema Demenzversorgung war festzustellen: Die Hausärzte waren in der Mehrheit (n = 33) 51 Jahre oder älter, davon waren 12 (also ¼ der Befragten insgesamt) 61 Jahre oder älter. Die Hälfte der Befragten (50%) war bereits 11 bis 20 Jahre niedergelassen, über ein Fünftel (21%) sogar 21 Jahre und länger. 61% der Befragten betreuten über 900 Patienten pro Quartal.

Die Zahl der kognitiv eingeschränkten Patienten wurde in der Mehrheit (70% der Befragten n=48 Teilnehmer) auf unter 20% geschätzt. 44% der Befragten besuchten Menschen mit Demenz auch im Heimbereich - und damit fast so viele wie Besuche in der Häuslichkeit vornahmen (51%).

Den Wunsch nach fachlichem Austausch speziell mit erfahrenen Kollegen aus der Demenzversorgung bejahten 79% der Befragten, wobei der größte Anteil der

K. Pöschel und S. Spannhorst, *Dementia Care Sensitive Demands*, Best of Pflege,
https://doi.org/10.1007/978-3-658-23619-9_8

Teilnehmer (25%, Mehrfachantworten möglich) eine mehrstündige Veranstaltung, am ehesten regelmäßig mit mehreren Terminen (16%) wünschte.

8.3 Nutzung von Screeninginstrumenten zur Früherkennung einer Demenz

Bei der Frage nach Nutzung von Screeninginstrumenten zur Demenzabklärung wurde deutlich, dass etwa 2/3 der Befragten (n=33) diese nutzten, etwa 1/3 nicht (n=15). 21% der Befragten halten sie zur Diagnosestellung für nicht ausreichend. Zur erweiterten Demenzdiagnostik wurden Patienten von Hausärzten im Sinne der multiprofessionellen Zusammenarbeit an Fachärzte für Neurologie überwiesen, seltener an einen Psychiater oder direkt in die Gedächtnissprechstunde der Psychiatrischen Institutsambulanz des Ev. Klinikums Bethel als einziger Spezialsprechstunde in der Region der Befragten.

Da die Nutzung von Screeninginstrumenten in Art und Umfang offenbar deutlich unterschiedlich war, schloss sich an dieser Stelle in der Gruppendiskussion der **Diskussionspunkt „Screeninginstrumente"** an.

Die Fragen an das Auditorium lauteten: „Was denken Sie zu Screeninginstrumenten? Wäre eine Einigung auf bestimmte Screeninginstrumente für Bielefeld denkbar?".

Wortbeiträge thematisierten unter anderem die Tatsache, dass die weitere Abklärung auffälliger Screeningergebnisse oft nur mit erheblichem mehrmonatigem Zeitverzug stattfinde, da Termine bei Fachärzten oder in der Gedächtnissprechstunde entsprechend lange Vorlaufzeiten hätten. Dies belaste Betroffene über Gebühr durch mehrmonatige Unklarheit über die Bedeutung der im Screening gefundenen Defizite. In der Konsequenz würde auf regelhafte Screeninguntersuchungen lieber verzichtet; es sein denn, diese würden explizit gewünscht, was meist seitens der Angehörigen, nicht des Betroffenen selbst geäußert würde. Ein weiterer Grund für die Durchführung sei zudem das gesetzlich geforderte geriatrische Screening.

Der Wunsch nach einem Selbsteinschätzungsbogen wurde deutlich, da in vielen Fällen die Screeninguntersuchung durch den Hausarzt selbst als belastend für den Betroffenen wie für den Hausarzt wahrgenommen wurde. Es sei ethisch doch wünschenswert, wenn ein Patient nach Durchführung eines Selbsttests entscheiden könne, ob er die weitere Abklärung wünsche oder nicht. Da, wo die Screening-Untersuchungen regelhaft durchgeführt wurden, wurde das Procedere hingegen als unproblematisch und delegierbar an die Sprechstundenhilfen angesehen.

8.4 Aufklärung über die Diagnose einer Demenz

Die Aufklärung über die Diagnose Demenz erfolgt in fast allen Fällen („meistens" oder „immer"), jedoch leicht unterschiedlich zu 91% gegenüber dem Patienten, zu 100% gegenüber den Angehörigen. 30% der Befragten standen der Frage, ob die Früherkennung einer Demenz im Allgemeinen dem Wohl des Betroffenen dient, neutral oder ablehnend gegenüber, weniger (21%) sind derselben Meinung was das Wohl der Angehörigen durch eine Aufklärung angeht. Auf die Meinung der Hausärzte zur Pharmakotherapie mittels Antidementiva soll hier nicht im Detail eingegangen werden. Allerdings sei angemerkt, dass immerhin 15% der Befragten der Aussage, diese Therapie habe gewöhnlich einen positiven Einfluss auf den Verlauf der Erkrankung, überhaupt nicht zustimmten, während es leitliniengerecht von den Fachgesellschaften durchaus bei bestimmten Demenzformen empfohlen wird, eine solche Therapie einzusetzen.

Die Befragung zeigte allerdings, dass 19% der Befragten professionelle Leitlinien als eher nicht oder als überhaupt nicht hilfreich empfanden (6% äußerten sich dazu nicht).

8.5 Hilflosigkeit im Umgang mit MmD

52% der Befragten stimmten der Aussage voll oder teilweise zu, sich manchmal hilflos in der Beziehung zu ihren demenzkranken Patienten zu fühlen (siehe Abbildung 24).

Dies führte zum Diskussionspunkt „Hilflosigkeit in der Versorgung von MmD". Die Fragen an das Auditorium lauteten: „Was macht hilflos? Was könnte helfen?".

Mehrere Diskussionsteilnehmer nannten die häufige Ablehnung von Hilfen und weiterer Thematisierung des Problemfeldes Demenz seitens der Betroffenen als wichtigen Grund für gefühlte Hilflosigkeit. Bei Menschen ohne Angehörige sei die Hilflosigkeit als Arzt dann besonders schwer. Die Problematik der fehlenden unmittelbaren Konsequenz von Screeninguntersuchungen wegen fehlender direkt anschließender Untersuchungstermine wurde erneut betont. Zudem wurde eine mangelnde Kenntnis weiterer nicht-ärztlicher Unterstützungsmöglichkeiten genannt.

Ein Care manager sei sinnvoll und in einzelnen Fällen auch bereits erfolgreich zum Einsatz gekommen. Alternativ wäre ein multiprofessionelles Team sinnvoll. Auch sei die Tätigkeit von Bezirkssozialarbeitern segensreich, aber zu Wenigen bekannt. Die Hausärzte verwiesen die Angehörigen laut Befragung in vielen Fällen auf Anbieter professioneller externer Beratungsangebote und Selbsthilfegruppen.

94% der Befragten gaben in der Umfrage an, folgender Aussage teilweise oder voll zuzustimmen: „Um die Versorgung der Demenzpatienten und Angehörigen zu organisieren benötige ich normalerweise mehr Zeit als mir zur Verfügung steht".

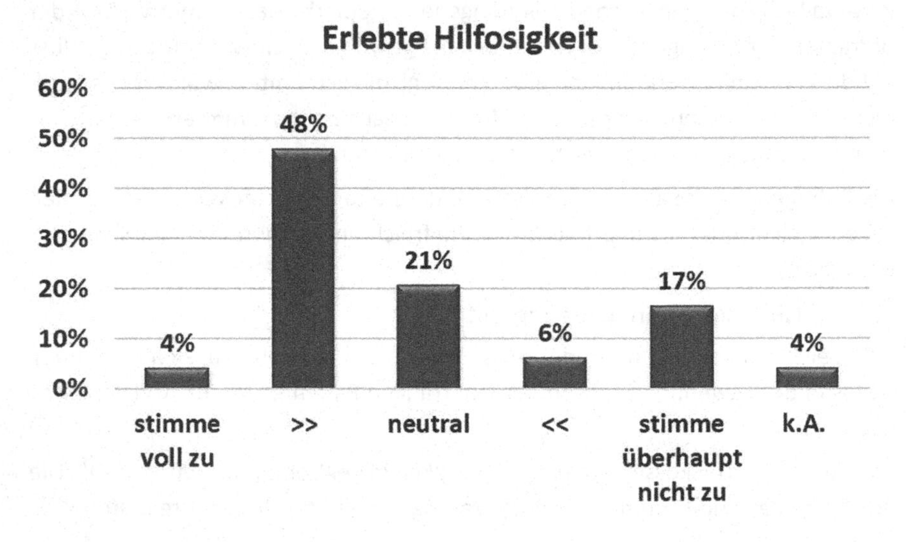

Abbildung 24: Von Hausärzten manchmal erlebte Hilflosigkeit in Beziehung zu MmD. (n=39)

67% der Befragten waren tendenziell oder absolut der Meinung, dass die Angehörigen von MmD stärker in die Therapie und Pflege einbezogen werden müssten. 63% wünschten sich tendenziell oder absolut einen einheitlichen Ansprechpartner in der Versorgung von MmD. Die Mehrheit (63%) war auch der Meinung, dass hier beispielsweise ein Care Manager als koordinierende Person wünschenswert wäre; allerdings sahen dies 24% der Teilnehmer der Umfrage tendenziell oder eindeutig nicht so.

8.6 Einsatz eines Care Managers

Im **Diskussionspunkt „Care manager"** wurde daher auch in der Diskussion nochmals gefragt, wie sinnhaft eine solche Person eingeschätzt wurde. Viele Zuhörer fanden es erstrebenswert, eine Person zu haben, die Diagnostik und Hilfen koordiniert (siehe Abbildung 25).

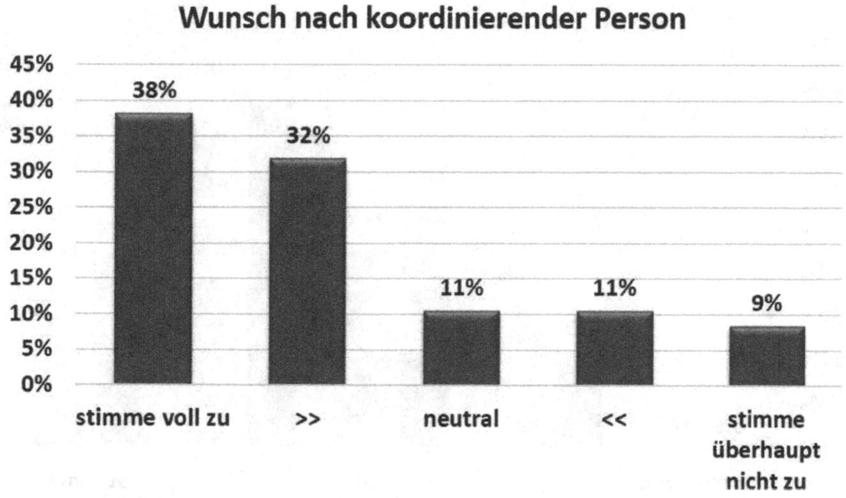

Abbildung 25: Wunsch nach einer nicht - ärzlichen koordinierenden Person / Care Manager. (n=39)

Allerdings solle dies dann ein Care manager für alle chronischen Erkrankungen zugleich sein, nicht etwa nur für MmD, da dies am Ende zu viele Akteure und eine Unsicherheit bzgl. zuständiger Ansprechpartner bedeute. Auch wurde ergebnisoffen diskutiert, wo ein Care manager zu verorten sei.

8.7 Die Ambulant-stationäre Schnittstelle

Insgesamt äußerst kritisch wurde der aktuell zu beobachtende Übergang von MmD von der ambulanten in die stationäre Behandlung und umgekehrt eingeschätzt. Die Koordination an der Schnittstelle lässt für 59% der Befragten bzgl.

der Richtung ambulant nach stationär, für 61% bzgl. der Richtung stationär nach ambulant mindestens tendenziell zu wünschen übrig (siehe Abbildung 26).

Dabei wurde nicht speziell nach der Schnittstelle zur Gerontopsychiatrie, sondern nur nach der allgemeinen Schnittstelle der ambulanten Versorger zum Krankenhaus gefragt. Die klare Positionierung im Sinne einer deutlich kritischen Beurteilung der Schnittstelle war Anlass für den **Diskussionspunkt „ambulant-stationäre Schnittstelle"**.

Gefragt wurde nach den häufigsten oder drängendsten Problemen an der Schnittstelle.

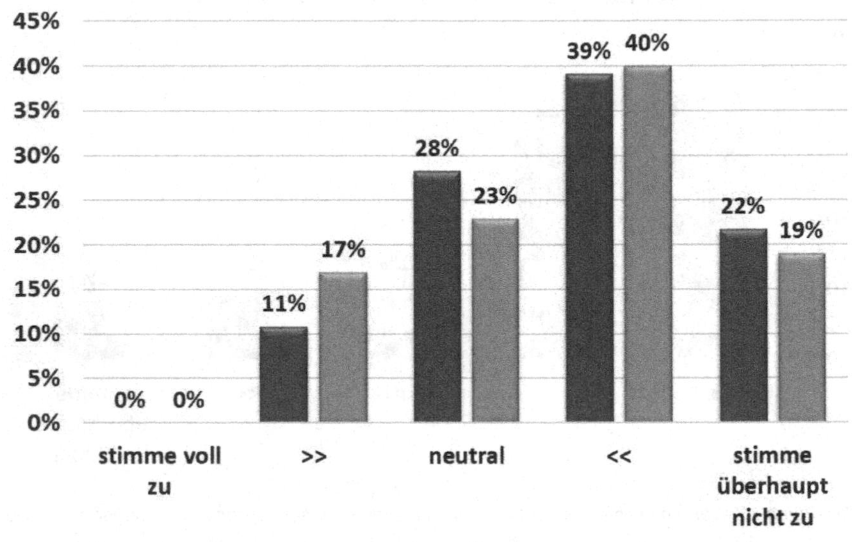

Abbildung 26: Ausreichend gute Koordination an den Schnittstellen ambulant - stationär und stationär - ambulant. (n=39)

Es wurde vor allem die mangelnde Kommunikation aller Kliniken mit den Hausärzten genannt. Zudem sei eine Einweisung in die Gerontopsychiatrie durch viel zu wenige Betten dort sehr schwierig. Sie erfolge dann meist als Notfall, da nicht mehr gewartet werden könne – mit entsprechend wenig Kommunikation in der

Notfallsituation seitens der Hausärzte. Diese seien durchaus bereit, vor einer Einweisung eine eigene Checkliste zu bearbeiten, die zuvor gemeinsam mit der Gerontopsychiatrie erstellt werden könne und die häufige Problematiken wie wünschenswerte Voruntersuchungen vor stationären Aufnahmen aufgreifen könnte. Damit könnten eventuell Erkrankungen die zu Unruhe der Patienten führten, wie Infekte, öfter schon ambulant erkannt und behandelt werden, so dass eine Eiweisung eventuell doch noch vermeidbar sei.

Eine geplante und sicher sinnvolle Einweisung subakuter Krankheitsfälle sei wegen der zu knappen Bettensituation fast nie möglich; erst bei Zuspitzungen zu akuten Fällen sei dies dann möglich. Dies erklärt laut Diskussion sicher zum Teil die Schwere und Komplexität der in der Gerontopsychiatrie behandelten Fälle. Auch in der stationären Geriatrie seien die Hürden für stationäre Aufnahmen unerklärlich hoch.

Gewünscht wird eine fachliche gerontopsychiatrische ambulant aufsuchende ärztliche Unterstützung, wie sie etwa das „Mobile Team" der Psychiatrischen Institutsambulanz des Evangelischen Klinikums Bethel anbiete, allerdings in völlig unzureichender Besetzung (2 Ärzte für ganz Bielefeld, unterstützt durch zwei Sozialarbeiterinnen).

Was die Schnittstelle am Entlasszeitpunkt aus der stationären Behandlung angehe, so sei unbedingt eine verlässliche und rechtzeitige Kommunikation der Klinikärzte mit den Hausärzten wünschenswert, um Mangelversorgung und Gefährdung zu vermeiden. Entlassbriefe der Gerontopsychiatrie wurden dabei als sehr positiv und ausreichend umfassend angesehen. Allerdings seien Informationen noch vor dem Entlasstag wünschenswert, vor allem bei Einsatz eines neuen Hausarztes (was der Regelfall bei Entlassungen in Heime sei, wenn der Patient vorher nicht dort lebte). Die Diskussion zur ambulant-stationären Schnittstelle nahm den zeitlich größten Raum während der Veranstaltung ein.

8.8 Schnittstellenübergreifende Perspektive der Gruppendiskussion

Aus der Diskussion ging abschließend hervor, dass ein erneutes Treffen in vergleichbarer Runde, gerne in der Abteilung für Gerontopsychiatrie, speziell mit dem Schwerpunktthema „Optimierung der ambulant-stationären Schnittstelle -

auf der Suche nach Lösungsmöglichkeiten“ sinnvoll sei. Dabei zeigten die Hausärzte Interesse daran, auch die Räumlichkeiten der Gerontopsychiatrie näher kennenzulernen.

9 Ergebnisdarstellung der Experteninterviews

9.1 Einführung in das Kategoriensystem

Eine Übersicht über das letztendlich verwendete Kategoriensystem, das Veränderungen gegenüber dem ursprünglich angenommenen Kategoriensystem beinhaltet, ist Abbildung 27 zu entnehmen und wird im Folgenden genauer erläutert.

Hauptkategorie	Kategorie	Subkategorien mit Ausprägungen
Soziale Bedarfslagen	Hilfesystem informell	-
	Multiprofessionelle Zusammenarbeit	-
	Psychosoziale Faktoren	-
	Hilfesystem formell	-
Medizinische Bedarfslagen	Somatische Diagnosen	-
	Psychiatrische Diagnosen	-
Pflegerische Bedarfslagen	Mobilität	-
	Kognition und Kommunikation	-
	Verhalten und Psyche	-
	Selbstversorgung	-
	Besondere Belastungen	-
	Alltagsleben und soziale Kontakte	-
	Außerhäusliche Aktivitäten	-
	Haushaltsführung	-

Abbildung 27: Überblick über das modifizierte Kategoriensystem der DCSD

Einige Aussagen jedoch ließen sich nicht in das vorbestehende Kategoriensystem einordnen. So waren etwa zusammengefasste sinngemäße Aussagen wie die, dass Lösungsmöglichkeit für eine ambulant-stationäre Schnittstellenproblematik eine informelle Kurzmitteilung sein könnte (I 1, Z. 192-194) oder dass Schnittstellen hauptsächlich zwischen Angehörigen und Pflegedienst sowie Hausarzt und Pflegedienst bestünden (I 2, Z. 347-348) nicht den vorgegebenen Kategorien oder

K. Pöschel und S. Spannhorst, *Dementia Care Sensitive Demands*, Best of Pflege,
https://doi.org/10.1007/978-3-658-23619-9_9

Subkategorien zuzuordnen. Zahlreiche Aussagen zu Schnittstellen und Schnittstellenoptimierung im Rahmen der multiprofessionellen Zusammenarbeit wurden gezählt. Dies führte zu einer Ergänzung des Kategoriensystems, um den Bereich „Multiprofessionelle Zusammenarbeit“ eigenständig zu berücksichtigen, der das Thema Schnittstelle implizit beinhaltet.

Es fanden sich darüber hinaus nicht primär einzuordnende Aussagen zu psychosozialen Phänomenen. Beispiele waren: Berufliche Grenzen entstehen bei unrealistischen Erwartungen von Angehörigen (zusammengefasste Aussage nach I 2, Z. 267-274), „die hemmenden oder fördernden Faktoren sind nicht erkennbar, dennoch funktioniert ein Hilfesystem“(I 1, Z. 51-54), die Region bestimmt die Möglichkeiten der Versorgung (zusammengefasste Aussage nach I 6, Z. 451-456) oder: Eine tendenziell bessere Versorgung wird jenen zuteil, die zulasten der Sozialhilfe versorgt werden und unvermögend sind (zusammengefasste Aussage nach I 6, Z. 325-327).

Die Kategorie „Psychosoziale Faktoren“ wurde etabliert und ließ sich auf zahlreiche zu diesem Zeitpunkt noch nicht zugeordnete Aussagen anwenden. Es zeigte sich, dass schließlich mittels aller hier genannten Kategorien eine hinreichende Zuordnung der Aussagen gelang.

Allerdings war zunächst offen, in welcher der vorgegebenen Hauptkategorien die Kategorien „Psychosoziale Faktoren“ und „Multiprofessionelle Zusammenarbeit“ inhaltlich sinnvoll zu fassen waren. Die Schaffung einer neuen unabhängigen Kategorie stand zur Diskussion. Allerdings war inhaltlich vertretbar, stattdessen die Kategorie „soziale Bedarfslagen“ um die genannten beiden Kategorien zu erweitern. Inhaltlich können sowohl, multiprofessionelle Zusammenarbeit und Psychosoziale Faktoren als soziale Konstrukte angesehen und entsprechend hier eingruppiert werden. Schließlich betreffen Aussagen zu diesen neuen Kategorien oft auch Aussagen zum Bereich des formellen und informellen Hilfesystems, die bereits unter „soziale Bedarfslagen“ eingruppiert worden waren.

Durch gemeinsame Durchsicht aller Aussagen und übergeordneten Kernaussagen ließ sich stichhaltig erklären, warum die Zuordnung letztlich in der beschriebenen Weise erfolgte: Das formelle wie informelle Hilfesystem wurde in seiner Funktionalität entsprechend dem Duktus der Interviews erst richtig verstehbar, wenn Aspekte psychosozialer Natur (beispielsweise die Frage, warum etwa werden bestehende Angebote von Familien nicht angenommen werden) und Aspekte der multiprofessionellen Zusammenarbeit (entsprechend etwa der Frage, warum gemeinsame Hausbesuche des Pflegedienstes mit dem Hausarzt nicht gelingen) hinzukamen. Offenbar beschrieben Aussagen zu den neuen Kategorien zuvor nicht erfasste modifizierende und beeinflussende Faktoren sozialer Einweisungsgründe.

Für den Pflegerischen Hilfebedarf, der sich an den Modulen des NBA-Assessments orientiert, wurden für die Dokumentenanalyse ursprünglich nur fünf der acht möglichen Module verwendet. Diese Entscheidung wurde zu einem Zeitpunkt getroffen, zu der diese Begrenzung methodisch sinnvoll war, da die Dokumente keine ausreichenden Daten zu den nicht berücksichtigten Modulen aufwiesen. Hinsichtlich einer umfassenden Erfassung pflegerischer Bedarfslagen war es jedoch geboten, diese nun mit in die zu berücksichtigenden Kategorien aufzunehmen. Diese Notwendigkeit wurde zudem durch die sinnvolle Erweiterung der Kategorien der Sozialen Bedarfslagen deutlich, die eine Verbindung zu diesen Modulen, „Gestaltung des Alltagslebens und sozialer Kontakte", „Außerhäusliche Aktivitäten" und „Haushaltsführung" herstellt und damit die Erweiterung legitimiert.

Als Ergebnis ließen sich auf diese Weise die in den folgenden Abschnitten dargestellten Kategorien und Subkategorien nachweisen.

9.2 Soziale Bedarfslagen

9.2.1 Hilfesystem Informell

Eine schematische Übersicht über die Kategorie „Hilfesystem informell“ und ihre Subkategorien, die im Folgenden erläutert werden, gibt Abbildung 28.

Hauptkategorie	Kategorie	Subkategorien	Ausprägungen (Stichworte)
Soziale Bedarfslagen	Hilfesystem informell	Kommunikation	- Einbindung von Angehörigen
		Dekompensation	- Verhaltensstörungen, - Intransparenz von Entscheidungen, - Verzögerung oder Ablehnung von Unterstützung
		Schnittstellen	- Entlassmanagement, - transitorische Funktion stationärer Behandlung
		Grenzen	- Zeitliche Ressourcen, - finanzielle Ressourcen, - Einhaltung von Absprachen
		Gemischte Einweisungsgründe	- Abhängigkeit vom Setting, - gemischt sozial, pflegerisch und medizinisch bedingt, - häufige Kombination mit Verhaltensstörungen
		Entwicklungen	- Zunehmende Individualisierung, - zunehmende Entscheidungsbedarfe, - Veränderung des Krankheitsbegriffes

Abbildung 28: Subkategorien und Ausprägungen des informellen Hilfesystems

9.2.1.1 Kommunikation/Multiprofessionelle Zusammenarbeit

Das informelle Hilfesystem ist auf gelingende Kommunikation angewiesen, etwa an Schnittstellen der Entlassung aus der stationären Behandlung (I1, Z. 260-261). Alleinlebende haben durch ihre entfernt lebenden Angehörigen einen kommunikativen Nachteil, wenn gesundheitliche Probleme von diesen rein telefonisch mit dem Hausarzt besprochen werden (I 4, Z. 244-247). Angehörige sind eine wichtige Informationsquelle für das professionelle Hilfesystem (I 4, Z. 240-244). „Pflegelotsen" beraten Angehörige, indem sie mit ihnen im Austausch stehen, der Hausarzt wiederum leitet Angehörige an diese weiter (I 4, Z. 94-107). Angehörige begleiten MmD zu wichtigen Untersuchungen.

> „...wenn der behandelnde Arzt mit den Familienangehörigen über einen längeren Zeitraum[...] eine bestimmte Situation beobachtet hat und feststellt „So, jetzt sind wir an einem Punkt angekommen, wo wir selber nicht mehr weiterwissen, wir müssen in eine Spezialklinik."“(I 5, Z. 34-37)

> „...Und gut ist eigentlich immer der Weg [...] zu einer Vorstellung beim niedergelassenen Gerontopsychiater, da habe ich eigentlich dann auch immer dann auch ganz gute Erfahrungen gemacht. Wenn das also eine stabilere Situation ist, man das mit den Angehörigen und dem Patienten besprechen kann. Und die fahren dann zusammen in die Praxis.“(I 4, Z. 282-287)

9.2.1.2 Dekompensation

Der Begriff „Dekompensation" wird von einer Hausärztin definiert:

> „..das heisst also, eine Überforderung oder überhaupt Nichtherstellung eines sozialen Umfelds, was die Versorgung gewährleisten kann.“ (I 1, Z. 28-29)

Das informelle Hilfesystem dekompensiert aus oft intransparenten Gründen (I 1, Z. 14-15) (I 1, Z. 51-54), wobei Kränkungen von Familienmitgliedern und biografische Bezüge manchmal eine Rolle spielen (I 1, Z. 34-40). Verhaltensauffälligkeiten gelten als Grund für Dekompensationen - unabhängig von der Gestaltung des versorgenden Umfeldes (I 1, Z. 24-26). Die Nicht-Nutzung angebotener und z.T. bereits abgesprochener Hilfeleistungen trägt zu Dekompensationen bei (I 4, Z. 396-398). Auch kommt es zu erheblichen Verzögerungen wegen langer Entscheidungsprozesse (I 5, Z. 127-134), auch aus Sorge um Lebenspartner, die bei stationären Aufnahmen zu Hause zurückbleiben müssten.

9.2.1.3 Schnittstellen

Ein gut organisiertes Entlassmanagement wird an der stationär-ambulanten Schnittstelle gefordert, wozu rechtzeitige Informationen aller im Hilfesystem über geplante Entlassungen gehören.

> „Also ich kann mir kaum vorstellen, dass man eine Viertelstunde vorher weiss, er wird entlassen ja oder nein, sondern man hat Pläne und man könnte ja auch drei, vier Tage vorher. Dann haben wir ein bisschen mehr Möglichkeiten, die Sachen vorzubereiten, wir können die Angehörigen so ein bisschen mehr mit ins Boot nehmen. Und wir können natürlich auch schon mal den einen oder anderen Hausarzt vorab informieren.“ (I 5, Z. 280-286)

Die stationäre Behandlung in der Gerontopsychiatrie wird von einer Betreuerin als hilfreich eingeschätzt, da sie Entwöhnung vom häuslichen Setting und Sprungbrett für Kommendes zugleich ist (I 3, Z. 128-132), sowohl was Rückkehr in das vorherige Umfeld als auch eine Neuausrichtung angeht. Dies kann als eine Art positive transitorische Funktion der stationären Behandlung angesehen werden.

9.2.1.4 Grenzen

Grenzen der professionellen Zusammenarbeit mit dem informellen Hilfesystem sind dann erreicht, wenn Absprachen nicht eingehalten werden (I 4, Z. 396-398) oder falsche Vorstellungen von der Finanzierbarkeit und Möglichkeiten professioneller Hilfen bestehen (Einsatz des Pflegedienstes bzw. häufigere Besuche des Hausarztes).

> „..wenn das jetzt auch so mit Hausbesuchen irgendwie, ja, immer weiter sich steigern würde, wo man dann auch irgendwann natürlich überlegen muss, wie teilt man sich die Zeit ein und was kann man da leisten. [...] wenn es dann in so einen Bereich kommen würde, dass das so eine Kompensation von irgendeinem System sozusagen, was nicht richtig funktioniert, und wenn man dann auch Hilfen angeboten hat, die nicht wahrgenommen werden. [...] Dass ich es eben begrüßen würde, da irgendwie eine Veränderung eben herbeizuführen, [...] und das eben auch nicht so leisten kann, da so, also so eine Art Rundumbetreuung dann sehr intensiv zu leisten. Weil ich denke, da würde ich dann auch wieder Zeitprobleme mit anderen Patienten bekommen." (I 4, Z. 400-414)

9.2.1.5 Komplexe/gemischte Einweisungsgründe

Verschiedene Gründe für stat. Einweisungen werden genannt, wobei hier Verhaltensstörungen als Gründe für die Dekompensation sozialer Settings im Vordergrund stehen. Wie sehr sich die Gründe mischen, zeigt folgendes Beispiel:

> „..das herausfordernde Verhalten kann ja auch medizinische Gründe oder somatische Hintergründe haben, die wir gar nicht einschätzen können. Ist ja nicht immer nur die Demenz, sondern es kann ja auch alle möglichen anderen Ursachen haben.[...]Die nächtliche Unruhe und diese Agitiertheit ... Ja, also was so zum typischen Bild Demenz in allen Schattierungen dazu kommt und was das System Familie oder das System Zuhause in Frage stellt. Alles, was damit medizinisch zusammenhängt." (I 2, Z. 168-182)

Soziale Gründe werden als Teil des Gesamtproblems angesehen (I 1, Z. 11). Das „Versagen" des informellen Hilfesystems als Einweisungsgrund (I 3, Z. 25-28) beinhaltet die Aussage, dass dieses soziale System den (medizinischen und/oder pflegerischen) Problemen nicht mehr gewachsen ist, was ebenfalls die Mischung der Ebenen (sozial, pflegerisch, medizinisch) unterstreicht. Beispiele schwerer Verhaltensstörungen werden genannt (I 3, Z79-82). Immer wieder führen Situationen zu stat. Aufnahmen, in denen es „kippt" (I 4, Z. 18).

Die Demenz erscheint als eine meist bereits vulnerable Personen zusätzlich betreffende Krankheit. Soziale, pflegerische und medizinische Problematiken greifen etwa beim Phänomen des gestörten Nachtschlafes ineinander. Es wird exemplarisch aufgezeigt, wie das bei Demenz bekannte Sundawning-Phänomen (Unruhe ab der Abenddämmerung mit Lauftendenz und oft reduziertem Nachtschlaf) als medizinisches Symptom pflegerische und soziale Probleme schafft (keine nächtliche Versorgung möglich, Müdigkeit am Tage, keine ausreichende Sicherheit im ambulanten Setting). Auch wird beschrieben, dass das „Kippen" von Versorgungssettings mitunter einer Frage der Verhältnismäßigkeit der Nutzung von Hilfen ist, wie im folgenden Beispiel der Nutzung der Polizei und dadurch implizitem Hinweis auf die Gefährdungslage:

> „ Ja, wir haben die Faustregel: Wer nachts nicht alleine bleiben kann, kann ambulant nicht mehr versorgt werden.[…]Wer nachts wegrennt und dann in Gefahr gerät, da wird es dann eng. […]Also ambulante Dienste können ja zum Beispiel die Menschen ja zu Hause nicht einschließen. Angehörige machen das, das ist so eine Grauzone, wo auch, wenn keiner hinguckt, läuft so was häufig auch.[…]Gut, wenn jemand mal nachts irgendwo von der Polizeistreife aufgegriffen wird, das ist jetzt auch kein Beinbruch. Aber wenn das natürlich jede zweite Nacht so ist, dann ist das irgendwann mal…Dann wird es auch gefährlich." (I 6, Z. 249-263)

9.2.1.6 Entwicklungen

Zunehmende Individualisierung mit unkonventionellen Lebensentwürfen und finanzielle Ressourcen bestimmen in Zukunft die Versorgung.

> „Ich sage mal so, diese klassischen Silberpudel, die sterben aus. Die sagen auch nicht „Wir sind so dankbar, dass jemand kommt, ist alles so schön.". Das ist nicht mehr so. Die sagen „Leck mich am Arsch, ich mach, was ich will. […] Vielleicht wollen wir gerne in eine nette Gesellschaft, in eine nette WG oder so und wollen gar nicht einsam leben und wir können dann gar nicht, weil es zu teuer ist, das kann auch sein. Es kann auch umgekehrt sein." (I 6, Z. 268-288)

Medizinische Behandlungsoptionen haben weiter zugenommen, damit auch Entscheidungsbedarfe (I 6, Z. 411-417). Die Psychiatrie wandelt sich in ihren Aufgaben, da der Begriff des „normalen" und damit nicht behandlungsbedürftigen Verhaltens sich erweitert hat (I6, Z. 38-40). Umso schwieriger wird zukünftig die Frage der freien Willensbildung und damit Entscheidungsfähigkeit eines Individuums zu klären sein (I 6, Z. 421-424).

9.2.1.7 Widersprüche

Widersprüchliche Aussagen innerhalb der Kategorie „informelles Hilfesystem" betrafen 2 Bereiche:

a) Intrapersonaler Widerspruch: Ein interviewter Pflegedienst-Leiter gibt an, soziale Gründe für stat. Aufnahmen von MmD gebe es an sich nicht (I 5, Z. 31-32); kurz darauf beschreibt er allerdings Phänomene, die deutliche soziale Brisanz haben und damit als pflegerisch-soziale Aufnahmegründe angesehen werden können, insbesondere Störungen des Tag-Nacht-Rhythmus, Weglauftendenz und Aggressivität gegenüber einem mit im Haus Wohnenden (I 5, Z. 37-39).
b) Interprofessioneller Widerspruch: Widersprüchlich ist die Einschätzung der Bedeutung von 24-Stunden-Präsenzkräften in der häuslichen Versorgung. Dieses Thema wird lediglich von 2 Interviewten angesprochen, einem Hausarzt und einem Pflegedienstleiter. Während der Hausarzt die Hilfen wertschätzt und deren nachvollziehbare häufige Überlastung beklagt (I 4, Z. 343-349), führt der Pflegedienstleiter an, diese Hilfskräfte seien ungeeignet für eine ausreichende Versorgung von MmD, auch wegen fehlender kommunikativer Fähigkeiten zum Austausch mit professionellen Akteuren (I 5, Z. 307-313). Er betont die Konkurrenz zu qualifizierten Pflegediensten.

9.2.2 Multiprofessionelle Zusammenarbeit

9.2.2.1 Schnittstellen der multiprofessionellen Zusammenarbeit

Die Kategorie multiprofessionelle Zusammenarbeit umfasst die Ausformung der Zusammenarbeit innerhalb der formellen Hilfestrukturen (zwischen Anbieter und Empfänger) im Übergang zu den Empfängern (hier Betroffene und/oder Mitbetroffene) der Dienstleistungen. Die Akteure der multiprofessionellen Zusammenarbeit sind professionelle Anbieter und professionelle Empfänger, professionelle Anbieter und betroffene Empfänger.

9.2.2.2 Gute Zusammenarbeit

9.2.2.2.1 Fördernde Faktoren der Zusammenarbeit (Erfolgsfaktoren)

An den Schnittstellen mit anderen Akteuren und/oder Berufsgruppen haben die Experten unterschiedliche Beispiele gegeben die für eine Zusammenarbeit förderlich sind. Diese können als Erfolgsfaktoren multiprofessioneller Zusammenarbeit zusammengefasst werden.

Als wichtiger Erfolgsfaktor der Zusammenarbeit wird die Verlässlichkeit der Einhaltung von Absprachen genannt. Diese basiert auf guter Kommunikation, welche die Zusammenarbeit stabilisiert und hilft schwierige Situationen zu entlasten (I 1, Z. 145ff).

Hauptkategorie	Kategorie	Subkategorien	Ausprägungen
Soziale Bedarfslagen	**Multiprofessionelle Zusammenarbeit**	Gute Zusammenarbeit (Erfolgsfaktoren)	- Fördernde Faktoren der Zusammenarbeit
			- Erwartungen an die Zusammenarbeit
			- Beispiele guter Zusammenarbeit
		Beeinträchtigte Zusammenarbeit (Misserfolgsfaktoren)	- Hemmende Faktoren der Zusammenarbeit
			- Beispiele schlechter Zusammenarbeit / Faktoren des Misserfolgs
		Schnittstellen genau bezeichnet	-
		Steuerungsfaktoren der Zusammenarbeit	- Grenzen
			- Möglichkeiten des Versorgungssystems
		Veränderungen und Entwicklung der Zusammenarbeit	-
		Zusammenbruch der Zusammenarbeit	-

Abbildung 29: Subkategorien der multiprofessionellen Zusammenarbeit / Schnittstellen

Diese Kommunikation kann durch eine Art Übergabe, vor allem aber durch den direkten, z.B. telefonischen Kontakt gestaltet werden, um gemeinsames Wissen, Verständnis und Transparenz zu schaffen (I 1, Z. 281f + 363f). Das ist besonders erfolgreich, wenn es gelingt schnell einen Konsens, sich der Einschätzung des anderen anschließend, zu finden (I 5, Z. 163f). Gelingt es die diese kollegiale Kommunikation auf Augenhöhe aufrecht zu erhalten, läuft dann auch die Versorgung gut (I 4, Z. 192ff). Um das abzusichern werden unter der Hand bestimmte Durchwahlnummern ausgetauscht, um diese kollegiale Kommunikation zu sichern (I 2, Z. 389ff). Solche direkten Kontakte helfen die Dringlichkeit zu unterstreichen und Bedenken und wichtige Zusatzinformationen weiterzugeben (I 4, Z. 476ff). Menschen auf die man sich verlassen kann bilden den Kern guter Zusammenarbeit und ermöglichen schnelle und unkonventionelle Lösungen (I 6, Z. 193ff + 361ff)) (I 4. Z. 189ff + 208ff + 419ff)).

> „Bestimmte Hausarztpraxen geben uns dann eine andere Telefonnummer. Das ist ja für Sie als ...“ (I 2, Z. 389-390).

Für eine gelingende Zusammenarbeit im ambulanten Bereich spielen die Patienten und deren Angehörige die zentrale Rolle, da sie fest in die Beobachtung und Gestaltung eingebunden sind, deutlich mehr als in stationären Settings (I 2, Z. 122ff). Allerdings sind finanzielle Ressourcen für unkonventionelle Lösungen förderlich (I 6, Z. 308ff).

In schwierigen Situationen wird der Umgang mit Grenzen, in dekompensierenden Versorgungssituationen, deutlich erleichtert, wenn die Last der Entscheidung auf mehrere Schultern verteilt wird (I 3, Z. 211ff).

> „Und natürlich versucht man immer auch, möglichst viel auf die Einweisung zu schreiben, aber trotzdem kann ja mal was sozusagen dann irgendwie aus dem Fokus gehen.“ (I 4, 254-256)

Schließlich werden auch noch Beispiele schriftlicher Kommunikation genannt, z.B. möglichst viele Informationen auf Einweisungen zu schreiben oder Befundberichte auszutauschen, um die multiprofessionelle Zusammenarbeit zu fördern und Schnittstellen zu glätten (I 4, Z. 254f + 435ff).

9.2.2.2.2 Erwartungen an die Zusammenarbeit

Aus den erlebten und genannten Erfolgsfaktoren erwachsen auch Erwartungen an eine gelingende Zusammenarbeit. Dazu gehören Offenheit und Transparenz mit den eigenen beruflichen Grenzen in problematischen Situationen (I 3, Z. 206ff). Eine ausgefüllte Überweisung an einen anderen Arzt ist auch gleichzeitig mit der Erwartung an weitergehende Information und Rückmeldung verbunden (I 1, Z. 214ff).

> „Manchmal muss man einfach nur verstehen, warum bestimmte Dinge so entschieden wurden und dann kann man die auch einbetten in das, was zu Hause zu regeln ist.“ (I 1, Z. 380 – 382)

Damit verbindet sich aber auch die Erwartung, nicht nur zu informieren, sondern auch selbst und gegebenenfalls an weiterreichenden Entscheidungen mit beteiligt zu werden. Das sichert die Qualität der weiterführenden Versorgung ab (I 1, Z. 377ff + I 6, Z. 167ff). Allerdings wird auch erwartet, dass hinsichtlich der Versorgung von Patienten in Absprache individuelle Lösungen und nicht Standardlösungen gefunden werden (I 2. Z. 361ff).

9.2.2.2.3 Beispiele guter Zusammenarbeit

Auf der Grundlage der Erwartungen und fördernder Faktoren werden auch konkrete Beispiele dieser Zusammenarbeit genannt.

> "Also, einer alleine kann da überhaupt nichts bewirken, man braucht da wirklich ein funktionierendes ... Netz." (I 3, Z. 400-402)

An der Schnittstelle zwischen klinischer und ambulanter Versorgung wird ein gut organisiertes Entlassmanagement, vor allem für vulnerable Patienten mit wenig Organisationsspielraum, als Beispiel gelingender Zusammenarbeit erlebt (I 1, Z. 323ff). Also der Austausch von Informationen an den Schnittstellen, ob wichtig oder unwichtig, durch Telefonate, per Fax oder schriftlich (I 4, Z. 549ff) (I 1, Z. 281ff) (I 3, Z. 251f).

Als weiteres Beispiel werden die Ergebnisse gemeinsamer Absprachen genannt, durch die es gelungen ist falsche Entscheidungen zu vermeiden (I 3, Z. 212ff) (I 2, Z. 207ff). In diesem Rahmen werden auch entlastende Gespräche zwischen Familienangehörigen und Hausärzten genannt, die Vertrauen und Zusammenarbeit festigen (I 2, Z. 205ff).

Der Sozialpsychiatrische Krisendienst wird in Krisensituationen als Mittler an der Schnittstelle zwischen den Versorgungssystemen erlebt (I 4, Z. 291ff). Als Sonderform der gelingenden Versorgung wird auch die Unterstützung durch Nachbarn genannt (I 4, Z. 391ff).

9.2.2.3 Beeinträchtigte Zusammenarbeit

9.2.2.3.1 Hemmende Faktoren der Zusammenarbeit

Eine misslingende Kommunikation wird von den Experten als zentral hemmender Faktor für eine Zusammenarbeit genannt.

> „Also für mich würde ... wäre es von Vorteil, wenn zum Beispiel Assistenzärzte ganz früh lernen, dass ohne Kommunikation die schönste Medizin nichts ist." (I 1, Z. 357-358)

Dazu zählen sie die persönliche, telefonische und schriftliche (z.B. Brief, Fax, Email, SMS) Kommunikation (I 1, Z. 202ff, 214ff, 281f) (I 3, Z. 272ff). Sind Informationen erforderlich, jedoch nicht vorhanden, so müssen unnötig viele Ressourcen für eine Recherche aufgewendet werden (I 1, Z. 344ff).

Neben der Kommunikation werden auch weitere Faktoren benannt, wie Wartezeiten auf Behandlungsplätze, die überbrückt werden müssen (I 4, Z. 592ff). Dazu zählen zum Beispiel an den Schnittstellen die fehlende Kenntnis der Arbeitsweise des jeweils anderen (I 1, Z. 273ff) oder eine Störung in der Zusammenarbeit zwischen Akteuren, die sich nicht klären lässt (I 2, Z. 373f + 446ff). Es kommt auch vor, dass eine Beratung zur Weiterversorgung nicht optimal war und in der Folge Probleme bereitet (I 3, Z. 276ff) oder eine Kommunikation gar nicht erst zu Stande kommt (I 1, Z. 260ff). Besonders die Wartezeiten auf geplante Maßnahmen, durch verzögerte oder verschleppte Bearbeitung von Aufgaben mit einbezogener Akteure werden als großes Problem empfunden (I 3, Z. 303ff).

In den Fällen, in denen es nicht gelingt die Hürden der Zusammenarbeit für Patienten, Angehörige oder Betreuer zu überwinden, werden Aufgaben an sie zurückgegeben, auch wenn etwas anderes von ihnen erwartet wird (I 2, Z. 267ff + 450ff + 467).

> „Auch bei Verordnungen, abweichende Vorstellung, letztendlich müssen wir dann die Verantwortung in die Hand der Angehörigen geben und sagen „Hier, wir kommen gerade mal nicht klar." (I 2, Z. 449 – 451)

9.2.2.3.2 Beispiele schlechter Zusammenarbeit / Faktoren des Misserfolgs

Als Faktoren des Misserfolgs stehen unrealistische Erwartungen von den Patienten und Angehörigen an die Professionellen oder zwischen den Professionellen untereinander im Raum (I 2, Z. 267ff). Dazu gehören auch die Grenzen von refinanzierten Leistungen durch professionelle Anbieter in Medizin und Pflege (I 2, Z. 271ff). Seitens der Nutzer kann es im Rahmen der refinanzierten Leistungen zu Problemen kommen, da sie möglicherweise nicht mehr in der Lage sind sich zu entscheiden oder, wenn mehrere Personen beteiligt sind, sie sich nicht einigen können und eine Versorgung behindern (I 2, Z. 432ff + I 1, Z. 158ff).

> „Und dann gibt es Settings, wo ganz viele immer irgendeine Meinung haben und ein bisschen Einfluss nehmen und, tja ..." (I 1, Z. 158-159)

Weitere Probleme können durch den Röhrenblick der Akteure selbst entstehen, wodurch eine ganzheitliche Betrachtung verloren geht (I 1, Z. 202ff). Als Zeitfresser und damit als Problem kann auch das Gegenteil vom Röhrenblick, die gemeinsame Zusammenarbeit, erlebt werden (I 2, Z. 398ff). In der Behandlung können Nebenwirkungen auftreten, wenn ein Behandler vom Anderen nichts weiß, da es an der Schnittstelle keine Kommunikation gibt (I 1, Z. 194ff). Als weiteres Problemfeld wird herausgestellt, dass bestimmte Krankenhausbereiche zwar auf Anforderungen in ihrem Fachgebiet eingestellt sind, jedoch in die Überforderung gehen, wenn noch weitere Herausforderungen, wie kognitive Einschränkungen, hinzukommen (I 5, Z. 222ff).

Vor allem für den ambulanten Bereich sind übereilte Entlassungen ohne Vorankündigung problematisch für die Betroffenen aber auch andere Akteure, da sowohl Informationen als auch Medikamente, Hilfsmittel und gegebenenfalls noch notwendige Unterstützungsleistungen fehlen oder noch nicht angelaufen sind (I 1, Z. 265ff + 342ff).

9.2.2.4 Schnittstellen genau bezeichnet

Von den Experten werden nicht nur Bereiche einer gelingenden oder misslingenen Zusammenarbeit angegeben, sondern durchaus auch die von ihnen erlebten Schnittstellenbereiche bzw. Akteure selbst benannt:

Ambulante Pflegedienste, Fachärzte, Hausärzte, unterschiedliche Krankenhäuser, unterschiedliche Fachabteilungen von Krankenhäusern, Wohn- und Pflegezentren, Pflege-Wohngruppen, Tagespflege, Umzugsunternehmen, Betreuungsgericht, die Kommune, der Sozialhilfeträger, die Krankenkasse, die Pflegekasse, der Medizinische Dienst, 24 Stunden Präsenzkräfte, Polizei, Gesundheitsamt, Sozialpsychiatrischer Dienst und schließlich und natürlich die Patienten und deren Angehörige oder Mitbetroffene.

9.2.2.5 Steuerungsfaktoren in der Zusammenarbeit

9.2.2.5.1 Grenzen

Berufliche Grenzen werden erreicht, wenn die refinanzierten Ressourcen nicht mehr ausreichen oder nur zu kurzfristig gedehnt werden können, um die Versorgung stabil zu halten (I 2, Z. 288ff + 326ff) (I 4, Z. 409ff).

9.2.2.5.2 Möglichkeiten des Versorgungssystems

Allerdings haben sich durch die gesetzlichen Veränderungen die ambulanten Versorgungsmöglichkeiten in den vergangenen Jahren deutlich verbessert (I 2, Z. 113ff) (I 6, Z. 284ff). Ein sich verbesserndes Behandlungs- und Entlassmanagement, z.B. in Geriatrien, sorgt für einen glatteren Übergang zwischen stationärer und ambulanter Versorgung (I 1, Z. 305ff). Allerdings werden auch raschere Behandlungsabläufe, auf Grund der Finanzierung, dafür verantwortlich gemacht, dass der Übergang auch oft nicht gut klappt (I 5, Z. 259ff).

> „Ja, gefällt mir auch nicht, aber das hat glaube ich auch was mit Wirtschaftlichkeit zu tun, manchmal so im Hauruckverfahren." (I 5, Z. 258-260)

Gemäß den Vorgaben des Zugangs zu Leistungen wird das im Rahmen der Einweisungen, durch legitimierende Diagnosen, aktiv genutzt, um Leistungen, wie eine klinische Behandlung, zu initiieren (I 1, Z. 90f + 122f, I 2, Z. 195ff, I 5, Z. 31f + 67ff).

> „Also, soziale Problemlage ist natürlich ein bisschen schwierig zu formulieren, weil grundsätzlich steht ja erst mal die Diagnose im Vordergrund. Also ich sage mal, eine sozial indizierte Einweisung findet eigentlich gar nicht statt, ..." (I 5, Z. 31-33)

Allerdings hat auch das Herkunftssetting einen Einfluss auf den Zeitpunkt oder den Grund einer Einweisung oder Entlassung. Bewohner von Pflegeheimen werden später eingewiesen und oft auch eher entlassen als Patienten aus häuslichen Settings (I 1, Z. 105ff, I 4, Z. 175ff). Einen Einfluss auf die Entlassung kann aber auch das Fehlen der dafür benötigten Versorgungsstrukturen, wie spezialisierte Pflegeeinrichtungen haben, dass Wartezeiten oder überregionale Umzüge nach sich zieht (I 3, Z. 365ff). Eine andere Variante entsteht, wenn Einrichtungen, trotz Absprachen und Vorbereitung, nicht in der Lage sind besondere Patienten zu versorgen und dadurch eine Drehtür entsteht (I 3, Z. 281ff).

9.2.2.6 Veränderungen und Entwicklungen in der Zusammenarbeit

Von den Experten werden unterschiedliche Möglichkeiten benannt, um künftig die multiprofessionelle Zusammenarbeit besser gestalten zu können. Dazu gehört eine frühe berufliche Sozialisation hinsichtlich einer guten Kommunikation zwischen den Akteuren (I 1, Z. 357ff). Verbesserung der Systemkenntnis und des Systemverständnisses durch Hospitation in anderen Bereichen, gemeinsame Vereinbarungen und die Schaffung einer Grundhaltung, in gemeinsamer Sache zu arbeiten, werden erwartet (I 1, Z. 297ff + 357ff, I 2, Z. 442f + 474ff).

> Mit Versuchen, alle Beteiligten, ich sage mal so, im Grundverständnis als Partner zu begreifen, als Partner einer gemeinsamen Sache. (I 2, Z. 446-444)

Dazu gehört, dass Überleitungsmanagement und die Kommunikation aller Bereiche so zu verbessern, dass Drehtüreffekte vermieden werden (I 5, Z. 246ff + 260f +294ff).

9.2.2.7 Zusammenbruch der Zusammenarbeit

Ein Zusammenbruch der Zusammenarbeit zwischen professionellen Akteuren untereinander und mit Patienten und Mitbetroffenen ist dann zu beobachten, wenn mögliche Lösungsvorschläge nicht akzeptiert werden oder weitere Akteure Einfluss nehmen (I 1, Z. 184ff). Ein weiterer Aspekt umfasst eine verschobene Selbst- und Fremdwahrnehmung von Problemlagen zwischen den Akteuren (I 5, Z. 43ff)(I 1, Z. 179ff) oder das autonom Absprachen verändert oder nicht eingehalten werden (I 1, Z. 163). Dazu gehört auch das nicht Erkennen oder Anerkennen von aufziehenden Problemsituationen (I 2, Z. 116f) oder ein sehr später Zeitpunkt Hilfe zu suchen und anzunehmen (I 6, Z. 522ff).

> „Wenn da keine Akzeptanz ist oder wenn es vielleicht noch andere gibt, die auch Einfluss auf diese Familiengruppen haben, dann sind meine Grenzen erreicht." (I 1, Z. 184-186)

Diese Situationen des Zusammenbruchs oder des zu späten Anerkennens führen zu einer Überforderung des Versorgungssystems, in dem es nicht mehr gelingt das soziale Umfeld zu stabilisieren (I 1, Z. 28f) (I 2, Z. 158ff + 101f) (I 4, Z. 271ff)(I 6, Z. 41ff + 522ff).

9.2.3 Psychosoziale Faktoren

Der Abbildung 30 sind zwecks Übersicht die Einordnung der Kategorie „Psychosoziale Faktoren" sowie deren Subkategorien und Ausprägungen zu entnehmen. Die Erläuterungen folgen im nächsten Abschnitt

Hauptkategorie	Kategorie	Subkategorien	Ausprägungen (Stichworte)
Soziale Bedarfslagen	Psychosoziale Faktoren	Kommunikation	- Klarheit, Offenheit, Verlässlichkeit, - sichere Ansprechpartner
		Einweisungen beeinflussende Psychosoziale Faktoren	- Psychologische Phänomene (Scham u.a.), - Persönlichkeitsstrukturen, - Regionale strukturelle und finanzielle Rahmenbedingungen
		Berufliche Grenzen	- Finanzielle Grenzen, - Organisatorische Grenzen, - Ethische Grenzen - Supervision als Unterstützung
		Psychosoziale Entwicklungen	- Zunehmende Individualisierung, - Zunehmende Entscheidungsbedarfe, - Veränderung des Krankheitsbegriffes

Abbildung 30: Subkategorien und Ausprägungen psychosozialer Phänomene

9.2.3.1 Kommunikation/Multiprofessionelle Zusammenarbeit

Gelingende Kommunikation ist klar, entscheidungsfreudig, bedeutet Offenheit, Rücksprachen und Einhaltung von Verabredungen (I 1, Z. 145-153). Sie ist über die Berufsgrenzen hinweg direkt und persönlich (z.B. durch Anruf des Hausarztes im Krankenhaus, Rücksprache von Pflegedienst oder Hausarzt mit Angehörigen bei Überlastungszeichen)(I 4, Z. 458-467)(I 4, Z. 306-308). Sie gewichtet die Bedeutung von Informationen (etwa auf dem Einweisungsschein oder im Rahmen eines Anrufes des Hausarztes in der Klinik) und geschieht rechtzeitig (bei der Entlassplanung) (I 4, Z. 254-255)(I 5, Z. 273-276). Zu viele Diskussionen, Meinungen und hierarchisches interprofessionelles Verhalten sind hinderlich (I 1, Z. 155-157). Berufliche Sozialisation in guter Kommunikation zwischen stationären und ambulanten Akteuren erscheint wichtig (I 1, Z. 357-370). Alle Berufsgruppen betonen die Bedeutung verlässlicher Ansprechpartner und der berufsgruppenübergreifenden Kommunikation gerade in beruflichen Grenzsituationen.

„Ich versuche, mich ärztlicherseits abzusichern, dass ich also irgendjemand mit im Boot habe, der das mitträgt. Ich versuche, die Pflegedienste, die Angehörigen, also möglichst alles auf viele Schultern zu verteilen [...] einfach, um auch keinen Fehler zu machen, sondern um viele Meinungen zu hören und um dann letztendlich gemeinsam zu entscheiden, was ist nach unserer Einschätzung jetzt das Richtige für den Betroffenen.“ (I 3, Z. 210-216)

„Also, auch dieses Zusammenspiel, von dem ich sprach, das funktioniert. Ohne das geht es meiner Meinung nach gar nicht. Also, alleine kann man da überhaupt nichts bewirken, man braucht da ein funktionierendes [...]Netz.“ (I 3, Z. 399-402)

9.2.3.2 Psychosoziale Faktoren, die Versorgungsstrukturen und Einweisungsgründe mitbestimmen

Psychologische Phänomene betreffen hinderliches Rollenverhalten (Verkennung krankhaften Verhaltens eines Erkrankten als lediglich autoritäres Verhalten(I 1, Z. 163-173)) und die Nicht-Nutzung objektiv verfügbarer Angebote(I 1, Z. 179-181). Dies geschieht z.B. aus Scham vor stationärer Einweisung in die Psychiatrie oder durch verspätete Einsetzung eines Betreuers (I 5, Z. 254-259). Fehlende Initiative aufgrund psychosozialer intrafamiliärer Verstrickungen verhindert oft eine formal mögliche Versorgung bis zu einem Zeitpunkt besonderer Brisanz (Eigen- oder Fremdgefährdung) (I 1, Z. 34-40) (I 1 Z. 179-181) (I 6 Z. 367-369).

Die Ablehnung von Hilfen trotz Angeboten und finanzieller Möglichkeiten ist häufig (I 6, Z. 367-369). Objektiv möglich erscheinende Versorgungskonzepte werden nicht umgesetzt, unmöglich erscheinende funktionieren (I 1, Z. 51-54) (I4, Z. 328-332).

Hemmende und fördernde Faktoren eines Hilfesystems sind dabei für Profis oft nicht erkennbar (wie in einer „Black Box“).

„Aber manchmal kommt man da auch nicht so richtig hinter [...], man denkt immer, da hat sich ein Paar in irgendeiner von außen betrachtet komplizierten Situation eingerichtet. Aber das scheint zu funktionieren.“ (I 1, Z. 51-54)

„Man sagt ja, dass so eine Art Rollenumkehr stattfinden muss, dass sie Kinder natürlich aus der Kinderposition in so eine Fürsorgeposition kommen, dass denen das glaube ich oft nicht gut gelingt [...] ist so ein bisschen oft falsch verstandene Großzügigkeit.“ (I 6, Z. 528-534)

„Aber ich glaube nicht, dass es mit Armut, also aus meiner Sicht jedenfalls nicht, aber... dass es mit Armut zu tun hat, sondern mit Festfahren und nicht flexibel sein, das ist das größte Problem.“ (I 6, Z. 388-390)

Soziale Einweisungsgründe sind im Kontext mit medizinischen und pflegerischen Gründen zu sehen.

> „Das war ja auch, als wir telefoniert hatten, da ging es ja eben auch, natürlich auch medizinisch-pflegerische Gründe, aber war ja auch ganz deutlich, da gibt es einfach auch soziale Gründe, wo Familie einfach an Grenzen kommt“. (I 4, Z. 512-514)

Komplexe Bedarfslagen gründen auf das Vorhandensein einer Demenz. Diese und ihre Schwere sowie zugleich das soziale Umfeld bestimmen, wann ein System „kippt“, es „nicht mehr geht“ und es zu Einweisungen kommt (I 4, Z. 29-30)(I 4 Z. 21). Ein Teil der psychologischen und sozialen Ursachen für eine stationäre Einweisung sind in der Demenzerkrankung selbst begründet (fehlende Krankheitseinsicht, fehlende Möglichkeit eigener Entscheidungen, Ablehnung von Hilfen)(I 4, Z. 323).

Finanzielle Ressourcen, deren tatsächliche Nutzung für Hilfesysteme und **regionale_Versorgungskonzepte** bestimmen die Möglichkeiten ambulanter Versorgung und damit auch Einweisungsgründe (I 6, Z. 475-48) (I 6, Z. 268-288). Armut erscheint nicht unbedingt als Trigger für Einweisungen, da mit Sozialhilfe Versorgte mitunter als sicher versorgt gelten (I 6, Z. 325-342). Haushaltshilfen aus dem Bereich osteuropäischer Kräfte machen eine Versorgung möglich, wo Alleinsein droht und Familienangehörige weit weg wohnen. In der Region Bielefeld sind traditionell mitunter unkonventionellere Versorgungskonzepte denkbar als in Nachbarregionen (I 6, Z. 452-465).

Ein wichtiger Faktor sind die **Persönlichkeiten der Akteure selbst**. So entscheiden Betreuer selbst über Versorgungssettings, abhängig von ihren persönlichen Erfahrungen und Vorlieben (I 6, Z. 135-138), bei denen eigene Maßstäbe für eine „Versorgung“ oft nicht gelten (I 3, Z. 54-57). Hausarzt-Persönlichkeiten entscheiden wiederum über eine hierarchische oder eher partizipative Kommunikation mit dem Pflegedienst (I 5, Z. 163-166). Persönliche verlässliche Kontakte zu Akteuren im Hilfesystem über die ambulant-stationäre Schnittstelle hinweg sind wichtig. Hier kommt die o.g. Kommunikation ins Spiel.

9.2.3.3 Berufliche Grenzen

Berufliche Grenzen betreffen berufsgruppenübergreifend finanzielle und organisatorische, systemimmanente Grenzen der Handlungsfähigkeit im Rahmen ethischer Dilemmata. So kann die Betreuerin nicht helfen, so lange eine freie Willensbildung des Betroffenen seine Ablehnung von Hilfen trotz erkennbaren Hilfebedarfs legitimiert (I 3, Z. 187-199). Grenze bedeutet für die Betreuerin, die Verschiedenheit persönlicher und allgemein anzusetzender Maßstäbe für eine ausreichende Versorgung anzuerkennen (I 3, Z. 54-57). Wenn ein Betreuter Hilfen ablehnt, werden Zwangsmaßnahmen als berufliche und ethische Grenzerfahrung erlebt. Der Pflegedienst kann Hilfen nicht über Finanzierungsgrenzen des Gesundheitssystems hinaus anbieten, obschon sie mitunter geboten erscheinen (I 2, Z. 271-277).

> „Das ist dann auch schwierig so... im Einzelfall schwierig auszuhalten, für die Mitarbeiter. Die würden ja gerne mehr tun, aber wir sind da einfach an Grenzen gesetzt."(I 2, Z. 334-336)

Eine mögliche Lösung zum Umgang mit beruflichen Grenzen ist die offene Kommunikation mit anderen Berufsgruppen (I 3, Z. 210-216) und Familienangehörigen bzw. im Fall des Pflegedienstes auch die Supervision, um einen angemessenen Umgang mit den Begrenzungen von Versorgungsangeboten zu finden (I 2, Z. 339-343). Auf diesen Wegen können mitunter unkonventionelle aber sachgerechte individuelle Versorgungslösungen gefunden werden.

9.2.3.4 Psychosoziale Entwicklungen

Zukünftige Entwicklungen im Bereich „psychosoziale Faktoren" werden in Ausprägungen sichtbar, die denen des Abschnitts „Informelles Hilfesystem" entsprechen. Es wird daher auf obige Ausführungen verwiesen. Individualisierung auf der Basis finanzieller Ressourcen wird nach Meinung eines Betreuers die Versorgung der Zukunft kennzeichnen (I 6, Z. 308-311).

9.2.3.5 Widersprüche

Manche im Bereich „psychosoziale Faktoren" genannte Ausprägungen waren ebenso dem Bereich „informelles Hilfesystem" zuzuordnen. So tritt der o.g. Widerspruch in der Bedeutung, die 24-Stunden-Präsenzkräften beigemessen wird, hier in gleicher Weise auf. Auf die obigen Ausführungen wird verwiesen.

9.2.4 Hilfesystem Formell

9.2.4.1 Formelle Hilfesysteme

<table>
<tr><th>Hauptkategorie</th><th>Kategorie</th><th>Subkategorien</th><th>Ausprägungen (Stichworte)</th></tr>
<tr><td rowspan="8">Soziale Bedarfslagen</td><td rowspan="8">Hilfesystem Formell</td><td>Dekompensation des Hilfesystems</td><td>- Dekompensation führt zu Einweisung
- Grenzen und Fehler
- Systemüberforderung</td></tr>
<tr><td>Zusammenarbeit Erwartungshaltung</td><td>- Zusammenarbeit
- Bindung und Tragfähigkeit
- Erfolgsfaktoren
- Grenzen der Zusammenarbeit</td></tr>
<tr><td>Akteure und Schnittstellen</td><td>- Akteure
- Schnittstellen
- Qualität und Qualifizierung</td></tr>
<tr><td>Versorgungssystem</td><td>- Systemzugang
- Steuerungswirkung der Finanzierung
- Grenzen des Versorgungssystems</td></tr>
<tr><td>Kommunikation</td><td>- Formelle Kommunikation
- Informelle Kommunikation</td></tr>
<tr><td>Technische Hilfsmittel</td><td>-</td></tr>
<tr><td>Professionelle Grenzen</td><td>-</td></tr>
<tr><td>Veränderungen und Entwicklungen</td><td>-</td></tr>
</table>

Abbildung 31: Subkategorien des formellen Hilfesystems

Hinsichtlich der Orientierung an den Kategorien haben sich in Rahmen der qualitativen Auswertung acht zu unterscheidende Subkategorien herauskristallisiert, die formelle Hilfesysteme nach Expertenbefragung ausformen. Die Experten unterscheiden in den acht Subkategorien noch weitere Ausprägungen.

Im nachfolgenden werden die für die Kategorien von den Experten zu unterscheidenden Subkategorien mit deren charakterisierenden Ausprägungen beschrieben und mit Ankerbeispielen belegt.

9.2.4.2 Dekompensationen des Hilfesystems

9.2.4.2.1 Dekompensation führt zu einer Einweisung

Die Dekompensation des Hilfesystems bedeutet aus sozialer Perspektive des formellen Hilfesystems die Nichtherstellung eines versorgenden Umfelds. Das bedeutet aus Expertensicht, dass sich die Gesamtsituation insgesamt derart verschlechtert hat, dass einer der Akteure, sei es professionell oder aus dem sorgenden Umfeld, den Eindruck gewinnt, dass es so nicht mehr weitergeht.

> „Also einfach Dekompensation des Umfelds oder überhaupt Nichtherstellung eines versorgenden Umfelds, wenn es darum geht, Demenzerkrankte zu betreuen." (I 1, Z. 16ff)

Diese zu einer Einweisung führende Dekompensation wird damit begründet, dass es ab einem bestimmten Demenzgrad zu Hause nicht mehr geht (I 1 Z. 90f) und besondere Belastungssituationen entstehen (I 1, Z. 61f). Manche dieser Belastungssituationen treten trotz Befürchtungen gar nicht erst ein, andere offenbaren sich erst im Nachhinein. Sie treten ein, wenn sich zu Hause niemand mehr kümmern kann (I 2, Z. 193f) oder eine Überforderung eintritt, die sich evtl. kurzfristig mit, z.B. mittels ambulanter Pflege, stabilisieren (I 2, Z. 101f). Bealstungssituationen treten auch durch ein unzureichendes ambulantes Setting auf, wenn der Zutritt zur Wohnung verweigert wurde oder der Patient nicht zu Hause war (I 6, Z. 59f). Auf eine weitere Form der Dekompensation weisen Polizeieinsätze hin, die MmD z.B. suchen oder aufgreifen und nach Hause bringen. Ein Experte formuliert als einen wichtigen Indikator für eine schon bestehende oder zu erwartenden Dekompensation:

> „Wer nachts nicht alleine bleiben kann, kann ambulant meist nicht mehr versorgt werden. Das ist so eine Faustregel." (I 6, Z. 250f)

Das kann zu einer Eskalation, vor allem bei fehlender Krankheitseinsicht des Betroffenen, mit einer Einweisung gegen dessen Willen führen (I 3, Z. 168f). Hinzu kommen weitere somatische und chirurgische Gründe, wie ein Oberschenkelhalsbruch, die zu einer Dekompensation des aktuellen Hilfesystems führen (I 1, Z. 90f).

9.2.4.2.2 Grenzen und Fehler

Im Rahmen einer Dekompensation des Hilfesystems zeigen sich für Akteure Grenzen und Fehler, die außerhalb ihres Einflussbereichs liegen, wie die Beobachtung von freiheitsbegrenzenden Maßnahmen in Privathaushalten (I 6, Z. 253f). Dazu gehören auch ungewöhnliche Situationen in denen MmD immer wieder von der Polizei aufgegriffen und nach Hause gebracht werden, die Angehörigen jedoch nichts dagegen unternehmen, um die Freiheit des MmD nicht zu begrenzen. Dabei nehmen sie jedoch seine Gefährdung und die von Mitbürgern in Kauf (I 6, Z. 225ff).

9.2.4.2.3 Systemüberforderung

Die Überforderung des Hilfesystems und dessen Grenzen zeigen sich auch durch einen Mangel an geeigneten Versorgungsmöglichkeiten, wie Heimplätze für Menschen mit schwerster Demenz und Bewegungsdrang. Deren Aufnahme wird durchaus auch von Einrichtungen mit sehr guten Betreuungskonzepten abgelehnt (I 3, Z. 365ff), was zu einer überregionalen Heimplatzsuche zwingt (I 3, Z. 372f). Hinzu kommen z.B. knappe Bettensituationen in der Gerontopsychiatrie mit längeren Wartezeiten und/oder mehreren internen Verlegungen (I 4, Z 582ff).

Eine Überforderung durch das Erleben von beruflichen Grenzen zeigt sich auch dann, wenn Versorgungssituationen so komplex werden, dass sie auch durch die unterschiedlichen ambulant tätigen Akteure nicht mehr zu steuern sind (I 3, Z. 29f + 400ff) oder von den Angehörigen unrealistische Erwartungen formuliert werden (I 2, Z. 267ff). Eine zu rasche Entlassung aus dem Krankenhaus führt bei Betroffenen schnell zu Ärger und Versorgungsengpässen, die auf andere Akteure übertragen werden, die jedoch momentan nichts ändern können (I 5, Z. 273ff).

9.2.4.3 Zusammenarbeit / Erwartungshaltung

9.2.4.3.1 Zusammenarbeit

Das formelle Hilfesystem wird in seinem Gelingen durch unterschiedliche Formen der Zusammenarbeit und den damit verknüpften Erwartungen an die anderen Akteure wie auch der Nutzer geprägt. Diese Zusammenarbeit klappt dann besonders gut, wenn die getroffenen Verabredungen zur Behandlung und Versorgung eingehalten werden (I 1, Z. 145ff) oder schon verlässliche Versorgungsstrukturen bestehen, in denen eine anspruchsvolle Versorgung und Therapie durchgeführt oder nach einer Krankenhausentlassung weitergeführt werden kann (I 1, Z. 105). Dazu gehört auch eine gute achärztliche Zusammenarbeit, z.B. bei psychiatrischen Erkrankungen (I 4, Z. 189ff). Allerdings gibt es auch Erwartungen der Akteure untereinander, sich auf die Einschätzung des anderen zu verlassen, um eine gute Versorgung zu erreichen. Gelingt das nicht wird das als störend empfunden (I 5, Z. 146ff).

Im Rahmen dieser Zusammenarbeit ergeben sich auch zunächst unvorhergesehene positive Nebeneffekte für MmD, da ein stationärer Aufenthalt den Übergang bzw. den Umzug in ein nicht häusliches Versorgungsumfeld, wie eine Pflege-WG oder eine stationäre Einrichtung erleichtern kann.

> „... dann setzt oftmals so eine gewisse Entwöhnung und manchmal auch so ein Verständnis dafür ein, ach so versorgt werden ist doch ganz schön und mit anderen und so. Also, oftmals ist das wirklich wie so ein Sprungbrett, das man von da aus besser weitergehen kann." (I 3, Z. 155f)

Solche Nebeneffekte sind dahingehend von Wichtigkeit, da der Wechsel des Umfelds für MmD immer problematisch ist, auch in eine stationäre Behandlung (I 3, Z. 127f). Dazu wird auch die Beobachtung benannt, dass Patienten die z.B. schon durch einen Betreuer beraten werden besser versorgt werden können als diejenigen für die das noch nicht der Fall ist, vor allem dann, wenn Probleme auftreten (I 6, Z. 70f).

9.2.4.3.2 Bindung und Tragfähigkeit

Für den Bereich der sich neu entwickelnden Zusammenarbeit und einer weitergeführten Zusammenarbeit zwischen Patient, dessen Angehörigen und den professionellen Hilfeanbietern ist die persönliche Bindung ein entscheidender Faktor. Diese Bindung, und das damit gewachsene Vertrauen, sind entscheidend für die Tragfähigkeit der Zusammenarbeit, die den Wechsel, z.B. von Versorgungssettings, aushalten muss, (I 4, Z. 137ff – I 6, Z. 91ff) oder auch Krisen überdauert (I 4, Z. 45f).

> „... aber viel ist es auch so, weil die ganze Familie oder Generation dann hier in Behandlung sind. Genau, da kennt man so Strukturen, das ist ein Vorteil." (I 4, Z. 61-63)

Diese Bindung hilft vor allem in Situation der Dekompensation und in Krisensituationen, in denen ein Akteur oder eine Gruppe von Akteuren nicht mehr kann und die Belastung und Entscheidung mit, z.B. dem Hausarzt, beproschen und geteilt wird (I 4, Z. 532ff). Das geht soweit, dass auf die Entscheidung des Anderen vertraut und sich verlassen wird (I 5, Z. 33ff).

Tragfähige Bindungen entstehen auch zwischen den professionellen Akteuren, wenn die Wunschlösung nicht sofort zur Verfügung steht und kurzfristig erreichte Belastungsgrenzen ausgehalten werden und für einen absehbaren Zeitraum ambulante Lösungen gesucht und gefunden werden (I 4, Z. 592ff). Ein weiterer Aspekt der zu einer tragfähigen Bindung und Zusammenarbeit führt, ist das Vertrauen auf die Akteure und das „System", dass auch in schwierigen Situationen der Dekompensation Lösungen gefunden werden können.

> „Ich glaube an unsere Institution, unser System. Es funktioniert schon ganz gut." (I 6, Z. 321)

9.2.4.3.3 Erfolgsfaktoren

Neben der Erwartungshaltung an die Zusammenarbeit und Aspekte zur Bindung und Tragfähigkeit werden zusätzliche Faktoren als Kern für eine erfolgreiche Zusammenarbeit benannt, vor allem dann, wenn unkonventionelle Lösungen gebraucht werden.

> „Ansonsten hat man so seine Leute, auf die man sich verlassen kann ... und die sich kümmern. Und mit denen arbeitet man dann zusammen." (I 6, Z. 303-306)

Dazu gehören Verlässlichkeit und Bindung, vor allem zwischen den professionellen Akteuren, um für die Betroffenen möglichst gute Lösungen mit möglichst wenigen Versorgungsbrüchen anzubieten (I 4, Z. 208ff).

Als weiterer Faktor erfolgreicher Zusammenarbeit wird der kommunikative Bereich, also der Austausch von Information und Abgleich von Eindrücken, benannt (I 5, Z. 419ff). Dazu wird vor allem die direkte Kommunikation zwischen einzelnen Akteuren hervorgehoben (I 4, Z. 459ff + 549ff, I 5, Z. 193ff)).

> „Es gibt ja immer so ein Abschlussgespräch oder Zwischengespräch mit Angehörigen und, und, und. Da werden wir zum Teil auch mit hinzugezogen. Und das läuft wirklich gut und harmonisch." (I 5, Z. 241-242)

Dazu gehört auch ein gutes Entlassmanagement, vor allem für vulnerable Patienten, deren Versorgung lückenhaft ist. Denn damit lässt sich der Übergang von der stationären in die ambulante Versorgung stabilisieren und Drehtüreffekte können vermieden werden (I 1, Z. 323ff, I 5, Z. 294f).

9.2.4.3.4 Grenzen der Zusammenarbeit

Aus Sicht der Experten zeigen sich für das formelle Hilfesystem auch Grenzen der Zusammenarbeit. Diese Grenzen erscheinen dort, wo es nicht gelingt, Menschen zu versorgen oder zu beschützen, da vor allem sie selbst aber auch Mitversorgende nicht in der Lage sind, Entscheidungen zu treffen oder keine Einsicht zur Notwendigkeit einer Behandlung zeigen (I 3, Z. 187ff + I 4, Z. 40ff).

> „Ich denke, die Grenze ist auch da, wo, ja, wo man die Menschen einfach nicht mehr beschützen kann." (I 3, Z. 187-188)

Weiter Grenzen zeigen sich in einer schwierigen Kommunikation zwischen den Akteuren, sobald es nicht um Fachlichkeit, sondern um Macht geht, um Entscheidungen in eine Richtung zu beeinflussen (I 5, Z. 163ff). Dazu gehört auch, dass Akteure einer Berufsgruppe zum Teil sehr unterschiedliche Meinungen und Ziele vertreten (I 6, Z. 135f). Ein weiteres Problem entsteht, wenn es wenige Informationen zu den einzelnen Anbietern von sozialen Dienstleistungen gibt und deren Möglichkeiten oder Qualifikation falsch eingeschätzt wird. Dazu wird durchaus kritisch auf die Leistungsfähigkeit von Arztpraxen verwiesen die sich durch die hohe Anzahl an Patientenkontakten im Normalfall auf nur kurze Kontaktzeiten beschränkt (I 2, Z. 462f).

Schließlich wird auch auf Grenzen der Zusammenarbeit hingewiesen die durch die zur Verfügung stehenden Ressourcen entstehen. Denn die Organisation einer unkonventionellen ambulanten Versorgung ist einfacher, wenn genügend finanzielle Rücklagen zu Verfügung stehen, als bei einer Finanzierung mit öffentlichen Mitteln (I 6, Z. 308ff).

9.2.4.4 Subkategorie: Akteure und Schnittstellen

9.2.4.4.1 Akteure

Für den Bereich der Schnittstellen wird eine Anzahl von Akteuren genannt, wie: Pflegedienste, Hausärzte, Fachärzte, Krankenhäuser, Sozialarbeiter, Betreuer, Krankenkassen, Sozialamt, Pflegeheime, Pflegewohngruppen, Gesundheitsamt, Amtsgericht, Feuerwehr, Polizei und Räumungsunternehmen.

In diesem Bereich werden als Akteure auch oft die Betroffenen selbst, die Patienten und deren Angehörige mit einbezogen. Diese gehören zwar nicht als professionelle Akteure dem formellen Hilfesystem an, müssen jedoch als Zentrum der Bemühungen und als „mit-„ bestimmender Einflussfaktor hier mit einbezogen werden.

> „Ja gut, klar, das ist natürlich die Entlassung ins Pflegeheim oder zurück in die ambulante Betreuung dann mit dem Pflegedienst. Dafür gibt es ja dann auch diese schönen Pflegeüberleitungsbögen. Es gibt natürlich auch Schnittstellen mit den Pflegeversicherungen, ...“ (I 3, Z. 250-253)

9.2.4.4.2 Schnittstellen

Bezugnehmend auf die Akteure werden in den Interviews auch die erlebten Schnittstellen in den Bereichen der Versorgungübergänge zwischen den ambulant tätigen Akteuren wie Hausarzt, Facharzt und ambulantem Pflegedienst, aber auch zwischen den Versorgungssystemen wie Krankenhaus, Pflegeheim, Pflegewohngruppe benannt. In den Mittelpunkt stellen die Experten aber den Betroffenen selbst oder dessen Angehörige.

> „Ob die Zusammenarbeit nun gut funktioniert oder suboptimal ist, da sind natürlich die Schnittstellen und manche funktionieren gut, andere nicht.“ (I 1, Z. 248-250)

9.2.4.4.3 Qualität und Qualifizierung

Im Bereich der Akteure und Schnittstellen werden Qualität und Qualifizierung aktiv wahrgenommen und zum Teil kritisch bewertet. Als erstes und zweites Kriterium werden der erforderliche Qualifikationsmix und Erfahrung mit bestimmten Krankheitsbildern genannt. Für fehlende Erfahrung werden kontinuierliche Qualifizierungsmaßnahmen als hilfreiches Instrument ebenso wie die Supervision für die Aufarbeitung von Erfahrungen in Grenzbereichen genannt (I 2, Z, 297ff).

> „Ideal wäre ja, wir hätten Altenpflegekräfte, die alle die Facharbeiterbildung Demenz oder Gerontopsychiatrie hätten. Wäre ja schön, wir hätten die alle superqualifiziert. Das geht aber nicht, ...“ (I 2, Z. 298-300)

Kritisch werden aus professioneller Sicht die Qualität und Arbeitsbedingungen von Arbeitskräften aus dem Ausland, der sogenannten „polnischen Lösung“ gesehen. Deren Qualität der Versorgung wird angezweifelt. Dass sie sich in einem durch Kostenträger, im Vergleich zum ambulanten Pflegedienst, unkontrollierten Raum bewegen, sorgt für Verägerung. Gleichzeitig wird aber auch Belastung gesehen, der diese Personen ungeschützt ausgesetzt sind (I 5, Z. 320-329). Dennoch wird aus professioneller Sicht, neben der Kritik, auch die Möglichkeit gesehen, häusliche Versorgungssettings zu stabilisieren (I 4, Z. 334-362).

9.2.4.5 Versorgungssystem

9.2.4.5.1 Systemzugang

Für den Zugang in anderer Bereiche des medizinischen Versorgungssystems sehen die Experten wenige Probleme. Die gegebene Struktur ermöglicht es fast durchgehend, eine legitimierende Einweisungsdiagnose für eine klinische Behandlung nachzuweisen, um den Zugang zu ermöglichen (I 1, Z. 122ff) (I 2, Z. 191ff). Hier werden somatische, medizinische, chirurgische und psychiatrische Diagnosebereiche benannt.

> „Ich glaube, es gibt also aus meiner Sicht eher zwei Gruppen: medizinisch-sozial indiziert und medizinisch-pflegerisch indiziert. Aber das Medizinische muss ja immer mitgehen, ..." (I 3, Z. 99-101)

Eine Einweisung aus rein sozialen Gründen ist aus Sicht der Experten nicht möglich, insofern es keine legitimierende Einweisungsdiagnose gibt. Ist das der Fall, dann wird durchaus der Zugang über eine Zwangseinweisung nach PsychKG oder BGB angestrebt, da dort unter anderem auch soziale und pflegerische Begründungen akzeptiert werden (I 6. Z. 145 – 148).

9.2.4.5.2 Steuerungswirkung der Finanzierung

Für die Nutzung und den Zugang zum formellen Hilfesystem wird der Art und Weise wie und durch welchen Kostenträger finanziert wird, eine eindeutige Steuerungswirkung zugeschrieben.

Hinsichtlich der Finanzierung gibt es aus wirtschaftlicher Sicht, neben der Kritik, durchaus Verständnis für immer kürzer werdende Behandlungszeiten in den Krankenhäusern (I 5, Z. 259).

Aus hausärztlicher Sicht hatte die Praxisgebühr durchaus eine steuernde Wirkung, da sich durch die angeforderten Überweisungen eine gewisse Transparenz der Anzahl der aufgesuchten Ärzte und damit Schnittstellen einstellte (I 1, Z. 226ff).

Durch gesetzliche Veränderungen, wie das Pflegestärkungsgesetz, ergeben sich zusätzliche, gesetzlich finanzierte, Versorgungsmöglichkeiten (I 6, Z. 175ff). Dennoch sind auch diese im Umfang begrenzt. Gegebenenfalls reichen sie nicht mehr aus, um noch eine häusliche Versorgung zu stabilisieren und andere Möglichkeiten müssen genutzt werden (I 2, Z. 256f + 326f).

Durch die Möglichkeiten der gesetzlichen Finanzierung ergeben sich Erwartungshaltungen, die durchaus zu Enttäuschungen führen, wenn diese nicht gestillt werden (I 2, Z. 272ff).

> „Also, da gibt es dann so die ersten Grenzen, dass im Prinzip ich dann die Angehörigen mit der Thematik, ja, Begrenzung, Grenzen setzen konfrontieren muss. Und dass die Pflegeversicherung keine Vollkaskoversicherung ist, sondern eine Teilkaskoversicherung." (I 2, Z. 274-277)

Eine weitere steuernde Komponente wird in regionalen Unterschieden durch Leistungen der Sozialhilfe erkannt. Denn hier ergeben sich Ermessensspielräume die unterschiedlich genutzt werden und durchaus zu qualitativen Unterschieden im Vergleich der Regionen bzw. Kommunen führen können (I 6, Z. 475-481).

9.2.4.5.3 Grenzen des Versorgungssystems

Grenzen im informellen Hilfesystem werden jedoch nicht nur durch die Steuerungswirkung der gesetzlichen und privaten Finanzierung im Rahmen des Zugangs zu Leistungen erreicht. Diese zeigen sich auch in den damit verbundenen Möglichkeiten der Akteure, den damit verbundenen Gestaltungsspielräumen und Schnittstellen.

> „Im Einzelfall schwierig auszuhalten, für die Mitarbeiter. Die würden ja gerne mehr tun, aber mir sind da einfach an Grenzen gesetzt." (I 2, Z. 334-336)

Diese Grenzen markieren dann den Übergang in ein anderes Arbeitsfeld und die Chancen und Möglichkeiten einer multiprofessionellen Zusammenarbeit (I 4, Z. 271ff) (I 5, Z. 179ff). Allerdings können diese Grenzen auch Frustration für die Akteure bedeuten, da sie häufig hinter dem zurückbleiben was sie eigentlich leisten möchten (I 2, Z. 334f).

Andere Begrenzungen ergeben sich aus rechtlichen Erwägungen die z.B. Kooperationen erschweren oder unmöglich machen (I 2, Z. 482ff). Weitere Frustration in der Zusammenarbeit kann durch falsche Angaben von Angeboten durch Anbieter entstehen, wenn diese nicht den Tatsachen entsprechen und es dadurch zu Problemen kommt (I 3, Z. 281ff).

9.2.4.6 Kommunikationen

9.2.4.6.1 Formelle Kommunikation

Die Kommunikation nimmt für die Experten einen großen Raum in der Gestaltung ihres Arbeitsbereichs des formellen Hilfesystems ein. Dazu geben sie die Bereiche der formellen Kommunikation mit anderen Akteuren an, in die für sie auch die Beratung, mithin auch die Seelsorge für Patienten und Angehörigen fällt.

Diese formelle Kommunikation findet durch schriftliche Dokumente wie Einweisungsscheine, Entlass-, Verlegungs- oder Überleitungsbriefe statt (I 1, Z. 252ff, I

4, Z. 465ff, I 5, Z. 246ff). Hiermit verbinden sich durchaus auch gleichzeitig Verbesserungsvorschläge, da es in der formellen Kommunikation immer wieder zu Lücken kommt, die für Betroffene dann durchaus Brüche in der Versorgung nach sich ziehen, da die Vorlaufzeiten für die professionellen Akteure dann nicht ausreichen (I 5, Z. 280ff).

> „Aber da erwarte ich schon ein bisschen, dass da so ein bisschen besser drauf geguckt wird. Genauso, wenn es wieder zurückgeht nach uns, ist das manchmal eben ... „ (I 5, Z. 256-258)

Ein großer Anteil formelle Kommunikation bezieht sich auf die persönliche und telefonische Beratung, vor allem mit Angehörigen und Patienten. In diesem Zusammenhang wird Beratungsbedarf zu sozialen Situationen im häuslichen Bereich (I 2, Z. 116f), medizinischer Rat zu Diagnostik und Therapie (I 2, Z. 131f), herausfordende Verhaltensweisen (I 2, Z. 144f) Kummer, Überlastung und Überlegungen zur Veränderung des Versorgungssettings (I 2, Z. 205f) genannt.

> „... aber manchmal ist es auch so, dass das so langsam alles schwieriger wird und dann für die viele neue Fragezeichen da sind, wo die dann sich auch beraten müssen." (I 4, Z. 95-97)

9.2.4.6.2 Informelle Kommunikation

Neben Aspekten der formellen Kommunikation berichten die Experten von unterschiedlichen Formen informeller Kommunikation. Dieser informelle, eher persönliche Kommunikationsbereich wird mit anderen professionellen Akteuren in Situationen genutzt, die aus ihrer Einschätzung eine besondere Dringlichkeit beinhalten, oder sich auf einen schnellen Abstimmungs- oder Beratungsbedarf beziehen (I 4, Z. 476ff) (I 6, Z. 193ff).

> „Deswegen sind die Telefonate ja so wichtig, wo man dann noch mal fragen kann „Ist es denn wirklich dringlich und was macht es denn dringlich?". Weil die Diagnose ist es oft gar nicht so das Entscheidende, sondern eher so zu überlegen, was gehört so alles dazu." (I 4, Z. 516-519)

9.2.4.7 Technische Hilfsmittel

Obwohl der Schwerpunkt im Rahmen der Experteninterviews eher in Richtung der Ausformung der Versorgungsbedarfe und -strukturen ging, gab es dennoch auch Hinweise auf die Anwendung von Hilfsmitteln und technischen Unterstützungssystemen, wie Notruf- und Überwachungssystemen (I 2, Z. 127-128).

9.2.4.8 Professionelle Grenzen im formellen Hilfesystem

Angesprochen auf erlebte berufliche Grenzen, werden an einzelnen Beispielen exemplarisch solche Situationen beschrieben, die das eigene Berufsethos betreffen und/oder beruflich professionelle Einstellungen in Frage stellen. Hier wird das Problem der Übertragung von eigenen Maßstäben bei der Beurteilung von Gefährdungspotentialen in Versorgungssettings (I 3, Z. 54ff) ebenso genannt wie die dazugehörigen Einsicht, Kontexte nicht nur an der Oberfläche, sondern auch im Licht des unterschiedlichen „Rollen-" Verhaltens der Akteure zu bewerten. Hinzu kommt das Problem, dass es aus der Außenperspektive des „Profis" nicht gut gelingt, den tatsächlichen Umfang des Unterstützungsbedarfs einzuschätzen (I 4, Z. 80ff). In besonderen Situationen kann auch ein Verständigungsproblem Grenzerfahrungen verursachen, z.B. bei 24-Stunden Präsenzkräften, die noch nicht so gut Deutsch sprechen können oder selbst schon belastet sind (I 5, Z. 316ff).

> „Also, man muss immer respektieren, dass die eigenen Maßstäbe überhaupt keine Gültigkeit haben. ... also auch für Situationen im menschlichen Miteinander, wo einfach Rollenverhalten eine andere Funktionalität haben, als wir das kennen." (I 3, Z. 183-187)

Das führt mithin dazu, dass auch, wider besseres Wissen, Lebens- und Versorgungssituationen akzeptiert werden müssen, bis sie dekompensieren und zusammenbrechen (I 4, Z. 328ff). Gelingt diese Akzeptanz eigener Grenzen oder einer eingeschätzten unerträglichen Situation nicht, dann werden zumeist aus gutem Grund, gegen den Willen des Betroffenen Maßnahmen wie eine Betreuung oder eine Zwangsbehandlung angeregt (I 5, Z. 187f).

9.2.4.9 Veränderungen und Entwicklungen

Ergänzend ergaben sich aus den Experteninterviews noch zusätzliche, nicht zu unterschätzende, Aspekte für die Gestaltung aber auch künftige Entwicklung im formellen Hilfesystem.

Die Experten sehen eine Entwicklung in der möglicherweise gesellschaftlichen Akzeptanz von psychischen Erkrankungen, dahingehend, dass auffällige Personen damals viel früher in eine Klinik eingewiesen wurden als heute (I 6. Z. 38f). Inzwischen werden Menschen mit erheblichen psychischen Erkrankungen, insofern sie nicht darunter leiden, gar nicht eingewiesen (I 6, Z. 35f). Das erklären sie mit zusätzlichen gesetzlich refinanzierten Versorgungsmöglichkeiten, zum Teil erheblichen finanziellen Ressourcen der Patienten. Dazu gehört auch eine sich verändernde Erwartungshaltung an Lebenskonzepte im Alter (I 6, Z. 268ff).

> „Ich sage mal so, diese klassischen Silberpudel, die sterben aus. Die sagen auch nicht „Wir sind so dankbar, dass jemand kommt, ist alles so schön." Das ist nicht mehr so. Die sagen „Leck mich am Arsch, ich mach', was ich will."" (I 6, Z. 268-271)

So werden durchaus auch Vorteile aus Klinikaufenthalten, vor allem in der Gerontopsychiatrie, gezogen. Aus Krisens- und Übergangssituationen heraus bietet sich dieser Zeitraum unter anderem als Möglichkeit der Entscheidungsfindung und/oder der Umstellung auf ein anderes Versorgungskonzept an und wird auch aktiv dazu genutzt (I 6, Z. 183ff + I 3, Z. 137ff).

9.3 Medizinische Bedarfslagen

9.3.1 Medizinische Diagnosen

Eine Unterscheidung in „somatische Diagnosen" und „psychiatrische Diagnosen" war anhand des Datenmaterials aufgrund der gefundenen Subkategorien und Ausprägungen nicht sinnvoll und wurde zugunsten der allgemeinen Kategorie „Medizinische Diagnosen" aufgegeben. Eine Auflistung möglicher mit zur Einweisung führender Erkrankungen wäre formal möglich gewesen. Da diese jedoch nach Aussagen der Interviewten immer nur unter bestimmten Umständen für Einweisungen relevant wurden, wird zwecks Reduktion der Komplexität auf eine solche Auflistung verzichtet.

Eine Übersicht über die Verortung der Kategorie „Medizinische Diagnosen" gibt Abbildung 32 auf der folgenden Seite; die Begriffe werden im folgenden Text weiter erläutert.

9.3.2 Kommunikation und multiprofessionelle Zusammenarbeit

Von einem der Pflegedienstleiter wird herausgestellt, dass somatische Einweisungsgründe vor allem dem Pflegedienst vor Ort auffallen und zu Einweisungen in die somatische Abteilung einer Klinik führen, wogegen psychiatrische Problemlagen eher Angehörigen auffallen, die dann ohne Beteiligung des Pflegedienstes per Einweisung durch den Haus- oder Facharzt zu Aufnahmen in die Gerontopsychiatrie führen (I 2, Z. 191-203).

Ein Grund dafür wird im kurzen Zeitfenster des Kontaktes zwischen Pflegedienst und MmD gesehen, wogegen psychische Veränderungen der längeren und intensiveren Beobachtung bedürfen. Für gelingende Kooperation auch in der Vermeidung stationärer Aufenthalte sei auf die Bedeutung gelingender Zusammenarbeit von Hausarzt und Pflegemitarbeitern im Heimsetting verwiesen, deren Charakteristika im Bereich „Psychosoziale Faktoren" genauer erläutert wurden.

Im Heimsetting zeigen sich Vorteile berufsgruppenübergreifender Kommunikation:

> „Auch mal das erstmal abzuwägen und zu gucken, ein paar Tage das vielleicht auch zu beobachten, also nicht, dass man irgendein Risiko eingeht, aber wenn man es vertreten kann, jemandem einen Krankenhausaufenthalt ersparen kann, ist es ja auch in Ordnung. [...] wenn es eine Situation ist, alle sind damit einverstanden, auch das Pflegepersonal, ich auch, und wird spontan besser, ist es ja auch gut. Und man hat ja immer noch die Möglichkeit, dann anders zu entscheiden."(I 4, Z. 204-211)

Hauptkategorie	Kategorie	Subkategorien	Ausprägungen (Stichworte)
Medizinische Bedarfslagen	**Medizinische Diagnosen**	Kommunikation und multiprofessionelle Zusammenarbeit	- Unterscheidung Informationswege bzgl. a)somatischer und b) psychiatrischer Symptome [a) über den Pflegedienst zum Hausarzt, b) über Angehörige zum Facharzt] - Kommunikation auf Augenhöhe - Multiprofessionelle Beobachtung von Symptomen
		Charakteristika zur Einweisung führender Erkrankungen	- Verschleierung somatischer Symptome durch Delir/ Verhaltensstörung, - Unklare Symptomatik und Dynamik, - Erfordernis technischer Untersuchungs- oder Behandlungsmittel, - Alleinlebende MmD, - Zur Demenz hinzukommende Symptomatik, - Verzögerung von als indiziert angesehener stationärer Behandlungen
		Komplexe Einweisungsgründe	- Mischung aus Settingvariablen (unterstützendes Umfeld) und Symptomvariablen (Schwere und Entwicklung von Symptomen)
		Schnittstellen	- Verfügbarkeit von stationären Behandlungsplätzen, - Ortswechsel
		Grenzen	- Einsichtsfähigkeit, - Beurteilung der freien Willensbildung
		Entwicklungen	- Zunahme von Entscheidungszwängen - Veränderung des Krankheitsbegriffes

Abbildung 32: Subkategorien und Ausprägungen der medizinischen Diagnosen

9.3.3 Charakteristika und Settings zur Einweisung führender Erkrankungen

Die Hausärzte stellen die Charakteristika von Erkrankungen dar, die oft zu stationären Einweisungen von MmD führen: Es sind vor allem durch Verhaltensstörungen / Delir verschleierte oder nicht sicher einzuordnende Symptome, eine unklare Dynamik der Entwicklung und die Unabdingbarkeit technischer nur stationär verfügbarer Hilfsmittel für Diagnostik und Therapie (z.B. Röntgenuntersuchung oder intravenöse Antibiotikatherapie) (I 1 Z. 113-116) (I 1 Z. 79-82) (I 1 Z. 100-102). Nicht sicher einzuordnen sind von MmD geschilderte Symptome oft, da diese krankheitsbedingt nicht alle formal relevanten Symptome angeben können (I 4 Z. 247-254).

Auch eine über die Demenz hinaus bestehende psychiatrische Problematik kann Einweisungsgrund sein (I 4, Z. 27). Einweisungen wegen einer Erkrankung geschehen öfter, wenn jemand alleinlebend ist und unklar erscheint, wohin sich Symptome entwickeln könnten (I 4 Z. 193-197). Dagegen stellt das Heim-Setting einen gewissen Schutz vor Einweisungen dar, da Symptome multiprofessionell beobachtet und Entwicklungen gemeinsam abgewartet werden können (I 4 Z. 189-191). Soziale Umstände hemmen oder fördern entsprechend stationäre Einweisungen. Ablehnung einer stationären Behandlung kann die Einweisung verzögern.

> „ ...wenn sonst vielleicht noch irgendwie jemand verändert ist, man weiss nicht richtig, warum. Oder jemand hat Schmerzen, man muss das erst mal genauer einordnen. Das wären alles so Dinge, wo ich dann auch denken würde, da würde ich dann jetzt auch nicht weiter abwarten. Wenn ich es hier vor Ort nicht klären kann und technische Untersuchungen machen kann, wenn der Patient dann nicht in die Praxis kommen kann, dann lieber im Krankenhaus weiter alles abklären."(I 4, Z. 229-230)

9.3.4 Komplexe Einweisungsgründe unter Berücksichtigung sozialer, pflegerischer und medizinischer Ebenen

Die Kombination aus sozialen, pflegerischen und medizinischen Gründen für Einweisungen wird als häufig angesehen (I 4, Z. 511-514).

So kann etwa bei derselben Erkrankung eine stationäre Einweisung bei einem Alleinlebenden sinnvoll sein, die im Heimsetting nicht erforderlich wäre (I 4, Z. 193-197). Nicht allein bestimmte Erkrankungen bestimmen Einweisungen, sondern insbesondere die Settings, in denen sie auftreten.

Die Betreuerin sagt aus, dass Kombinationen sozialer, pflegerischer und medizinischer Einweisungsgründe meist aufgrund medizinischer Ursachen zustande kommen (I 3 Z. 97-99). Kombinationen der drei Bereiche sind häufig (I 5, Z. 93-96). Über das Symptom des Weglaufens, bevor der Pflegedienst zu Hause eintraf, kam es zu einer stationären Einweisung (I 6, Z. 59-63), bei der das medizinische Symptom soziale und pflegerische Probleme zur Folge hatte. Zu viele Polizeieinsätze zwecks Rückbegleitung nach Hause können ein Einweisungsgrund sein, bei dem sich soziale Gründe, medizinische Symptome und pflegerische Problemlagen mischen (I 6, Z. 249-263). Die Betreuerin betont die Legitimation von Einweisungen durch medizinische Gründe, wenn vermehrte Unterstützung oder Hilfe erforderlich ist:

> „..da denke ich spielen dann ja wirklich auch so Verhaltensmuster wie Selbstgefährdung oder Fremdgefährdung oder auch einfach die Einschätzung des behandelnden Arztes oder was ich hin und wieder habe ist, dass Einrichtungen auch sich melden und sagen „Wir können das hier aktuell nicht mehr leisten, wir brauchen irgendwie eine Unterstützung." Das kann man natürlich auch Richtung pflegerisch noch packen, aber ich glaube, in aller Regel geht das ja über einen Arzt und wird dann medizinisch begründet."(I 3, Z. 61-67)

9.3.5 Schnittstelle

Die ambulant-stationäre Schnittstelle zur Gerontopsychiatrie wird vom Hausarzt als bekanntermaßen belastet durch die zu geringe stationäre Bettenzahl beschrieben (I 4, Z. 582-584). Dies führt zu Notfalleinweisungen in fachfremde Bereiche der Psychiatrie, bis von dort dann eine Verlegung in die Abteilung für Gerontopsychiatrie erfolgen kann. Dieses Procedere ist für die MmD belastend.

> „ ...dann hatte dort die Mitarbeiterin auch gesagt, ich soll mal dann noch eine Überweisung schicken und dann „Notfall" draufschreiben.[...] Sonst meinte ja [ein klinisch tätiger Oberarzt, *Anm.*] auch mal, wenn es jetzt gar nicht geht, dann können ja auch die Patienten nach Gilead IV [nicht-gerontopsychiatrischer Bereich der psychiatrischen Klinik, Anm.] fahren mit den Angehörigen, wenn jetzt in Gilead III [gerontopsychiatrischer Bereich, Anm.] es irgendwie gar nicht ginge [...] Wobei natürlich auch immer besser ist, die kommen gleich auf eine Station, wo es für sie geordneter ist als dass sie erst hier sind und dann da und dieser Wechsel für Demente ist ja auch [...] schwierig."(I 4, Z. 582-584)

9.3.6 Grenzen

Grenzen der medizinischen Behandelbarkeit geben die Hausärzte an, wenn eine fehlende Einsicht des MmD in die professionell festgestellte Behandlungsnotwendigkeit besteht (I 4, Z.263-266). Dabei ist oft besonders schwer einschätzbar, inwiefern diese Ablehnung von einem freien Willen gesteuert wird (I 5, Z. 98-103).

9.3.7 Entwicklungen

In Übereinstimmung mit den im Abschnitt „Psychosoziale Faktoren" getroffenen Aussagen ergaben sich anhand derselben zugeordneten Ausprägungen Hinweise auf Veränderungen in der Definition gerontopsychiatrischer Behandlungsbedürftigkeit im Verlauf der Zeit (I 6, Z. 38-40).

Zunehmend wird nach Meinung des Betreuers auch eher auffälliges Verhalten normalpsychologischen Phänomenen zugerechnet und nicht als Grundlage für eine stationäre Aufnahme angesehen. Entwicklungen bzgl. somatischer Erkrankungen werden nicht thematisiert. Allerdings stellt ein Betreuer fest, dass zunehmend mehr Behandlungsoptionen bestehen, was Entscheidungszwänge zur Folge hat.

> „ Vieles[...], da wo die Medizin immer mehr regeln kann, das ist ja alles bekannt. Also wo es so zum Beispiel das Sterben auch immer mehr eine technische Frage ist. Da können die Leute auch...Da müssen die Leute einfach auch viel mehr Entscheidungen treffen. Und dass wir Leute haben, die Behandlungen verweigern. Also früher waren viele Behandlungen ja gar nicht möglich. Da gab es die Frage, ob ich verweigere oder nicht, die gab es gar nicht.[...] Und auf die Sozialarbeit im öffentlichen Dienst kommt immer mehr so ein bisschen auch die Rolle zu, oder auf die Gerichte, zu sagen „Dürfen sie nicht wollen?" oder „Dürfen sie verweigern oder dürfen sie nicht verweigern?" (I 6, Z. 411-417)

9.3.8 Widersprüche

Es zeigten sich in 2 Bereichen widersprüchliche Aussagen:

- Intrapersonell: Durch Zuordnung auch zum Bereich „Medizinische Diagnosen" des bereits oben erläuterten Widerspruchs in der Einschätzung von Einweisungsbedingungen seitens des Pflegedienstleiters kann auch an dieser Stelle darauf verwiesen werden. Während er zu Beginn des Interviews zunächst keine sozialen Gründe sieht, stellt er diese später doch im Zusammenhang mit pflegerischen und medizinischen Gründen dar (I 5, Z. 31-32)(I 5, Z. 93-96).
- Interprofessionell: Laut einem der Pflegedienstleiter (I 5, Z. 87-88) spielen körperliche Gründe bei Einweisungen in die Gerontopsychiatrie keine nennenswerte Rolle, womit er sich durchaus im Widerspruch zu Aussagen des Hausarztes befindet. (I 4, Z. 27)

9.4 Pflegerische Bedarfslagen

9.4.1 Pflegerischer Hilfebedarf

Der pflegerische Hilfebedarf umfasst alle Lebensbereiche eines Menschen, deren Organisation und Durchführung eine selbständige Lebensführung und (gesellschaftliche (dazu gehört Arbeit, Familie, Freunde, Gesellschaft)) Teilhabe ermöglichen. Die qualitativen Experteninterviews erbrachten einen Nachweis für Bedarfe und Phänomene im Bereich des pflegerischen Hilfebedarfs. Wie schon oben erwähnt, wurden die Kategorien des pflegerischen Hilfebedarfs um diejenigen Kategorien erweitert, die für die Dokumentenanalyse zunächst nicht berücksichtigt wurden, jedoch zur Einschätzung eines umfassenden pflegerischen Hilfebedarfs gehören.

Hauptkategorie	Kategorien	Subkategorie
Pflegerische Bedarfslagen	• Mobilität • Kognition und Kommunikation • Verhalten und Psyche • Selbstversorgung • Besondere Belastungen • Alltagsleben und soziale Kontakte • Außerhäusliche Aktivitäten • Haushaltsführung	- Eskalation - Unterstützungssysteme / Zusammenleben - Verhaltensstörungen - Veränderungen

Abbildung 33: Subkategorien des pflegerischen Hilfebedarfs

Die Dokumentenauswertung folgte in etwa den im NBA vorgegebenen Modulen, die jedoch in Teilbereichen, wegen der besseren Übersichtlichkeit bzw. der thematischen Nähe, für die Auswertung zusammengefasst wurden. Die Kategorien spiegelten sich in den Experteninterviews wieder. Allerdings wurden sie, bezogen auf die Einweisungsgründe in ein Krankenhaus bzw. im speziellen in die Gerontopsychiatrie, in anderen Kategorien bzw. Subkategorien verwendet. Deshalb folgt die Darstellung des pflegerischen Hilfebedarfs durch die Experten nicht den Auswertungskategorien der Dokumentenanalyse, sondern den durch sie genannten Subkategorien und Ausprägungen. Dieses Vorgehen durchbricht nicht die zu

Grunde gelegte Systematik, sondern reichert sie um weitere Aspekte an, die sich in der Konsequenz einer oder mehreren Kategorien zuordnen lassen.

9.4.2 Soziale und Pflegerische Einweisungsgründe

Überwiegend soziale und/oder pflegerische Belastungssituationen die in Kombination mit medizinischen Gründen zu einer Eskalation und damit Einweisung führen werden hier von den Experten näher erläutert.

Für die Einweisungen werden Begründungen genannt wie: Medizinisch-pflegerisch, medizinisch-sozial oder pflegerisch-sozial (I 3, Z. 99-103). Allerdings weisen die Experten auch immer wieder auf die Kombinationen aus den geannten Bereichen hin, die in unterschiedlicher Intensität alltäglich auftreten (I 5, Z. 93-96).

> „Das kommt schon sehr häufig vor, dass halt pflegerische, medizinische, aber auch soziale Gründe, es spielt halt alles ineinander rein, ..." (I 5, Z. 93-94)

> „Also, ich denke mal, die medizinischen Indikationen sicherlich, wobei ich glaube, dass man die soziale und die pflegerische ohne die medizinische überhaupt nicht sehen kann." (I 3, Z. 97-99)

9.4.2.1 Eskalation

Grenzen werden überschritten, wenn es zu Eskalationen kommt, die das vorhandene Hilfe- und Versorgungssystem zusammenbrechen lassen. Dazu können die Experten sehr unterschiedliche und brisante Beispiele nennen: Ein mäßig verwirrter Patient ist maximal verwirrt (I 1, Z. 78f), wenn Angehörige die Pflege nicht mehr leisten können (I 3, Z. 25ff) oder die Verhaltensauffälligkeiten die fürsorglichste Familie dekompensieren lassen (I 1, Z. 24f). Es kann auch die Kombination von Demenz und Alkoholabhängigkeit sein die außer Kontrolle gerät (I 3, Z. 83ff). Dazu kommen unterschiedliche Formen der Selbst- oder Fremdgefährdung, vor allem bei fehlender Krankheitseinsicht, be denen eine Einweisung, durchaus gegen den ausgesprochenen Willen des Betroffenen, durchgesetzt wird (I 3, Z. 42ff + 61ff + 168f, I 4. Z. 219ff).

> „Aber wenn es dann wirklich nicht mehr geht und pflegerische Not eintritt, dann, denke ich, ist das der überwiegende Grund." (I 3, Z. 56-57)

Es wird auch von summierenden Eskalationen berichtet, wie der Beobachtung, dass es ab einem bestimmten Demenzgrad im häuslichen Bereich nicht mehr geht (I 2, Z. 331ff). Es wird auch von ungewöhnlichen Eskalationen gesprochen, z.B. einer Räumungsklage, mit der das Umfeld auf die Verhaltensauffälligkeiten einer bislang nicht diagnostizierten Demenz reagiert und die durch eine Einweisung abgemildert werden konnte (I 3, Z 30ff) (I. 6, Z. 153ff).

9.4.2.2 *Unterstützungssysteme / Zusammenleben*

Eine Familie war durch die Auswirkungen eines Delirs als Medikamentennebenwirkung überfordert, konnte aber nach Behandlung wieder die Versorgung übernehmen (. 4, Z. 45ff). Vorhandene Defizite werden im häuslichen Bereich sehr lange kompensiert und ertragen. Betreuungskräfte die 24 Stunden anwesend sind, ermöglichen hier sehr viele zusätzliche Möglichkeiten der Kompensation. Sie bieten eine positive Option, bei der sich dann die Defizite erst in einem klinischen Setting in ihrem ganzen Ausmaß zeigen (I 4, Z. 351ff).

> „... wenn die dann in so eine Klinik da kommen oder andere Umgebung, dann merkt man auf einmal, was da für Defizite wirklich sind, die vorher so kompensiert wurden oder überspielt wurden." (I 4, Z. 353-355)

Das sind dann möglicherweise Defizite oder Verhaltensweisen, wie einen Herd anzulassen, eine Tür aufzulassen, sich zu vernachlässigen oder die Umkehr des Tag-Nacht-Rhythmus, die bei anderen Patienten schon viel früher zu einer Einweisung oder einem Settingwechsel führen (I 2, Z. 156ff, 180ff, I 6, Z. 59ff, I 5, Z. 67ff, I 4, Z. 71ff). Brenzlige Situationen entstehen in familialen Konstellationen in denen ein Partner die Demenz des anderen Partners nicht mehr einordnen kann und es zu Aggressionen kommt (I 5, Z, 117ff).

> „Das war ja auch, als wir da telefoniert hatten, da ging es ja eben auch, natürlich auch medizinisch-pflegerische Gründe, aber war ja auch ganz deutlich, da gibt es einfach auch soziale Gründe, wo Familie einfach an Grenzen kommt." (I 4, Z. 512-514)

Die Spielräume und die Elastizität von Unterstützungssystemen unterliegen je nach Setting und Zusammensetzung sehr großen Schwankungen, die immer wieder ein individuelles Vorgehen nach sich ziehen. So scheinen aus der Beobachtung der Experten die („semi"-) professionellen Settings, wie Präsenzkraft, ambulanter Pflegedienst, Pflege-WG, Pflegeheim, belastbarer zu sein als rein informelle Settings, bis es zu einer Einweisung kommt (I 4, Z. 80f, 240ff, 208ff, 582ff). Für den häuslichen Bereich sind Grenzen im ambulant unterstützten Wohnen erreicht, wenn ein pflegerischer Nachtdienst benötigt wird, der nicht mehr durch einen Pflegedienst oder eine Präsenzkraft kompensiert werden kann (I 2, Z. 104ff). Für Einige gäbe es dann noch außerhalb des refinanzierten Unterstützungssystems weitere Spielräume, da sie über die dafür nötigen finanziellen Mittel verfügen, diese aber nicht anwenden wollen oder können (I 6, Z. 354ff, 367ff).

9.4.2.3 Verhaltensstörungen

In der Gesamtsicht des sozialen, medizinischen und pflegerischen Hilfebedarfs stellen die Verhaltensstörungen den zentralen Befund, die zentrale medizinische und pflegerische Diagnose dar. Sie treten in unterschiedlichen Kombinationen und Ausprägungen auf, fluktuieren stark und haben anscheinend den größten Einfluss auf die soziale, pflegerische und medizinische Versorgung von Menschen mit Demenz.

Die Experten nennen dazu ein weites Feld an Verhaltensstörungen, die in allen ihnen bekannten Versorgungssettings zur Notwendigkeit einer Veränderung oder Behandlung führen und in der Folge häufig eine Veränderung im Versorgungssetting nach sich ziehen.

So können durch Verhaltensstörungen internistische oder chirurgische Erkrankungen zunächst überdeckt werden und führen zu einer Verzögerung oder dem Abbruch einer adäquaten Behandlung (I 1, Z. 79ff, 90ff, I 4, Z. 219ff). Verhaltensstörungen wie Sich-ausziehen, Wände mit Kot Beschmieren, Umkehr des Tag-Nach-Rhythmus, Wandertendenz, Aggression gegenüber anderen Bewohnern, führen nicht nur im häuslichen Bereich, sondern auch in professionellen Pflegesettings zu einer Dekompensation (I 3, Z. 73ff, I 5, Z. 37ff, 78ff, I 6, Z. 110ff).

> „Ja, das wäre immer in der Regel dann, wenn sich die Situation in irgendeiner Form problematisiert hat, also wenn dann quasi zur Demenz dann das herausfordernde Verhalten kommt und dann irgendwie die Familie oder irgendjemand den Eindruck gewinnt, das geht so nicht mehr, ..." (I 2, Z. 112-115)

9.4.2.4 Veränderungen

Die Einschätzungen der Notwendigkeit einer Einweisung und die Möglichkeiten einer Versorgung haben sich verändert und werden sich weiter verändern. Darin spiegeln sich auch gesamtgesellschaftliche Veränderungen wieder, deren vergangene und kommende Dynamik und Elastizität der Entwicklung durch Experten wahrgenommen und formuliert werden.

> „Da weisen wir auch nicht alle ein. Wir haben auch ganz viele verrückte Leute, die wir gar nicht einweisen, die aber auch nicht so fürchterlich leiden, subjektiv leiden, und die auch im Alltag einigermaßen mitlaufen. Die würde man jetzt nicht einweisen, nur weil sie irgendwie ein bisschen verrückt sind, sondern das würde man nicht machen. Hat man vielleicht früher gemacht, das macht man nicht mehr." (I 6, Z. 35-40)

10 Zusammenführung der Forschungsergebnisse

10.1 Einleitung

Der Methodik der Triangulation folgend werden im Weiteren die Ergebnisse der unterschiedlichen Forschungsmethoden zwecks Beantwortung der Forschungsfrage zusammengeführt.

Die Forschungsfrage richtete sich auf die Suche nach sozialen, pflegerischen und medizinischen Bedarfslagen von MmD an der ambulant-stationären Schnittstelle und nach den sie charakterisierenden Merkmalen. Diese Merkmale werden anhand der Forschungsergebnisse im Verlauf dieses Kapitels dargestellt. Allerdings sei schon im Vorgriff auf die Darstellung des Konzepts der DCSD vorab bemerkt, dass Abgrenzungen schwierig sind. Denn die Bedarfslagen von Menschen mit Demenz sind vor allen Dingen durch ihre Komplexität und deren Dynamik gekennzeichnet.

10.2 Soziale Bedarfslagen

Hinsichtlich der sozialen Bedarfslagen hat dieser Bereich durch die durchgeführte Vorstudie bereits eine Strukturierung in ein formelles und informelles Hilfesystem erhalten. Allerdings wurde durch die Experteninterviews deutlich, dass diese Struktur nicht ausreicht, um die relevanten Bereiche der sozialen Dimension der Bedarfslagen angemessen darzustellen. Deshalb muss dieser Bereich um die Teilbereiche „Multiprofessionelle Zusammenarbeit“ und „Psychosoziale Faktoren“ erweitert werden.

10.2.1 Informelles Hilfesystem

Die Ergebnisse zum informellen und formellen Hilfesystem sind zum Teil nur schwerlich zu trennende Bereiche. So konnten im Rahmen der Dokumentenauswertung Veränderungen von Lebensmittelpunkten als zentrales Element gerontopsychiatrischer stationärer Aufenthalte festgestellt werden. Diese Veränderungen sind charakterisierend für den Bedarf des informellen Hilfesystems im häuslichen Umfeld und hinsichtlich einer Inanspruchnahme des formellen Hilfesystems.

Die überwiegende Anzahl von 68% der Einweisungen geschah aus einem häuslichen Umfeld und 32% aus einem professionellen, nicht häuslichen Umfeld heraus. Von den Personen die aus dem häuslichen Umfeld (n=68) kamen waren 40%

K. Pöschel und S. Spannhorst, *Dementia Care Sensitive Demands*, Best of Pflege,
https://doi.org/10.1007/978-3-658-23619-9_10

allein lebend, 60% wurden im häuslichen Bereich direkt oder indirekt durch Angehörige versorgt.

Die Auswirkungen, die auftreten, sollte es nicht gelingen, diesen Bedarf eines häuslichen Versorgungssettings angemessen mit formellen Hilfen zu unterstützen, sind an der exemplarischen Darstellung von Behandlungsverläufen erkennbar. Die Behandlungsverläufe wurden wegen der extrem langen Verweildauern, zwischen 78 und 109 Tagen, genauer untersucht. Als gemeinsames Merkmal war auffällig, dass in keinem Fall im Vorfeld eine formelle Unterstützung, bzw. Entlastung durch einen ambulanten Pflegedienst in Anspruch genommen wurde. Von allen Betroffenen wurde lediglich haus- und fachärztliche Unterstützung genutzt.

Belastungen im häuslichen Umfeld gehören zum zentralen Bereich des Beratungs- und Versorgungsbedarfs für MmD, der im ärztlichen Bereich sehr deutlich wahrgenommen wurde. Neben Diagnostik und Therapie werden von medizinischen und pflegerischen Profis Beratung, Unterstützung, Begleitung in Krisen und zum Teil die Übernahme von Verantwortung durch z.B. Entscheidungen erwartet. Das bedeutet im ärztlichen Bereich eine zusätzliche Anforderung, der oft für beide Seiten nur unbefriedigend nachgekommen werden kann. Allerdings ist auf dieser limitierten Basis eine gelingende Zusammenarbeit möglich, wenn es gelingt, einen transparenten und kommunikativ angemessen offenen Kontakt zu pflegen, der durch das verlässliche Einhalten von Absprachen und Vereinbarungen gekennzeichnet ist. Gelingt das nicht, führt das eher zu einer Belastung und Dekompensation im informellen Hilfesystem als bei gelingender Zusammenarbeit.

Allerdings reichte diese Zusammenarbeit für das häusliche Unterstützungssystem nicht immer aus, um stabilisierende Unterstützungsstrukturen zu etablieren oder einen rechtzeitigen Wechsel des Versorgungssettings zu initiieren. Wurden Grenzen für das sorgende Umfeld erreicht und es kam zu einer Dekompensation durch eine Überforderung oder Wegfall eines die Versorgung gewährleistenden Umfelds, kam es unter anderem zu einer Einweisung in eine Gerontopsychiatrie.

Als Behandlungsauftrag für die stationäre Behandlung konnte den Einweisungsdokumenten in mehr als einem Drittel der Fälle die Klärung des weiteren Unterstützungsbedarfs entnommen werden. Insuffiziente ambulante soziale Settings aus informellen und formellen Unterstützern bildeten offenbar einen wichtigen Auftrag für die stationäre Behandlung und waren Teil der sozialen Bedarfslage.

Mehrfach stationär behandelte Patienten der Gerontopsychiatrie zeichneten sich gegenüber einmalig Behandelten vor allem durch mehr ambulante Unterstützung vor und nach der Behandlung aus.

Bei aus anderen Abteilungen zur Behandlung übernommenen MmD war deren deutlich seltenere Versorgung im Heim- oder WG-Setting vor stationärer Aufnahme in die andere Abteilung festzustellen. Bei ihnen war der Anteil neu zu organisierender Versorgungssettings besonders hoch. Dafür wurden diese Patienten seltener wiederholt aufgenommen.

Die mit 3 Fällen aktenkundige Angabe von häuslichen bzw. sozialen Konflikten in den Einweisungsdokumenten stand der Tatsache gegenüber, dass Verhaltensstörungen einen Großteil der akuten Einweisungsgründe ausmachten und durch ihr oft sozial inadäquates Verhalten symptomatisch wurden.

Der Aufenthalt in der Gerontopsychiatrie bedeutete für die Mehrzahl der aus dem häuslichen Umfeld kommenden Personen einen Wechsel oder Anpassung ihres ursprünglichen Versorgungssettings. Von diesen ursprünglich 68 Personen kehrten nur 51,5% in die Häuslichkeit zurück, während 48,5% in eine Pflegeeinrichtung oder –WG umzogen. Für in die eigene Häuslichkeit zurückkehrende Personen nahm die Inanspruchnahme eines ambulanten Pflegedienstes von ursprünglich 60% (von n=68) vor Aufnahme auf über 75% (von n=35) nach Entlassung zu. Für die haus- und fachärztliche Anbindung gab es keine nennenswerten Veränderungen. Der Anpassung der Versorgungssituation Rechnung tragend nahm zum Zeitpunkt der Entlassung die Anzahl der Personen mit einer gesetzlichen Betreuung, Angaben dazu fanden sich bei n=91 Patienten, von 21% auf 33% zu.

Für das formelle und informelle Hilfesystem wurden unter unterschiedlichen Aspekten die Verweildauern ausgewertet. Hier wurde vermutet, dass Personen mit Verhaltensauffälligkeiten, als häufigste Einweisungsgründe die höchste Verweildauer aufwiesen. Diese lagen jedoch, mit ihren 30,19 Tagen sehr nahe am Mittelwert von 29,96 Tagen. Letztlich fehlte zur Beurteilung der Korrelation zwischen Verhaltensstörungen und Verweildauern die Vergleichsgruppe, da mit 97% fasst alle Patienten bei der Einweisung von Verhaltensstörungen betroffen waren. Die längste Verweildauer wiesen diejenigen auf, die aus einem häuslichen Umfeld kamen und dort von Angehörigen mitversorgt wurden. Ihre Verweildauer war im Durschnitt um fast vier Tage länger als der Mittelwert. Damit scheinen vor allem in häuslichen Settings, in denen Angehörige den MmD mitversorgen, noch weitere Faktoren eine Rolle zu spielen, die über die Organisation professioneller Unterstützung und des vorhandenen Hilfebedarfes hinausgehen.

10.2.2 Psychosoziale Faktoren

Sowohl Hausarztbefragung als auch Experteninterviews thematisieren psychosoziale Phänomene als wichtige Einflussgrößen im informellen Hilfesystem und bei Entscheidungen hinsichtlich stationärer Krankenhauseinweisungen. Krankheitsimmanente Anosognosie (Nicht-Erkennen der eigenen Erkrankung) der MmD führt zu verspäteten und tendenziell dringlicheren Einweisungen und belastet das soziale Unterstützungssystem. Angehörige, die aus psychosozialen Gründen, oft auch wegen intrafamiliärer Rollenkonflikte, Behandlungen oder Versorgungssettings ausschließlich nach ihren eigenen Vorstellungen gestalten möchten, stellen für professionelle Unterstützer eine Herausforderung dar – vor allem wenn Absprachen nicht eingehalten werden. Die hinter wichtigen Entscheidungen, wie etwa für oder gegen eine Heimaufnahme, stehenden gedanklichen Prozesse in Familien sind für Profis im Versorgungssetting oft nicht durchschaubar. Die multiperspektivische Sicht zahlreicher Angehöriger zugleich auf eine Versorgungssituation wird hausärztlich kritischer eingeschätzt als das Vorhandensein weniger verlässlicher Entscheider in Familien.

Die Vorhersage, welches Setting passend und suffizient sein wird, ist auch für Profis schwierig. Soziale Bedarfslagen entstehen insbesondere dann, wenn die Demenz als Grunderkrankung vom versorgenden Setting nicht mehr aufgefangen werden kann. Die Experten stellen fest, dass bestimmte Verhaltensstörungen und insbesondere Störungen des Tag-Nacht-Rhythmus mit einem ambulant versorgenden Setting auch bei optimaler Ausgestaltung nicht vereinbar sind. Ein häufiges Nutzen polizeilicher Rückbegleitung nach Hause und das nicht seltene Einschließen von MmD in ihrer Häuslichkeit durch Angehörige werden als „Grauzone“ angesehen, die einen erhöhten Versorgungsbedarf anzeigt. Grenzen des informellen und formellen Hilfesystems bestehen in begrenzten finanziellen und zeitlichen Ressourcen sowie der Verfügbarkeit von Unterstützungsangeboten. Rechtliche Grenzen unseres Gesundheits- und Sozialsystems bedeuten für gesetzliche Betreuer eine Herausforderung, wenn formal zur freien Willensbildung fähigen MmD nicht geholfen werden kann, obwohl sie sich offensichtlich gesundheitlich schaden.

Soziale Settings und Versorgungsbedarfe werden sich nach Meinung der Experten in Zukunft im Rahmen zunehmender Individualisierung und entlang regionaler Ressourcen und Versorgungstraditionen verändern. Auf die Einweisungen in stationäre Settings werden zudem gesamtgesellschaftliche Entwicklungen, wie etwa die Definition der psychiatrischen stationären Behandlungsbedürftigkeit, Einfluss nehmen.

10.2.3 Multiprofessionelle Zusammenarbeit

Bereits in der Dokumentenauswertung ergaben sich Hinweise auf die Bedeutung von multiprofessioneller Zusammenarbeit und Optimierung von Schnittstellen als wichtiger Bestandteil zur Deckung der Bedarfslagen von MmD. So waren etwa Angaben zur Dringlichkeit der stationären Behandlung in 42 Fällen nicht in den Einweisungsdokumenten enthalten.

Die Dringlichkeit wurde nach Angaben der Experten vielmehr oft auf direktem telefonischem Wege kommuniziert - im Rahmen eines kollegialen Austausches zwischen Hausarzt und Oberarzt der Klinik, aber auch multiprofessionell im Austausch des Einweisers mit der die Aufnahmen koordinierenden Pflegekraft in der Gerontopsychiatrie. Für die Erwartungen an eine gute multiprofessionelle Zusammenarbeit wurden sowohl förderliche als auch hinderliche Faktoren benannt. Diese bezogen sich auf die Zusammenarbeit sowohl mit anderen professionellen Akteuren des formellen Hilfesystems als auch mit MmD und deren Angehörigen.

Als Erfolgsfaktoren wurden gute Kommunikation und die verlässliche Einhaltung von Absprachen genannt. Der Schwerpunkt der Kommunikation fand zumeist formell, bei Dringlichkeit auch informell, durch eine direkte Kontaktaufnahme zwischen den Akteuren statt. Diese informelle Kommunikation diente der Weitergabe wichtiger Zusatzinformationen und wurde eher als Ausnahme genutzt. Gute Systemkenntnis und eine gewachsene Arbeitsbeziehung ermöglichten oft schnelle und unkonventionelle Lösungen. Hinsichtlich der Akteure untereinander wurde durchaus kritisch bewertet, ob entsprechende Erfahrungen für deren Kernkompetenzen vorlagen, der Qualifikationsmix gut auf unterschiedliche Anforderungen eingestellt war und angemessen qualifiziert und fortgebildet wurde.

Als zentraler Misserfolgsfaktor wurde eine misslingende Kommunikation genannt, wenn es nicht möglich war, wichtige Informationen zeitnah, z.B. durch

Übergabe, Telefonat oder Kurzbrief auszutauschen. Als weitere Faktoren wurden lange Wartezeiten und verschleppte Bearbeitung angegeben. Besonders Problematisch war es, wenn zu hohe, unrealistische Erwartungen an das Gegenüber gestellt wurden und diese aus persönlichen oder finanziellen Gründen (gesetzliche und / oder private Finanzierung) nicht erbracht werden konnten. Bezogen auf die multiprofessionelle Zusammenarbeit tauchten vor allen Dingen dann Probleme und Misserfolge auf, wenn ein Akteur nichts von dem anderen wusste und z.B. gemeinsame Behandlung und Therapie unkoordiniert blieben.

So führten nach Meinung eines Pflegedienstleiters somatische Erkrankungen häufig über Angehörige und den Pflegedienst und Hausarzt zur stationären somatischen Einweisung. Bei psychiatrischen Problemlagen suchten Angehörige oft den direkten Austausch mit Fachärzten, durch die es dann zu Einweisungen primär in die Gerontopsychiatrie kam.

Damit nehmen die Angehörigen eine zentrale Stellung in der Koordination von Hilfen (indem sie z.B. auch den MmD zum Facharzt begleiten) und in der gemeinsamen Entscheidungsfindung zur weiteren Versorgung bzw. auch zur Frage der stationären Einweisung ein. Allerdings obliegt es auch ihrer Pflicht, Akteure untereinander wissen zu lassen, dass noch an anderer Stelle Diagnostik und Therapie betrieben wird, die in die Gesamtversorgung zu integrieren sind.

Die Hausärztebefragung und die anschließende Gruppendiskussion fokussierten die Themen Multiprofessionalität und Schnittstellengestaltung in besonderer Weise. Wenn Screeninginstrumente aus ethischen Gründen und Gründen der fehlenden direkten Konsequenz (Mangel an weiterbehandelnden Neurologen/Psychiatern mit sehr späten Terminen für dortige Erstkontakte) weniger angewendet werden, wird die Erkennung von Demenzerkrankungen und die sozialrechtlich erst durch Diagnosestellung mögliche Unterstützung verzögert. Die großenteils langjährig praktizierenden Hausärzte beurteilten den Sinn eines Screenings auf kognitive Störungen für Betroffene in der Umfrage zu 30% kritisch.

Gesundheitspolitische Entscheidungen nehmen zusätzlich Einfluss auf die Versorgungslage, indem beispielsweise ein kognitives Screening im Rahmen des verpflichtenden hausärztlichen geriatrischen Assessments wegen dessen Abrechenbarkeit gefördert wird. Zu bedenken ist, dass Menschen mit kognitiven Einschränkungen in Hausarztpraxen nur einen Anteil von bis zu 20% nach Schätzung der Hausärzte ausmachen. Die Gesamtorganisation einer Hausarztpraxis auch in puncto häufigere Hausbesuche bei ambulanten Problemlagen nur auf diese Patientengruppe auszurichten, ist nicht möglich. Grenzen der Handlungsfähigkeit werden wegen begrenzter zeitlicher und finanzieller Ressourcen erreicht. An dieser Stelle fühlten sich Hausärzte, aber, wie die Experteninterviews zeigten, auch Pflegedienstleiter und Betreuer, oft hilflos.

Als Lösungsmöglichkeit für diese erlebte Hilflosigkeit wurde berufsgruppenübergreifend die Bedeutung der multiprofessionellen Zusammenarbeit herausgestellt. Nach Expertenmeinung kann ein einzelner Akteur in der Versorgung nichts bewirken. Gelingende multiprofessionelle Zusammenarbeit basiert auf verlässlichen Ansprechpartnern und Absprachen, vor allem die rechtzeitige Information über Entlassungen aus stationärer Behandlung und Aufnahmen, verbunden mit entsprechend zu erwartenden Informationen über medizinische, pflegerische und soziale Unterstützungserfordernisse.

Ein Care-Manager, dessen Verortung Teil aktueller Diskussionen ist, kann als zentrale Anlaufstelle für komplexe medizinische, pflegerische und soziale Bedarfslagen eine Lösung darstellen. Hier würde eine für alle chronisch Erkrankten zuständige Person gegenüber einem nur für MmD Zuständigen bevorzugt, was der Bandbreite unterschiedlicher durch Hausärzte versorgter Patienten und ihrer vielen chronischen Erkrankungen geschuldet ist. Von einem Care-Manager wird eine verbesserte Koordination zwischen professionellen Akteuren untereinander und den Bedarfslagen der Mmd und des informellen Hilfesystems erwartet. Leitlinien, die multiprofessionell entstanden sind (siehe z.B. DGGPN 2016) wurden von vielen Hausärzten im Praxisalltag als wenig hilfreich angesehen.

Regionale Bedingungen haben einen erheblichen Einfluss auf die Versorgung und die Bedarfslagen der MmD. Wenn die Abteilung für Gerontopsychiatrie tendenziell zu wenige Behandlungsplätze hat, bedeutet dies eine Behandlungsverschiebung hin zu akuten und komplexen Fällen, die dort behandelt werden. Subakut Erkrankte müssen oft auf eine stationäre Aufnahme warten, bis ihre Bedarfslage sich verdichtet bzw. verstärkt hat. Die Zahl verfügbarer Heimplätze und der Nutzung ambulanter Hilfen kann auf dem Umweg über das mobile Team einer psychiatrischen Institutsambulanz und deren ambulant-stationäre Verzahnung Einfluss auf die Zahl stationärer Einweisungen nehmen. Alleinlebende ohne ambulante Unterstützung erscheinen als besonders vulnerable Gruppe. Von den Experten wurde deshalb die Bedeutung von (Bezirks-) Sozialarbeitern und deren Expertise in der Koordination von Hilfen betont.

Schnittstellen wurden an verschiedenen Stellen thematisiert. Die im Vordergrund stehende ambulant-stationäre Schnittstelle in der Versorgung bedarf der Optimierung durch verbesserte Kommunikation. Hausärzte empfahlen dafür eine bereits in der ärztlichen Ausbildung verortete Implementierung des Erlernens interkollegialer Kommunikation. Sie zeigten ihrerseits Interesse am Kennenlernen des gerontopsychiatrischen Arbeitsfeldes, räumlich wie inhaltlich. Neben dem Wunsch nach einer Begehung der Abteilung stand für sie im Raum, durch eigene Intitiative im Rahmen einer „Checkliste“ ambulant behandelbarer Bedarfslagen von MmD zur Optimierung und Reduktion stationärer Einweisungen beizutragen. Eine weitere Schnittstelle betraf Betreuer gegenüber gutachterlich tätigen Ärzten, die ebenfalls durch beschleunigte Kommunikation und Arbeit der Gutachter verbesserungswürdig erschien. Zudem wurde unter anderem die Schnittstelle zwischen Pflegedienst und Angehörigen, Hausarzt und Angehörigen und Pflegedienst und Hausarzt thematisiert. Am Beispiel der letztgenannten Schnittstelle erläuterte ein Pflegedienstleiter, welchen Einfluss auf stationäre Einweisungen die multiprofessionelle Kommunikation hat: Der Hausarzt entscheide mit oder ohne Rücksprache mit den pflegerischen Mitarbeitern, kollegial oder hierarchisch. Kamen außerhalb des fachlichen Austausches noch bestimmte Machtinteressen, durch unterschiedliche Ziele und Interessen in der Zusammenarbeit, hinzu, konnte diese durchaus gefährdet werden.

Von der Persönlichkeit der Akteure hing nach Meinung der Experten viel ab. So neigen eher vorsichtige Betreuer zur Installation sichererer professioneller Versorgungsstrukturen und können z.B. (zu) frühe Heimaufnahmen fördern.

Angesichts der zunehmenden Individualisierung von Bedarfslagen und der die Versorgung erheblich beeinflussenden psychosozialen Phänomene innerhalb von Familien erschien multiprofessionelle Zusammenarbeit zur Erarbeitung der für die MmD selbst vorrangigen Behandlungs- und Versorgungsziele besonders wichtig.

10.2.4 Formelles Hilfesystem

Das formelle Hilfesystem wird in seiner Gestaltung durch unterschiedliche Formen der Zusammenarbeit bestimmt. Diese Zusammenarbeit wird durch unterschiedliche Akteure und Nutzer geprägt. Hierzu unterscheiden Experten unterschiedliche Bereiche, die einen Einfluss auf die Gestaltungsmöglichkeiten des formellen Hilfesystems haben. Allerdings, wie auch schon für die Kategorien benannt, sind die Grenzen zwischen ihnen fließend.

Zu einer Dekompensation des Hilfesystems kam es dann, wenn es nicht gelang, ein angemessen sorgendes Umfeld zu schaffen und der Eindruck entstand, dass es so nicht weitergeht. Die Ablehnung von organisierten Hilfeleistungen, wie ambulante Pflege, fehlende Krankheitseinsicht und Störungen des direkten oder weiteren Umfelds sind gewichtige Faktoren. Diese Dekompensation zeigte sich aus klinischer Sicht durch den hohen Bedarf an Perspektiventwicklung für MmD und den damit verbundenen Settingwechsel.

Für professionelle Akteure waren dann Grenzen erreicht, wenn sie Fehlhandlungen gegenüber MmD beobachteten (z.B. freiheitsbegrenzende Maßnahmen im häuslichen Umfeld), auf die sie aber keinen Einfluss nehmen konnten und diese tolerieren mussten. Als Zeichen der Überforderung des Hilfesystems wurden folgende Faktoren benannt: Fehlende Behandlungsmöglichkeiten, gänzlich fehlende oder zu knapp bemessene Versorgungsstrukturen, lange Wartezeiten und häufige interne Verlegung in Krankenhäusern oder schlecht vorbereitete Entlassungen. Dazu gehörten auch unrealistisch hohe Erwartung von Angehörigen oder zu komplexe Versorgungssituationen, die auch durch die Zusammenarbeit unterschiedlicher Akteure nicht zu stabilisieren waren. Eine neuerdings beobachtete Variante der Überforderung konnte bei Betroffenen dadurch entstehen, dass sie inzwischen zu viele (Wahl-) Möglichkeiten hatten und sich nicht entscheiden konnten.

Aus Sicht von Betreuern kann ein Krankenhaus auch als Zwischenstation zwischen zwei Versorgungssystemen dienlich sein, um sich an ein neues Setting zu gewöhnen. Für eine tragfähige Zusammenarbeit ist eine persönliche Bindung ein entscheidender Faktor als Zeichen gegenseitigen Vertrauens und gemeinsam durchgestandener Krisen. Diese tragfähige Bindung kann bedeuten, dass sich Betroffene, Angehörige oder professionelle Akteure auch bei eigener fehlender Systemkenntnis auf die Entscheidung Anderer verlassen. Grenzen der Zusammenarbeit zeigten sich dort wo Betroffene keine Einsicht in ihren Versorgungsbedarf hatten oder Angehörige nicht in der Lage waren Entscheidungen zu treffen oder zu akzeptieren.

Osteuropäische Präsenzkräfte nehmen eine Zwitterstellung zwischen informellem und formellem Hilfesystem ein. Deren Tätigkeit wurde für die Versorgung aufgrund ihres Laienverständnisses und einer sehr beanspruchenden ständigen Präsenz kritisch gesehen. Andererseits wurden sie auch als gute Möglichkeit angesehen häusliche Versorgungssettings zu stabilisieren.

Hinsichtlich des Zugangs zum und in das medizinische Versorgungssystem sahen die professionellen Akteure keine Probleme. Üblicherweise gab es immer eine Möglichkeit eine dafür legitimierende Diagnose zu stellen. Einweisungen aus rein sozialen Gründen waren abgesehen von Psych-KG-Einweisungen nicht möglich.

Der Art und dem Umfang der Finanzierung von sozialen, medizinischen pflegerischen Hilfebedarfen wurde von den Experten eine klare Steuerungswirkung zugeschrieben. Gesetzliche Veränderung hinsichtlich der Zu- oder Aberkennung von Leistungen entfalteten dann einen großen Einfluss, wenn diese nicht ausreichend waren und eigene Mittel mit aufgewendet werden mussten. Durch die zur Verfügung stehenden zeitlichen, finanziellen und personellen Ressourcen werden die von den Akteuren zu erbringenden Leistungen begrenzt, was bei Patienten und Angehörigen zum Teil auf Unverständnis stieß, da ihnen Zusammenhänge nicht bewusst waren. Weitere Grenzen markierten sich an den Stellen, wo sich Professionsgrenzen und Arbeitsfelder überschnitten.

10.3 Pflegerische Bedarfslagen

Der alle Lebensbereiche umfassende Hilfebedarf von Menschen mit Demenz zeigte sich auf unterschiedliche Art und Weise und hatte einen besonderen Einfluss auf das jeweilige Hilfe- und Unterstützungssystem. Neben der erforderlichen Unterstützung in der Alltagsgestaltung und den für die Selbstversorgung erforderlichen Aktivitäten waren Veränderungen des Verhaltens am bedeutsamsten für das häusliche und stationäre Umfeld.

Allerdings unterlag die Belastbarkeit des jeweiligen Umfelds einer großen Schwankungsbreite. Denn was für das eine Unterstützungssystem tolerabel und kompensierbar war, führte in einem anderen Setting zu einer Eskalation und Dekompensation. Die Dynamik zeigte sich unter anderem in der hohen Anzahl des (erforderlichen) Wechsels des Lebensmittelpunkts nach einem Aufenthalt in der Gerontopsychiatrie. Störungen von Kognition und Kommunikation betrafen den überwiegenden Anteil der Patienten vor dem stationären Aufenthalt sowie während und am Ende des stationären Aufenthaltes. Diese Störungen sind dafür bekannt, dass sie einen hohen negativen Einfluss auf die eigenen Möglichkeiten der Tagesgestaltung und Selbstversorgung haben. Stationäre Einweisungen scheinen sie aber wegen ihres allzeitigen Auftretens nicht maßgeblich zu triggern – im Unterschied zur bei Einweisung gegenüber der Ausgangssituation nachweisbaren massiven Zunahme von Verhaltensstörungen.

Diese sind nach Expertenmeinung und anhand der Unterlagen der häufigste Grund für eine Dekompensation im sorgenden Umfeld und begründen die Notwendigkeit einer Einweisung. Zu den häufigsten Verhaltensauffälligkeiten zählten die Abwehr von unterstützenden Maßnahmen, motorische Auffälligkeiten, inadäquates Verhalten, Wahnvorstellungen, Ängste und nächtliche Unruhe. Trotz der Tendenz einer drastischen Symptomverbesserung bei der Mehrzahl der Patienten zum Ende des Klinikaufenthalts blieb eine Anzahl von Verhaltensstörungen bestehen. Diese bildeten mit ihrer Ausprägung und jeweiligen Komplexität die Basis für die nachfolgenden Betreuungsmöglichkeiten bzw. für die Gestaltung des dafür erforderlichen Hilfesystems.

Ergänzt wurden die Kategorien de pflegerischen Bedarfslagen um die Bereiche „Gestaltung des Alltagslebens" und „soziale Kontakte". Ergänzend kommt der Bereich der „Haushaltsführung" als eigenes Element hinzu, der im Rahmen der Einschätzung des Hilfebedarfs durch das NBA allerdings im Bereich „Kognition und Kommunikation" implizit enthalten ist.

Die letztgenannten drei Kategorien wurden im Rahmen der Dokumentenanalyse nicht erhoben, da sie anhand des Datenmaterials nur unzureichend analysierbar waren. Allerdings zeigte sich durch die Experteninterviews und die hausärztliche Befragung, dass diese Lücke unbedingt berücksichtigt werden muss. Hinzu kommen dann noch die Bereiche der „außerhäuslichen Aktivitäten" und der „Haushaltsführung". Diese werden allerdings zwar im NBA implizit mit eingeschätzt und bilden zudem einen Übergang zu den sozialen Bedarfslagen, sind jedoch nicht Leistungs-auslösend bei der Bewertung der Pflegebedürftigkeit. Zudem sei zu den Kategorien „Verhaltensweisen und Psychische Problemlagen" und „Kognition und Kommunikation" angemerkt, dass diese zwar erhoben werden, allerdings nur diejenige mit dem höheren Punktwert leistungsauslösend berücksichtigt werden.

10.4 Medizinische Bedarfslagen

Über ein Drittel der in der Gerontopsychiatrie stationär behandelten MmD zeigte akut behandlungsbedürftige somatische Erkrankungen, die im Rahmen von Delirien und Verhaltensstörungen eine wichtige Rolle im Kontext stationärer Behandlungsbedarfe darstellten.

Wie in der Einleitung dieser Arbeit erläutert, erfolgte eine Erfassung der Erkrankungen, wie in anderen Studien, bezogen auf Störungen bestimmter Funktionskreise, nicht auf der Ebene einzelner medizinischer Diagnosen. Harnwegsinfekte, Atemwegserkrankungen und Stoffwechselentgleisungen spielten in absteigender Reihenfolge eine herausragende Rolle und konnten in manchen Fällen nicht geheilt werden. Die somatischen Erkrankungen bildeten daher oft einen behandlungsbegleitenden oder behandlungsleitenden Faktor. Herausforderndes Verhalten hat sowohl pflegerische wie medizinische Implikationen zur Folge und erschwert im Rahmen von Aggressivität und Ablehnung von Hilfen die Behandlung. Es stellte die häufigste medizinisch-pflegerische Einweisungsindikation dar und war in beträchtlichem Umfang auch bei der Entlassung noch vorhanden. Demenzbedingte Orientierungsstörungen und die häufige Unfähigkeit, Entscheidungen zu treffen, bedeuteten eine krankheitsbedingte besondere Vulnerabilität dieser Patientengruppe.

Entscheidungen für eine stationäre Einweisung hingen nach Darstellung der Experten dabei erheblich vom aktuellen Versorgungssetting, nicht allein vom Vorhandensein einer Erkrankung ab. So können unklar bleibende Symptome im Heimsetting unter Einbeziehung der pflegerischen Mitarbeitenden deutlich länger beobachtet und Einweisungen mitunter verhindert werden. Erkrankungen und Symptome, die zur stationären Einweisung führten, waren besonders gekennzeichnet durch eine unklare oder schwer einzuordnende Symptomatik, Schmerzen, Schwankungen und allzu häufig erforderlich werdende Hausbesuche sowie ein nicht tragfähiges ambulantes Setting. Zudem bewirkten ambulant nicht verfügbare erforderliche technische Mittel für Diagnostik und Therapie oft eine

Entscheidung für eine stationäre Einweisung. Bei stationären Übernahmen stellten akute persistierende Erkrankungen einen wesentlichen Teil der medizinischen Bedarfslage dar. Bestimmte Cluster bzw. ein häufiger kombiniertes Auftreten von somatischen und/oder psychiatrischen Erkrankungen bzw. Symptomen, die vermehrt zu stationären Einweisungen geführt hatten, ließen sich in der vorliegenden Studie nicht nachweisen.

10.5 Dementia Care Sensitive Demands

10.5.1 Das dynamische Konzept der Dementia Care Sensitive Demands

Im Rahmen der im Vergleich zur Vorstudie (Spannhorst, Pöschel, Höhmann 2017) vergrößerten Fallzahl gelang es in der quantitativen Analyse nicht, klar umrissene Typologien bzw. klar eingrenzbare Risikokonstellationen für die Versorgung von Menschen mit Demenz darzustellen. Denn die die Diversität sozialer, pflegerischer und medizinischer Bedarfslagen von MmD war zu komplex, um diese zusammenfassend abbilden zu können. Auf Grundlage der Vorergebnisse war das zu vermuten, musste aber überprüft werden, da sich ansonsten die weiteren Überlegungen in einer anderen Richtung hätten bewegen müssen. Allerdings war auch durch die vorherigen Ergebnisse deutlich, dass für die Darstellung der Bedarfslagen von MmD immer ein Zusammenspiel unterschiedlicher Faktoren zu berücksichtigen ist, die z.B. über eine reine Konzentration auf medizinische Faktoren wie die der ACSC oder die psychosozialen Verhaltensauffälligkeiten von BPSD hinausgingen. Trotzdem blieben Häufigkeiten bestimmter sozialer, medizinischer und pflegerischer Phänomene, etwa im Rahmen von ACSC, wichtige Basis des Konzepts der DCSD. Quantitative Erkenntnisse waren die Grundlage für die methodische Erweiterung des Erkenntnisrahmens. Die Ergebnisse der Hausärztebefragung und der Experteninterviews erlaubten eine deutliche Ausdifferenzierung hinsichtlich der sozialen Bedarfslagen, die durch die Dokumentenanalyse nur sehr begrenzt darstellbar waren. Zur Reduktion der Komplexität der Ergebnisse werden im Bereich der sozialen Bedarfslagen für das Konzept der DCSD einige der gefundenen Subkategorien und Ausprägungen im Folgenden umbenannt und vereinfachend zusammengefasst.

Eine Demenzerkrankung hat für Betroffene Auswirkungen auf die Alltagsbewältigung und Lebensführung. Diese Auswirkungen schließen Personen aus dem Umfeld als Mitbetroffene ein. Die komplexen demenzversorgungssensitiven Bedarfslagen ergeben sich aus einem individuellen pflegerischen, sozialen und medizinischen Hilfebedarf. Dieser kann im Verlauf variieren. Das Ausmaß des Hilfebedarfs der Person mit Demenz wird durch entsprechende medizinische und pflegerische Diagnosen, Therapien und Unterstützungsleistung beschrieben. Ausgehend von dem (aktuellen) tatsächlichen Hilfebedarf kann diesem, im Rahmen der Möglichkeiten des umgebenden informellen und formellen sozialen Hilfesystems, soweit möglich entsprochen werden.

Diese drei Bereiche, sozial – medizinisch – pflegerisch stellen in ihrem Zusammenspiel die Komplexität der für die Lebensführung sensitiven Bedarfslagen und deren Zusammenwirken dar. Eine Veränderung in einem Bereich zieht sofort notwendige Anpassungen in anderen Bereichen nach sich. Ist das nicht möglich, kommt es zu einem Ungleichgewicht, einer Dekompensation, die sich als Eskalation oder Krise kennzeichnet.

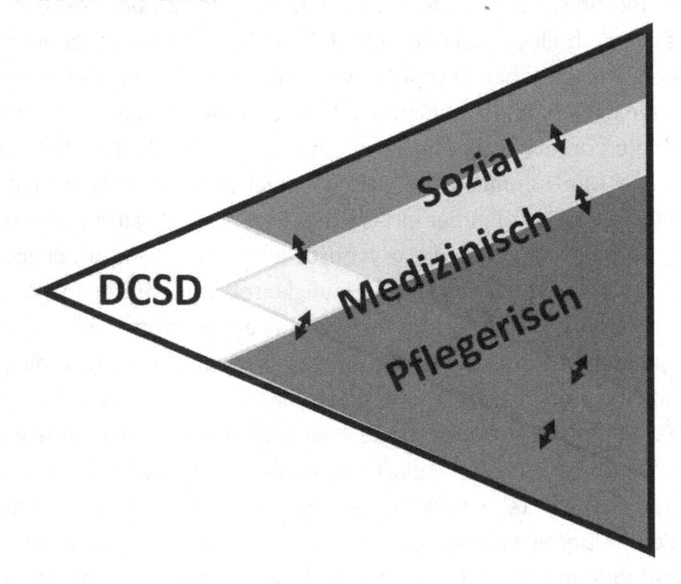

Abbildung 34: Das dynamische Konzept der Dementia Care Sensitive Demands.

Als ein der Vielschichtigkeit und Dynamik sozialer, pflegerischer und medizinischer Bedarfslagen der MmD angemessen darstellbares Konzept hat sich das dynamische Konzept der Dementia Care Sensitive Demands (DCSD) herausgestellt.

Dieses Konzept ist nicht für eine Typologisierung gedacht, sondern dient der Beschreibung und Analyse, der Darstellung und dem besseren Verständnis der Dynamik und Komplexität der Demenzerkrankung.

Einen schematischen Überblick über die DCSD bietet Abbildung 34. Sie zeigt, wie sich soziale, medizinische und pflegerische Bedarfslagen überlappen können. Diese hier farblich gekennzeichneten Bedarfslagen können mit unterschiedlicher Intensität in den Vorder- oder Hintergrund treten. Die Pfeile symbolisieren die fließenden und dynamischen Übergänge und die gegenseitige Beeinflussung dieser drei Bereiche.

Als Ergebnis liegt eine Auswahl abgrenzbarer Kategorien und Subkategorien mit ihren Ausprägungen vor, die bei der Bestimmung von Bedarfslagen und deren Schwerpunkten herangezogen werden kann. Bewusst wird hier der Begriff Auswahl verwendet, da davon auszugehen ist, dass es in Konstruktionen sozialer Wirklichkeit, wie in diesem Konzept, nicht möglich ist, alle vorhandenen und künftigen Ausprägungen abzubilden. Eine Übersicht über die Kategorien bietet Abbildung 35. Sie differenziert die vorhergehende Abbildung in einem nächsten Schritt weiter aus.

Hauptkategorie	Kategorie
Soziale Bedarfslagen	Hilfesystem in formell
	Multiprofessionelle Zusammenarbeit
	Psychosoziale Faktoren
	Hilfesystem formell
Medizinische Bedarfslagen	Somatische Diagnosen
	Psychiatrische Diagnosen
Pflegerische Bedarfslagen	Mobilität
	Kognition und Kommunikation
	Verhalten und Psyche
	Selbstversorgung
	Besondere Belastungen
	Außerhäusliche Aktivitäten
	Haushaltsführung
	Alltagsleben und soziale Kontakte

Abbildung 35: Überblick über das Kategoriensystem der DCSD.

Welche der Bedarfslagen am Einweisungs- oder Entlasszeitpunkt mit welcher Ausprägung und mit welcher Gewichtung im Vordergrund stehen, ist individuell sehr verschieden. Die Erfassung sozialer, pflegerischer und medizinischer Parameter auch als Grundlage einer Behandlungsplanung wurde zum Teil in Demenz-Netzwerken durchgeführt (Thyrian 2017). Die Demenzversorgungsforschung soll nach Meinung aktuell forschender Akteure multidisziplinär angelegt sein (ebendort). Das spiegelt sich in dem gewählten und multidisziplinär ausgerichteten Forschungsansatz und dessen Ergebnissen dieser Arbeit wieder.

10.5.2 Soziale Bedarfslagen

Die sozialen Bedarfslagen umfassen die Bereiche eines den Bedürfnissen der Person mit Demenz angemessenen Umfelds. Dieses beinhaltet ein angemessenes und funktionierendes formelles und informelles Hilfesystem. Es wird entscheidend geprägt durch Psychosoziale Faktoren und die Multiprofessionelle Zusammenarbeit.

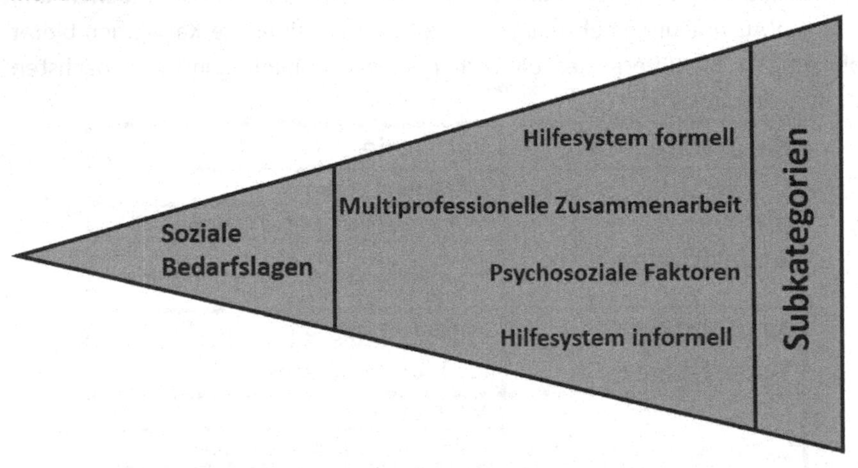

Abbildung 36: Dimensionen Sozialer Bedarfslagen der DCSD.

Diese Ansicht teilen aktuelle Studien zur Beurteilung interdisziplinärer ambulanter Netzwerke in der Versorgung von MmD (s.a. Köhler et al. 2014). Wenn in einem dieser Bereiche ein Mangel auftritt, ist die Bedarfslage an dieser Stelle nicht erfüllt und es kann zu stationären Einweisungen kommen. Dabei spielen auch laut Bremer et al. (2015) soziale und psychologische Phänomene im Zusammenhang mit der Belastung pflegender Angehöriger eine entscheidende Rolle.

Die Subkategorien der sozialen Bedarfslagen sollen hier, wie oben erwähnt, geordnet nach den zugehörigen Kategorien zusammengefasst und der jeweiligen Kategorie folgend erläutert werden. Kategorienübergreifend lassen sich folgende Themenbereiche benennen: Zusammenarbeit, Kommunikation, Dekompensation und Entwicklung.Das **Formelle Hilfesystem** umfasst alle Akteure, die als Dienstleister zur Versorgung von MmD und zur Unterstützung der informellen Akteure auf der Basis von Geld und Sachleistungen tätig sind.

- Die **Zusammenarbeit** umfasst alle gemeinsam auf die Versorgung von Menschen mit Demenz ausgerichteten Tätigkeiten professioneller Akteure an den gemeinsamen Schnittstellen.
- **Kommunikation** findet auf verschiedenen Ebenen und mit verschiedenen Mitteln statt. Sie umfasst die formelle und informelle Informationsweitergabe. Mit formeller Informationsweitergabe ist der offizielle Kommunikationsweg gemeint. Die informelle Informationsweitergabe ist für besonders dringliche oder komplexe Situationen gedacht und nutzt Kontakte auf persönlicher Ebene.
- Als **Dekompensation** wird eine Überforderung oder Nichterstellung eines sozialen Umfeldes durch formelle Hilfen bezeichnet.
- **Entwicklungen** umschreiben aktuelle und zukünftige Veränderungen des Versorgungssystems unter dem Aspekt sich verändernder Rollen und Rollenerwartungen sowie Finanzierungsmöglichkeiten.

Die **Multiprofessionelle Zusammenarbeit** beschreibt die über Professions- und Systemgrenzen hinweg wirkende Kooperation. Sie schließt eine aktive Einbeziehung von MmD und deren Angehörigen ein.

- Die **Zusammenarbeit** fokussiert ausschließlich auf das Wohlbefinden der MmD und verfolgt eine gemeinsame Zielsetzung.
- **Kommunikation** findet auf direktem Wege und zwischen verlässlichen Partnern statt. Sie dient der Koordination der gemeinsamen Ziele.
- Eine **Dekompensation** tritt dann ein, wenn es nicht gelingt, gemeinsame Ziele zu finden, eine verlässliche Kommunikation aufrecht zu erhalten oder die Zusammenarbeit durch fehlende personelle oder zeitliche Ressourcen in Frage gestellt wird.

- **Entwicklungen** umschreiben aktuelle und zukünftige Veränderungen des Versorgungssystems unter dem Aspekt sich verändernder Rollen und Rollenerwartungen sowie Finanzierungsmöglichkeiten.

Psychosoziale Faktoren sind auf das aktuelle Verhalten von Akteuren Einfluss nehmende psychologische Phänomene, die vor dem Hintergrund persönlicher Beziehungs- und Rollenerfahrungen sowie der eigenen Biografie zu verstehen sind. Sie haben einen Einfluss auf Verhaltensweisen, Symptomausprägung, Versorgungs- und Pflegemotivation sowie tatsächliche und wahrgenommene Belastungen. Dies gilt sowohl für MmD als auch ihr soziales Umfeld.

- Die **Zusammenarbeit** zwischen professionellen und nicht professionellen Akteuren sowie interprofessionell wird durch psychosoziale Faktoren bestimmt, die zum Teil nicht transparent sind.
- **Kommunikation** findet psychosozial bedingt häufig auf unterschiedlichen Ebenen statt. Deshalb wird sie unterschiedlich wahrgenommen und kann zu Missverständnissen führen. Dies geschieht insbesondere dann, wenn der MmD aus dem Blickfeld gerät, sich dessen kommunikative Fähigkeiten verändern und über ihn ohne seine Beteiligung kommuniziert wird.
- Eine **Dekompensation** tritt dann ein, wenn die tatsächliche oder wahrgenommene Belastung zu groß wird. Es gelingt nicht, psychosoziale Faktoren bei Entscheidungen transparent zu machen, weshalb angedachte Versorgungsmodelle scheitern.
- **Entwicklungen** umschreiben aktuelle und zukünftige Veränderungen des direkten Umfeldes des MmD unter dem Aspekt sich verändernder Rollen und Rollenerwartungen sowie der sich ändernden Krankheitsbelastung.

Das **Informelle Hilfesystem** umfasst alle nichtprofessionellen Personen in der häuslichen Versorgung von Menschen mit Demenz.

- Die **Zusammenarbeit** findet meist in direktem Kontakt zwischen dem MmD und dessen Angehörigen statt. Eine wichtige Schnittstelle besteht zwischen informellem Hilfesystem und professionellen Akteuren – vor allem für alleinlebende MmD ohne Angehörige im näheren Umfeld.
- **Kommunikation** zwischen dem MmD und seinem häuslichen Umfeld ist für die Gesamtversorgung von entscheidender Bedeutung. Seine Bedürfnisse

werden im häuslichen Umfeld wahrgenommen und gegebenenfalls an professionelle Akteure weitergegeben. Krankheitsbedingte Veränderungen erfordern einen zunehmenden Anteil an kompensierender Kommunikation.

- Eine **Dekompensation** tritt bei physischer und/oder psychischer Überlastung auf. Der Grund kann eine sich ändernde Bedarfslage des MmD oder seines informellen Helfers sein. Dazu gehören auch Störungen die vom umgebenden Umfeld nicht (mehr) akzeptiert werden.
- **Entwicklungen** sind von zunehmend individualisierten Lebensentwürfen unter Einbeziehung von sich verändernden Finanzierungs- und Versorgungsmodellen gekennzeichnet. Technische Hilfsmittel vereinfachen die Kommunikation auch über größere Entfernungen und unterstützen eine selbständige Lebensführung.

Die von den sozialen Bedarfslagen ausgehenden Implikationen stehen in direkter Verbindung zu den Charakteristika medizinischer und pflegerischer Bedarfslagen und sind durch dynamische Verflechtungen mit diesen gekennzeichnet.

10.5.3 Medizinische Bedarfslagen

Medizinische Bedarfslagen umfassen alle ärztlich durchzuführenden diagnostischen, therapeutischen, kurativen und rehabilitativen Maßnahmen sowie solche zum Erhalt der Lebensqualität. Auf Grundlage der ärztlichen Diagnosestellung eröffnen sich im Gesundheitssystem Möglichkeiten der bedarfsgerechten Versorgung.

Im Bereich medizinischer Bedarfslagen ist die rechtzeitige Erkennung häufiger somatischer Erkrankungen und deren frühzeitige Behandlung, möglichst noch im Vorfeld der stationären Aufnahme, in Anlehnung an das Konstrukt der ACSC, wichtig. Gerade die nachgewiesenermaßen besonders häufigen Erkrankungen erscheinen zumindest formal gut behandelbar (Harnwegsinfekte und Atemwegserkrankungen). Über den Weg eines Delirs und somatisch begründeter Verhaltensstörungen kommt es häufig zu stationären Einweisungen. Dies konnten unter anderem Chae et al. (2015) für Harnwegsinfekte nachweisen. Als Subkategorien im Bereich der **Medizinischen Bedarfslagen** gelten die Störungen von körperlichen Funktionsbereichen.

- Für die **Somatischen Diagnosen** sind in diesem Zusammenhang folgende Funktionsbereiche benannt: Ophthalmologische Erkrankungen, Erkrankung des Hals-Nasen-Ohren-Bereiches, im gastrointestinalen bzw. Stoffwechselbereich, im Bereich des Bewegungsapparates, der Atmungsorgane, im Kardiovaskulären Bereich, im Bereich des Harnsystems sowie im Neurologischen Bereich.

- Im Bereich der **Psychiatrischen Diagnosen** sind die genaue Demenzdiagnose sowie mögliche psychiatrische Begleiterkrankungen von Belang, insbesondere Depressionen und chronische Psychosen.

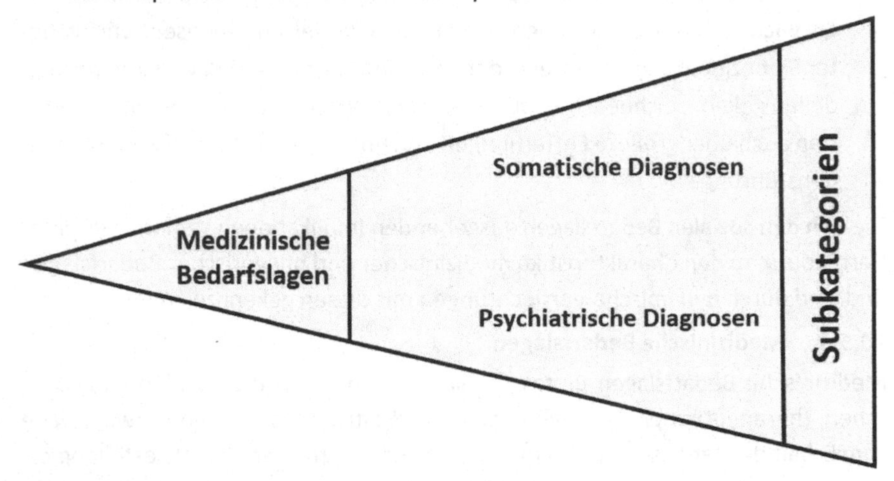

Abbildung 37: Dimensionen Medizinischer Bedarfslagen der DCSD.

Die von den genannten Diagnosen ausgehenden Implikationen stehen in direkter Verbindung zu den Charakteristika sozialer und pflegerischer Bedarfslagen und sind durch dynamische Verflechtungen mit diesen gekennzeichnet.

10.5.4 Pflegerische Bedarfslagen

Die pflegerischen Bedarfslagen ergeben sich aus den Fähigkeiten und dafür erforderlichen Ressourcen, die für eine unabhängige Lebensführung notwendig sind. Abweichungen oder Störungen in den genannten Fähigkeiten und Ressourcen kennzeichnen einen Bedarf. Der davon ausgehende Hilfebedarf kann unter Zuhilfenahme von kompensierenden Hilfsmitteln selbständig und / oder unter Inanspruchnahme von angemessener (professioneller pflegerischer und (Laien-)) Hilfeleistung gedeckt werden. Dieser Hilfebedarf umfasst die dafür erforderliche

Beratung, Anleitung, Übernahme von Teilbereichen bis hin zu einer vollen Übernahme. Die Abweichungen und Störungen können in Verbindung mit Handlungsanweisungen auch in Form von Pflegediagnosen dargestellt werden.

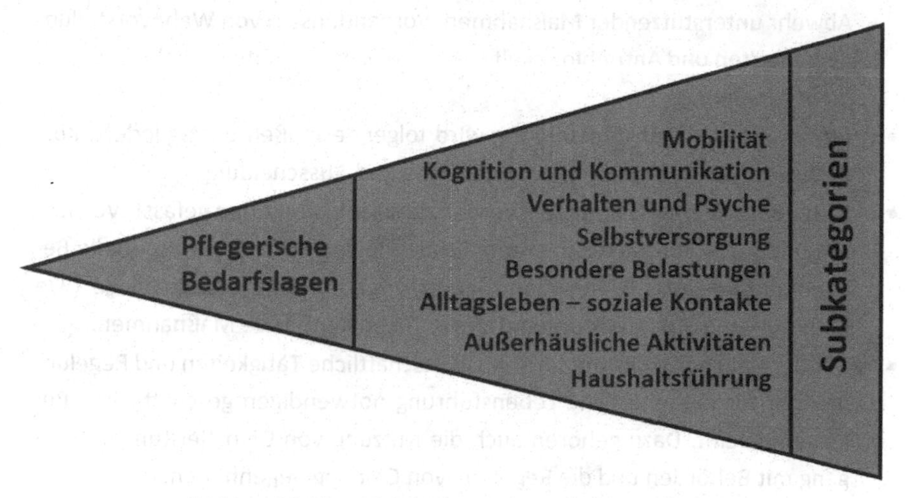

Abbildung 38: Dimensionen Pflegerischer Bedarfslagen der DCSD.

Als Subkategorien im Bereich der **Pflegerischen Bedarfslagen** gilt, entsprechend dem NBA (MDS 2016) der Hilfebedarf in den komplexen Bedarfsbereichen Mobilität, Kognition und Kommunikation, Verhalten und Psyche, Selbstversorgung, besondere Belastungen, Haushaltsführung, Gestaltung des Alltagslebens und sozialer Kontakte sowie ausserhäuslicher Aktivitäten.

- Für die **Mobilität** sind in diesem Zusammenhang folgende Subkategorien benannt: Positionswechsel im Bett, das Halten einer stabilen Sitzposition, das Aufstehen aus sitzender Position, das Fortbewegen innerhalb des Wohnbereichs sowie das Treppensteigen.
- Für den Bereich der **Kognition und Kommunikation** sind folgende Subkategorien benannt: Das Erkennen von Personen aus dem Umfeld, die zeitliche und örtliche Orientierung, Gedächtnisstörungen, das Treffen von Alltagsentscheidungen, das Erkennen von Sachverhalten, Informationen, Risiken und Gefahren sowie die Fähigkeit, Mitteilungen zu geben Aufforderungen zu verstehen und sich zu beteiligen.

- Subkategorien im Bereich **Verhalten und Psyche** sind: Motorische Auffälligkeiten, nächtliche Unruhe, zeigt selbstschädigendes Verhalten, Aggression gegenüber Gegenständen oder Personen, verbale / vokale Auffälligkeiten, Abwehr unterstützender Maßnahmen, Vorhandensein von Wahnvorstellungen, Ängsten und Antrieblosigkeit sowie sozial inadäquate Verhaltensweisen oder Handlungen.
- Im Bereich der **Selbstversorgung** wird folgendermaßen untergliedert: Körperpflege, An- und Auskleiden, Ernährung und Ausscheidung.
- Unter **Besondere Belastungen** werden diese Subkategorien gefasst: Vorrichten und Gabe von Medikamenten, Erfassung von Hilfsmitteln, spezielle Behandlungspflege (z.B. Injektion, Sauerstoffgabe), Behandlungspflege (wie Katheter- und Stomaversorgung) sowie Technikintensive Maßnahmen.
- Mit der **Haushaltsführung** sind hauswirtschaftliche Tätigkeiten und Regelungen der für die alltägliche Lebensführung notwendigen geschäftlichen Belange gemeint. Dazu gehören auch die Nutzung von Dienstleistungen, Umgang mit Behörden und die Regelung von Geldangelegenheiten.
- Hinsichtlich der Kategorie **Gestaltung des Alltagslebens und soziale Kontakte** sind die Einteilung von Zeit, Einhaltung eines Rhythmus von Wachen und Schlafen, sinnvolles (bedürfnisgerechtes) Ausfüllen von verfügbarer Zeit und Pflege sozialer Beziehungen gemeint.
- **Außerhäusliche Aktivitäten** bedeuten in diesem Zusammenhang die Teilnahme an sozialen und im weitesten Sinne kulturellen Aktivitäten und schließen die Möglickeit außerhäuslicher Mobilität ein.

Die von den genannten Pflegerischen Bedarfslagen ausgehenden Implikationen stehen in direkter Verbindung zu den Charakteristika sozialer und medizinischer Bedarfslagen und sind durch dynamische Verflechtungen mit diesen gekennzeichnet.

10.5.5 Beantwortung der Forschungsfrage

Als Ergebnis dieser Arbeit ist es gelungen, soziale, pflegerische und medizinische Bedarfslagen von MmD an der ambulant- stationären Schnittstelle zu charakterisieren. Diese charakteristischen Merkmale sind im vorherigen Abschnitt dargestellt und gründen sich auf den vorliegenden Forschungsergebnissen. Diese sind im dynamischen Konzept der Dementia Care Sensitive Demands (DCSD) zusammengefasst. Das dynamische Konzept der DCSD hilft auf Basis fachlicher Expertise, die komplexen Bedarfslagen von MmD im sozialen, pflegerischen und medizinischen Bereich zu erfassen und zu analysieren.

Für die agierenden Profis an der ambulant-stationären Schnittstelle spielen nach Klärung einer möglichen Optimierung der Versorgung (in Rücksprache und Kooperation mit MmD und ihren Angehörigen) gerade die von Experten erläuterten psychosozialen Phänomene offenbar eine wichtige Rolle (Bremer et al. 2015). Die alltagspraktische Funktionalität eines sozial, pflegerisch und medizinisch an den Erfordernissen angepassten Settings hängt letztendlich entscheidend von dessen Umsetzung durch MmD und ihre Angehörigen ab (Carpentier et al. 2008). Übereinstimmende Erkenntnis war, dass manche intrafamiliäre Entscheidungen und Haltungen auch für Profis schwer durchschaubar sind und professionellen Empfehlungen mitunter widersprechen.

Multiprofessionalität muss in der Konsequenz um engen Kontakt mit MmD und ihren Angehörigen erweitert werden (Thyrian et al. 2017). Das je nach Berufsgruppe unterschiedliche Wissen um Lösungsmöglichkeiten im jeweiligen Setting unter Einbeziehung regionaler, zeitlicher, rechtlicher und finanzieller Ressourcen der beteiligten Akteure erscheint als weiteres Argument für eine multiprofessionelle Zusammenarbeit. Dies wurde auch für nachhaltige Demenznetzwerke festgestellt (Dreier-Wolfgramm et al. 2017). Als deren Rückgrat wird übereinstimmend eine niederschwellige gelingende berufsgruppenübergreifende Kommunikation dargestellt. Koordination, Kooperation und Vernetzung wurden auch von Baumgart et al. (2014) als Voraussetzungen nachhaltiger Zsammenarbeit in der Versorgung von MmD herausgestellt.

Das Konzept der DCSD geht davon aus, dass es eine einheitliche Lösung für eine optimale Gestaltung der Versorgung an der ambulant-stationären Schnittstelle aufgrund der Vielzahl individueller Bedarfe und ihrer Dynamik nicht geben wird. Die Verläufe der 4 am längsten stationär behandelten MmD bilden dies exemplarisch ab. Allerdings können die Kenntnis einiger abgrenzbarer hier erarbeiteter Faktoren und ihre regelhafte Erfassung die Versorgung von MmD unter Reduktion von Krankenhauseinweisungen womöglich verbessern. Nach Meinung der Experten sind Einweisungen meist durch Problemlagen in mehreren Bereichen (sozial, medizinisch, pflegerisch) begründet.

Hauptkategorie	Kategorie	Subkategorien
Soziale Bedarfslagen	Hilfesystem informell	- Zusammenarbeit - Kommunikation - Dekompensation - Entwicklungen
	Multiprofessionelle Zusammenarbeit	- Zusammenarbeit - Kommunikation - Dekompensation - Entwicklungen
	Psychosoziale Faktoren	- Zusammenarbeit - Kommunikation - Dekompensation - Entwicklungen
	Hilfesystem formell	- Zusammenarbeit - Kommunikation - Dekompensation - Entwicklungen
Medizinische Bedarfslagen	Somatische Diagnosen	- Ophtalmogisch - Hals-Nasen-Ohren - ...
	Psychiatrische Diagnosen	- Akut- Psychiatrische Diagnosen - Chronisch – Demenztyp - ...
Pflegerische Bedarfslagen	Mobilität	- Aufstehen - Fortbewegung Wohnbereich - ...
	Kognition und Kommunikation	- Orientierung - Gedächtnisstörung - ...
	Verhalten und Psyche	- nächtliche Unruhe - motorische Unruhe - ...
	Selbstversorgung	- Ernährung - Ausscheidung - ...
	Besondere Belastungen	- Medikamentengabe - Wundversorgung - ...
	Außerhäusliche Aktivitäten	- Verlassen der Wohnung - Fortbewegung außerhalb Wohnung - ...
	Haushaltsführung	- Regelung Finanzen - Zubereitung Mahlzeiten - ...
	Alltagsleben und soziale Kontakte	- Gestaltung Tagesablauf - Kontaktpflege - ...

Abbildung 39:DCSD - Übersicht über das Kategoriensystem und eine Auswahl von Subkategorien.

Diese Bereiche erscheinen in komplexen Abhängigkeiten untrennbar miteinander verbunden, aber ihre Faktoren dennoch beschreibbar zu sein.

DCSD bilden insofern die Grundlage für eine über die eigene Berufs- und Sozialisationsperspektive hinausgehende Erfassung komplexer Bedarfslagen von MmD, siehe dazu Abbildung 39, an der ambulant-stationären Schnittstelle.

11 Ergebnisdiskussion

11.1 Diskussion von Studiendesign und Methoden

Die alltagspraktische und anhand einer Pilotstudie (Spannhorst, Pöschel, Höhmann 2017) begründete Hypothese, dass bestimmte soziale, pflegerische und medizinische Bedarfslagen nachgewiesen werden können, sollte zunächst mittels einer quantitativen Erhebung bestätigt werden. Dies ist anhand der **retrospektiven Untersuchung** der Einweisungsdokumente von 100 in der Gerontopsychiatrie behandelten Patienten gelungen. Die Häufigkeiten von Wechseln im Lebensmittelpunkt, von chronischen und akuten Erkrankungen sowie pflegerische Bedarfslagen konnten erfasst werden. Zur Auswahl dieser Stichprobe ist kritisch anzumerken, dass bewusst keine Patienten ohne vorhandenes Aufnahmedokument aufgenommen wurden. Dies stellt einen Selektionsbias dar, da insbesondere schwer kranke Patienten und hochakute Notfallaufnahmen womöglich nicht erfasst wurden, da für sie kein Aufnahmedokument angelegt wurde. In besonders dringlichen Fällen fehlte die Möglichkeit zum ausführlichen Ausfüllen des Aufnahmedokumentes und es wurde nur oberflächlich angelegt. Auch stellte sich die Auswahl der Dokumente für die Fragestellung teilweise als unzureichend heraus. Es fehlten insbesondere Angaben zu den Aktivitäten des täglichen Lebens und zu manchen Parametern des Neuen Begutachtungsassessments. Dies lag am Mangel der Auswahl an pflegerischen Dokumenten, da für die Studie lediglich auf den Entlassbrief, den Einweisungsschein und die Dokumentation der Aufnahmesteuerung zurückgegriffen wurde. In künftigen Studien sollten diese Dokumente mit einbezogen werden. Diese Daten sollten alternativ durch eine prospektive Vorgehensweise direkt mit erfasst werden. Der Nachweis der Häufigkeit relevanter zur Einweisung führender Parameter und einzelne statistische Korrelationen konnten aufgezeigt werden. Es gelang jedoch nicht, wie ursprünglich erhofft, bestimmte Risikokonstellationen der drei Dimensionen sozial-medizinisch-pflegerisch herauszuarbeiten, die besonders häufig zu stationären Einweisungen geführt hatten. Die möglichen Konstellationen zeigten sich als zu komplex. Das Vorkommen und die Häufigkeit von ACSC und BPSD konnten aufgezeigt werden.

Die Ende 2016 bis Anfang 2017 durchgeführte **Hausärztebefragung** in Bielefeld inklusive der geführten Gruppendiskussion konnte im Zusammenhang mit von

K. Pöschel und S. Spannhorst, *Dementia Care Sensitive Demands*, Best of Pflege,
https://doi.org/10.1007/978-3-658-23619-9_11

Hausärzten wahrgenommenen Bedarfslagen sowie der Erfassung von Meinungen zur ambulant-stationären Schnittstelle das Gesamtbild an Bedarfen vertiefen. Insbesondere konnten alltagspraktische Eindrücke aufgenommen werden. Hinsichtlich des Studiendesigns muss der Zeitpunkt der Konzeptualisierung und Durchführung kritisch gesehen werden. Sinnvoll wäre eine Planung nach dem Vorliegen der Ergebnisse der Vorstudie gewesen, um die Fragestellung an den Ergebnissen zu orientieren und nicht primär an einer anderen Studie (Thyrian et al. 2012). Allerdings war durch das Hausärztenetzwerk der Termin für die Befragung vorgegeben. Daher war auch nur ein Teil der Ergebnisse für diese Arbeit verwertbar.

Die kommunikative Validation der Befragungsergebnisse erbrachte wichtige Impulse für die Kooperation an der ambulant-stationären Schnittstelle in Bielefeld, fokussierte aber insbesondere auf die schnittstellenübergreifende Zusammenarbeit und Optimierungsmöglichkeiten, weniger auf konkrete soziale, medizinische und pflegerische Bedarfslagen von MmD. Zusammenfassend leisteten die Ergebnisse der Hausarztbefragung einen wesentlichen Beitrag zu Kenntnissen und Bedürfnissen einer stationär-ambulanten Zusammenarbeit.

Im orientierenden Vergleich mit der 2012 veröffentlichten Hausärztebefragung in Mecklenburg-Vorpommern in Vorbereitung der DelPhi-Studie (Thyrian et al. 2012) kann festgestellt werden: Die Rücklaufquote bei 1109 angeschriebenen Hausärzten lag bei Thyrian et al. (2012) bei 31%, in der vorliegenden Studie bei 39%. Nur 10% der in Mecklenburg Vorpommern befragten Hausärzte nutzten keine Screeninginstrumente zur Untersuchung auf kognitive Defizite. In der vorliegenden Studie waren es 31,3% der Hausärzte (von n=48). Übereinstimmend wurde in beiden Studien die verfügbare Zeit zur Beratung von MmD als unzureichend angesehen. Die eher untergeordnete Rolle von Leitlinien und ein an klinischer Erfahrung angelehntes praktisches Vorgehen waren in beiden Populationen nachzuweisen. Insofern zeigten die Ergebnisse, trotz erheblicher Unterschiede der Populationsgröße, in beiden Fällen ähnliche Tendenzen. Wesentliche Aussagen scheinen für Hausärzte eine allgemeine Gültigkeit zu haben.

Die Fragen für die **Experteninterviews** waren dagegen eng an die Forschungsfrage und damit die Ergebnisse der Vorstudie angelehnt. Die Interviewpartner waren den Autoren teilweise bekannt, was womöglich zu vermehrten erwünschten Antworten geführt hat. Allerdings wurden zur Reduktion dieses Phänomens zumindest die Interviewer berufsgruppenunterschiedlich gewählt.

Zudem war durch die Interviewer und die Experten eine hohe Expertise und umfangreiches Vorwissen im Bereich der Versorgung von MmD gegeben.

Das Ziel der qualitativen Untersuchung, eine heuristische Erweiterung der Erkenntnis zum Forschungsthema, wurde erreicht. Die Antworten zu sozialen, pflegerischen und medizinischen Bedarfslagen unterstützten die Erkenntnisse aus der Dokumentenanalyse und der Hausärztebefragung.

Eine wesentliche Erweiterung der Erkenntnisse erbrachten die Hinweise und Aussagen zu psychosozialen Phänomenen und multiprofessioneller Zusammenarbeit. Ebenfalls wurde aus den Interviews deutlich, welche Bedeutung die Alltagsgestaltung für Menschen mit Demenz hat. Deshalb war es gerechtfertigt, die für die quantitative Datenanalyse unberücksichtigten Module des NBA „Gestaltung des Alltagslebens", „soziale Kontakte" und „Haushaltsführung" als wichtige zu berücksichtigende Bereiche als Bedarfskategorien in die Darstellung der Ergebnisse mit aufzunehmen. Dies, obschon dazu keine eigenen Ausprägungen im Rahmen der angewendeten Forschungsmethoden dargestellt wurden. Diesen Mangel berücksichtigend kann jedoch nicht die Gesamtsystematik des ursprünglich entwickelten NBA (Wingenfeld et al. 2008) ausgeblendet werden, der eine umfassendere Einschätzung zu Grunde legte als letztlich im aktuellen NBA (SGB XI 2017) einbezogen wurde.

Die Entscheidung das NBA als Orientierungssystem zu verwenden ist grundsätzlich angreifbar, da andere viel genutzte pflegetheoretische Ordnungssysteme wie z.B. ADL (Katz 1963), AEDL (Krohwinkel 1993), ATL (Juchli 1994) sowie nationale oder internationale Klassifikationsysteme mit anerkannten diagnostischen Taxonomien wie NANDA (Doenges et al. 2017) oder POP Pflegediagnosen (Stefan 2013) vielfach auch für andere Studien genutzt werden. Die Entscheidung für das NBA fiel allerdings auf der Grundlage des künftigen Potentials für die Verbreitung in Deutschland als großflächig genutztes Orientierungssystem zur Abbildung des pflegerischen Bedarfs. Das zweite Argument liegt in der Anschlussfähigkeit der Nutzung der Systematik für andere Berufsgruppen, wie z.B. Architekten (Naumann et al. 2017) (Schmidt et al. 2017). Das dritte Argument findet sich in der Verbreitung und Heterogenität der oben genannten pflegetheoretischen

Ordnungssysteme und Pflegediagnostischen Taxonomien. Diese werden nicht einheitlich genutzt, bringen also Probleme in der Vergleichbarkeit mit sich. Zudem sind sie im Moment nicht leistungsauslösend für den pflegerischen Hilfebedarf, da sie bestenfalls als Nebendiagnose (DRG, PEPP) eine Fallschwere beeinflussen, jedoch keine Diagnostik und Therapie auslösen.

Hinzu kamen durch die Experteninterviews wichtige Anmerkungen zu Problemen und denkbaren Lösungsmöglichkeiten an der ambulant-stationären Schnittstelle in der Versorgung von MmD. Kritisch anzumerken ist, dass trotz intensiver Bemühungen die klare Differenzierung und Abgrenzung von Aussagen zu multiprofessioneller Arbeit und psychosozialen Faktoren sowie zum formellen und informellen Hilfesystem nicht gelang. Die Bildung abgrenzbarer Typen nach Kelle und Kluge (2010) gelang nicht durchgehend. Positiv dargestellt kann diese Schwierigkeit jedoch auch zeigen, dass die Herausforderung gerade in einer komplexen Mischung der genannten Bereiche bzw. einem vielfach fließenden Übergang besteht. Darin begründet sich das zentrale Ergebnis dieser Arbeit, dass sich das Phänomen der Demenz in seiner Wirkung nicht auf einen oder mehrere typische Ausprägungen eingrenzen lässt. Deshalb bedarf es einer komplexeren Darstellungsform als der Begrenzung die durch eine reine Typologisierung entsteht.

Kritisch muss angemerkt werden, dass die Studie die Betroffenenperspektive wie auch die der Angehörigen außer Acht lässt. Ob die gefundenen Bedarfslagen tatsächlich denen von MmD entsprechen, müsste in einer gesonderten Studie überprüft werden. Angesichts der oft erheblichen verbalen und kognitiven Einschränkungen bei MmD in gerontopsychiatrischer Behandlung sind die Erhebung eigener Bedarfslagen und die der Lebensqualität bekanntermaßen schwierig (Heßmann et al. 2016). Positiv ist zu vermerken, dass im Gegensatz zu vielen Studien mit stark wechselnder Definition der Erkrankung „Demenz" in der vorliegenden Studie nach Facharztstandard entsprechend aktueller Leitlinien (DGPPN 2016) und oft zusätzlich mittels neuropsychologischer Untersuchungen die Diagnose einer Demenz für die Teilnehmer in der quantitativen Untersuchung gesichert war. Patienten mit fehlender oder unklarer Demenz-Diagnose wurden ausgeschlossen.

Zusammenfassend hat sich das Forschungsdesign einer methodologischen Triangulation als sinnvoll erwiesen. So konnten Ergebnisse jeweils ergänzt und zu einem Gesamtbild erweitert werden. Erkenntnislücken z.B. im Bereich Multiprofessioneller Zusammenarbeit und Psychosozialer Faktoren hätten nicht durch die alleinige Anwendung einer Methode geschlossen werden können. Die von Feuerstein (1993) postulierten Versorgungsbrüche an relevanten Schnittstellen konnten bestätigt werden. Sein Ansatz der Benennung nur analytisch zu trennender Ebenen, die in der Realität durch komplexe Strukturen und Zusammenhänge charakterisiert sind, lässt sich auch auf die komplexen Bedarfslagen von MmD anwenden. Dieser Ansatz ist letztlich auch ein Charakteristikum der DCSD.

11.2 Diskussion der Forschungsergebnisse

11.2.1 Soziale Bedarfslagen

In der vorliegenden Arbeit gelang es, die Lebensmittelpunkte und ihre Veränderungen durch den stationären Aufenthalt zu erfassen. Die Mehrheit der aus der Häuslichkeit kommenden Patienten wurde in ein professionelles Pflegesetting entlassen. Es gibt somit Hinweise darauf, dass gerontopsychiatrische Behandlungen eine Art Transmissionsriemen für einen Settingwechsel bilden. Dies kann als ein Hinweis auf komplexe Versorgunglagen gedeutet werden, die in dem ursprünglichen Setting dekompensiert sind. Passend dazu betreffen überdurchschnittlich lange Verweildauern insbesondere Patienten, die aus dem häuslichen Setting kamen. Das Assessment patientenseitiger Ressourcen zwecks Beurteilung der Selbstversorgungsfähigkeit sowie die Organisation eines adäquaten Versorgungssettings ist laut Tolppanen et al. (2015) vermutlich erheblich mitverantwortlich für die Länge des stationären Aufenthaltes bei MmD.

Schnittstellen und Multiprofessionalität

Schnittstellen für gerontopsychiatrische Patienten waren ein wichtiger Untersuchungsgegenstand der Studien von Valdes-Stauber et al. (1999). Sie fanden heraus, dass die Etablierung multiprofessioneller Teams in gerontopsychiatrischen Zentren zum Zwecke häuslich aufsuchender Tätigkeit das Selbstbild der jeweiligen Berufsgruppe gestärkt hat. Die Arbeit der Teams hat die Zahl stationärer Aufnahmen in ein Krankenhaus reduzieren und die Zahl von Entlassungen aus stationärer Behandlung in den häuslichen Bereich erhöhen können.

Das Konzept der DCSD befindet sich im Einklang mit Herangehensweisen aktueller Demenznetzwerke (Thyrian 2017). Dort wird auch die Einsetzung eines Care

Managers favorisiert. Die Erfassung sozialer, medizinischer und pflegerischer Bedarfe ist beispielsweise im Assessment der aktuellen DelPhi-Studie in Mecklenburg-Vorpommern fest verankert (Thyrian et al. 2016). Neben den Achsen soziale, pflegerische und medizinische Bedarfslagen achten nachhaltige Demenznetzwerke laut einer Studie von Dreier-Wolfgramm et al. (2017) vor allem auf zentrale Themen gelingenden interprofessionellen Lernens der Akteure in der Versorgung von MmD: Frühdiagnostik, postdiagnostische Unterstützung, Advanced care planning und effektive Zusammenarbeit. Dabei sollten die Besetzung der Netzwerke und die Demenzversorgungsforschung unbedingt multiprofessionell aufgestellt sein (Thyrian 2017). Bestehende Netzwerke konnten ihre Vorteile unter anderem in Bezug auf die Patientensicherheit bei Medikationsfragen zeigen (Köhler et al. 2014). Auch profitieren Angehörige von der Integration in ein Demenz-Netzwerk bzw. von der Etablierung eines Case Managements (Corvol et al. 2017). Die Bedeutung multiprofessioneller Zusammenarbeit und eine dementsprechend offene Grundeinstellung der Akteure in der Versorgung von MmD findet ihren Niederschlag unter anderem in dezidierten Curricula für Qualifikationen zur Netzwerkarbeit, beispielsweise bei Dreier et al. bzgl. Pflegemitarbeitern (Dreier et al. 2016).

Formelles, informelles Hilfesystem und psychosoziale Faktoren

Die qualitative Untersuchung konnte die Erkenntnisse bestätigen und in Bezug auf die ambulant-stationäre Schnittstelle und multiprofessionelle Zusammenarbeit deutlich erweitern. Dadurch konnten dem Konzept der DCSD im Bereich der sozialen Bedarfslagen wesentliche Aspekte hinzugefügt werden. Die von den Experten und auch im Rahmen der Hausärztebefragung berichteten Schwierigkeiten in diesen Bereichen finden sich auch in anderen Studien (u.a. Valdes-Stauber et al. 1999). So haben u.a. Schaller et al. (2014) die Bedeutung psychosozialer Phänomene, insbesondere die – auch finanzielle - Belastung pflegender Angehöriger und deren Umgang damit, genauer untersucht. Die Häufigkeit und Bedeutung psychosozialer Phänomene wurde auch von Eichler et al. (2016b) und Uribe et al. (2017) genauer untersucht, was deren Bedeutung im Kontext der Versorgung unterstreicht.

Anhand der Ergebnisse der vorliegenden Arbeit erscheint es gerechtfertigt, Familien rechtzeitig zu bestimmten Grundeinstellungen und Perspektivplanungen zu befragen, um eine frustrane Erarbeitung von nicht gewünschten Lösungen für

Problemlagen zu vermeiden. Auch ist seitens der professionellen Unterstützer das Phänomen anzuerkennen, dass manche ambulante Versorgungssettings auch entgegen jeder Vorerfahrung überraschend suffizient sind. Eine aktuelle Studie fand in diesem Zusammenhang heraus, dass alleinlebende Menschen mit Demenz nicht grundsätzlich gesundheitlich gefährdeter sind als nicht allein lebende (Eichler et al. 2016a).

11.2.2 Pflegerische Bedarfslagen

Für die Darstellung und Analyse der Pflegerischen Bedarfslagen wurden sowohl der neue Pflegebedürftigkeitsbegriff (SGB XI 2017) als auch das NBA (MDS 2016) genutzt. Damit stellt sich die berechtigte Frage, ob die Verwendung eines pflegetheoretischen Ordnungssystems wie die ADL (Katz 1963) oder eine anerkanntes Pflegediagnostischen Klassifikationssystems wie NANDA (Doenges et al. 2017) für die Erfassung des Hilfebedarfs nicht besser geeignet gewesen wäre. Eine Vorstudie (Spannhorst, Pöschel, Höhmann 2017) zeigte allerdings, dass eine Datenanalyse in Bezug auf die Erfassung des Pflegerischen Hilfe-, und Hilfsmittelbedarfs ohne erkennbare Nachteile gelungen ist. Der größere Mangel für die Erfassung des Pflegerischen Hilfebedarfs ist in der Auswahl der zu analysierenden Dokumente zu finden, indem aus methodischen Gründen, dieser schon in der Vorstudie aufgefallene Mangel, bewusst nicht nachgebessert wurde, um ergänzend zu den vorhandenen Daten die Anzahl der analysierten Dokumente deutlich anzuheben. Allerdings konnten durch die Anwendung weiterer Forschungsmethoden, wie der Experteninterviews, einige der Lücken, die sich durch die Dokumentenauswahl ergeben hatten, inhaltlich gefüllt werden. Denn diese notwendige Ergänzung machte es möglich die Daten des Pflegerischen Hilfebedarfs nicht nur um einige Perspektiven zu erweitern, sondern auch besser in den Zusammenhang mit Belastungen und Motivationen des daran angeschlossenen professionellen oder laienunterstützten Hilfesystems zu stellen (Frey, Heese 2011).

Die Gesamtbelastung für die Pflegerischen Bedarfslagen zeigte sich, bei einem Altersdurchschnitt von 81 Jahren, nicht nur durch erwartbare Gebrechlichkeit und Multimorbidität in den somatischen und psychiatrischen Diagnosen (z. B. Barnett et al. 2012), sondern auch durch den damit verbundenen Hilfebedarf. Dieser Bedarf an pflegerischer Hilfe zeigte sich, wenn auch mit den oben begründeten Lücken, deutlich in allen erfassten Lebensbereichen wie der Mobilität,

Selbstversorgung, im Hilfsmittelbedarf und in Maßnahmen zur Behandlungspflege (sieh dazu auch Brüggemann, MDK 2009). Die damit verbundenen Belastungen für den Betroffenen selbst, vor allen Dingen für die Pflegenden, wurden von den Experten als unterschiedlich eingeschätzt. Hierzu nannten sie vor allen Dingen Pflegearrangements der häuslichen Versorgung, aus denen 68% aller aufgenommenen Patienten stammten. Als das auf Dauer vielversprechendste Setting häuslicher Versorgung wurde ein gleichberechtigtes Modell multiprofessioneller Zusammenarbeit identifiziert, in dem es auf einer vertrauensvollen Basis gelingt, ein durch Hilfen unterstütztes Versorgungssystem zu etablieren (vgl. dazu auch Beck 1997 | Weyerer 2005).

Dass ein erfolgreiches Setting nicht gleichbedeutend mit einer familialen Unterstützung im gleichen Haus ist, wurde durch die mittleren Verweildauern deutlich. Diejenigen die vor der Aufnahme zu Haus allein lebten und dorthin zurückkehrten waren mit einer durchschnittlichen Verweildauer von 26,52 Tagen deutlich kürzer in der Klinik als diejenigen mit häuslicher Hilfe und 33,95 Tagen. Ohne weiter in die Tiefe zu gehen stellen sich hier Fragen zur Pflegebelastung und einer daran anschließenden Pflegemotivation als eindeutig identifizierbare Einflussgröße der pflegerischen Versorgung im häuslichen Bereich, auf die auch durch Frey, Heese (2011) und Weyerer (2005) hingewiesen wurde. Allerdings zeigt sich in dieser Untersuchung deutlich, dass neben dem oben genannten körperlichen Hilfebedarf der MmD fast durchgehend enorme Defizite im Bereich der Kognition und Kommunikation vorhanden sind, die das pflegende Umfeld grundlegend belasten.

Als größter Einflussfaktor auf eine Dekompensation der Pflegerischen Versorgung und eine Einweisung, die auch aus der Literatur bekannt ist (Haupt 1999)(Schäufele et al. 2005), zeigen sich herausfordernden Verhaltensweisen. Neben dem körperlichen Hilfebedarf und den kognitiven Einschränkungen stellen sie als Indikator des dementiellen Krankheitsverlaufes und als Reaktion auf das sie umgebende Umfeld den problematischsten Bereich für die pflegerische Versorgung dar.

Dieses herausfordernde Verhalten und Verwirrtheitzustände sind mit 76 Fällen der hauptsächliche Grund für die Einweisungen. Sie kennzeichnen federführend die pflegerischen Belastungen im häuslichen wie auch stationären Umfeld, die zu einer Dekompensation und im Verlauf zur Einweisung führen. Dies zeigte sich deutlich anhand der jeweils bis zu 60% der Fälle betreffenden Zunahme von herausfordernden Verhaltensweisen im unmittelbaren Vorfeld der Einweisung, dazu gehörten motorische Auffälligkeiten, Ängste, inadäquates Verhalten oder Abwehr von Unterstützung.

Aus Expertensicht wird gerade der dadurch entstehende pflegerische Hilfebedarf als Wendepunkt für das vorbestehende Pflegesetting angesehen. Denn ein Großteil der aus der Häuslichkeit kommenden MmD wechseln nach dem Krankenhausaufenthalt ihren Lebensmittelpunkt in Richtung eines professionellen Pflegesetting.

Durch die Studienergebnisse zeigen sich wiederum die Komplexität und die Dynamik für die Versorgung von Menschen mit Demenz. Denn, wie die Hausarztbefragung, die Dokumentenanalyse und die Experteninterviews eindeutig zeigen kann sich die Versorgung von MmD nicht nur auf pflegerische Versorgungaspekte beschränken. Dazu sind in diesem Zusammenhang gleichermaßen die medizinischen und sozialen Einflussfaktoren in die Versorgung mit einzubeziehen. Die Hinweise dazu sind eindeutig und bestätigen die Notwendigkeit die sozialen, pflegerischen und medizinischen Einflussfaktoren gemeinsam in ihrem voneinander abhängigen Wechselspiel zu betrachten.

11.2.3 Medizinische Bedarfslagen

Die Häufigkeiten somatischer akuter Erkrankungen zum Einweisungszeitpunkt decken sich – unter Beachtung verschiedener Studiendesigns – weitgehend mit Untersuchungen am Allgemeinkrankenhaus Birmingham (Natalawa et al. 2008) und weiteren Studien (Phelan et al. 2012)(Russ et al. 2012)(Tolppanen et al. 2015). Es handelt sich zum großen Teil um prinzipiell ambulant behandelbare Erkrankungen, entsprechend dem o.g. Konstrukt der ACSC. Eine aktuelle Studie von Hessler et al. (2017a) untersuchte erstmals die Häufigkeit kognitiver Einschränkungen und Demenzerkrankungen im Patientenkollektiv von deutschen Allgemeinkrankenhäusern bei Patienten im Alter von über 65 Jahren; die Rate lag zusammengerechnet bei 40%. Zudem war in deutschen Allgemeinkrankenhäusern die Rate herausfordernden Verhaltens (BPSD) in der Untersuchung bei MmD mit 76% gegenüber Menschen ohne Demenz mit 38% deutlich erhöht.

Offenbar sind akute somatische Erkrankungen in der Gerontopsychiatrie und Demenzerkrankungen, zum Teil Problemlagen rund um herausforderndes Verhalten, im Allgemeinkrankenhaus häufig, was multiprofessionelle Kenntnis im Behandlungsteam sinnvoll erscheinen lässt. Dies unterstützt zudem das Konzept eines Altersmedizinzentrums für alle älteren Menschen statt der Aufsplittung in verschiedene Fachdisziplinen mit entsprechend häufigeren Verlegungen je nach Behandlungsschwerpunkt. MmD haben grundsätzlich ein höheres Hospitalisierungsrisiko als altersgleiche kognitiv Gesunde und sind von tendenziell längeren Verweildauern betroffen (Tolppanen et al. 2015).

Dass potenziell auch im Vorfeld ambulant behandelbare Erkrankungen (ACSC) in der vorliegenden Arbeit trotzdem über ein Drittel der MmD bei Einweisung betrafen, kann verschiedene Gründe haben. So werden somatische Symptome nach Angaben der Hausärzte mitunter durch ein Delir oder Verhaltensauffälligkeiten verdeckt, oder sie können auch durch reduzierte kognitive Fähigkeiten vom Betroffenen nicht selbst berichtet werden. Auch ist eine Ablehnung einer Behandlung durch MmD oder das soziale Umfeld denkbar. Schließlich werden somatische Erkrankungen auch ärztlicherseits bei MmD tendentiell seltener entdeckt (siehe u.a. Nägga et al. (1998), Garcia-Nuno (2017)). In letztgenannter Studie hatten in der Chirurgie aufgenommene MmD mit Schenkelhalsfraktur zu 32 % (n = 16) eine positive Urinkultur, im Gegensatz zu 11 % Betroffener ohne Demenz. So wurden Patienten mit erhöhtem Infektions- und damit Delirrisiko rechtzeitig erkannt – auch wenn nur 2 der Patienten mit positiver Urinkultur später tatsächlich einen Harnwegsinfekt entwickelten.

Anhand der Experteninterviews gelang es, symptomübergreifende Charakteristika von tendenziell zur stationären Aufnahme führenden somatischen Erkrankungen zu identifizieren. Ähnliche Charakteristika wurden u.a. von Loeb et al. (2001) beschrieben. Mehrere Studien (siehe u.a. Ydstebo et al. (2015) und Galon et al. (2012)) wiesen nach, dass MmD im fortgeschrittenen Stadium seltener Kontakt zu ihrem Hausarzt haben als im beginnenden bis mittleren Stadium, so dass somatische Erkrankungen seltener entdeckt wurden; wenn diese entdeckt wurden, wurden sie tendenziell seltener behandelt. Die Gründe wurden nicht nachgewiesen, diskutiert wurde über demenzbedingt reduzierte Selbstwahrnehmungsfähigkeit, bewussten Therapieverzicht und Ablehnung von Untersuchungen oder Behandlungen. Eine Studie in Großbritannien zeigte, dass Zusatzentgelte für Hausärzte, die ein Demenzscreening sowie jährliche Kontrollen des kognitiven, somatischen, pflegerischen und Versorgungsstatus durchführten, mittelbar zu einer Reduktion des Risikos einer Heimaufnahme von MmD nach einem stationären Aufenthalt beitrugen (Kasteridis et al. 2016). Dies erscheint wichtig vor dem Hintergrund, dass aktuelle Studien von einer Zunahme komplexer somatisch-psychischer Behandlungsfälle in der Gerontopsychiatrie ausgehen (siehe u.a. Eren et al. 2014).

11.3 Diskussion und Perspektiven des neuen Konzeptes der DCSD

Die grundsätzliche Erfassung sozialer, medizinischer und pflegerischer Daten von MmD in Demenznetzwerken und im Rahmen von Behandlungspfaden ist durchaus üblich. Sie finden sich u.a. in der umfassenden Darstellung von Behandlungspfaden für die ambulante integrierte Versorgung bei Radisch et al. (2015). Eine Erfassung dieser Daten ist zudem Teil jeder stationären Aufnahmedokumentation in der Gerontopsychiatrie. Allerdings waren die Ausprägungen der untersuchten Kategorien und ihre Häufigkeiten speziell im gerontopsychiatrischen Patientenkollektiv bisher weitgehend unklar und wurden weniger differenziert erfasst. Auch haben bisherige deutschsprachige Studien lediglich die Einweisungsgründe von Menschen mit Frontotemporaler Demenz in die Gerontopsychiatrie untersucht (Ibach et al. 2003), nicht von MmD allgemein.

Das Konzept Feuersteins zur Schnittstellenanalyse half dabei, die Komplexität von Problemlagen heterogener Systemelemente, hier rund um stationäre Einweisungen, abzubilden. Er beschrieb Abgrenzungen von Perspektiven, die er an unterschiedlichen Schnittstellen auf der Mikro-, Meso- und Makroebene der institutionell ausdifferenzierten Versorgungsstrukturen des Krankenhauses und des Gesundheitssystems verdeutlichte (Feuerstein 1993, 1994). Durch die Analyse der die MmD umgebenden Versorgungsstrukturen konnten hinsichtlich der Bedarfslagen drei Versorgungsebenen unterschieden werden: Die soziale, pflegerische und medizinische Ebene. Zudem konnten Anteile seiner prozessualen und punktuellen Analyse systemischen Handlungsgeschehens aufgegriffen werden, um Verläufe von Behandlungen und gezielt die Einstellungen von Akteuren an der ambulant-stationären Schnittstelle zu untersuchen. Das systemische Handlungsgeschehen im Rahmen der DCSD bezieht sich auf das komplexe Zusammenwirken sozialer, medizinischer und pflegerischer Handlungsbedarfe.

Die gewonnenen Erkenntnisse über Art und Häufigkeit sozialer, pflegerischer und medizinischer Bedarfslagen unterstützen die Überlegungen zum theoretischen Konzept der DCSD. Ein vergleichbares, einerseits komplexes, andererseits differenzierendes Analyseinstrument ist den Autoren nicht bekannt. Allerdings finden sich zahlreiche Analyse- und Assessmentinstrumente, die sich mit Teilbereichen der Demenzerkrankung und ihren Auswirkungen auf das umgebende soziale Umfeld befassen. Beispiele wären die Instrumente zur Erfassung der Lebensqualität wie DCM (Kitwood, Bredin 1992) oder H.I.L.D.E. (Becker et al. 2005), zur Belastung von versorgenden Angehörigen wie BIZA-D (Zank, Schacke, Leibold 2005), zum Ausmaß der Pflegebabhängigkeit PAS (Dijkstra 1996) sowie Assessmentinstrumente der kognitiven Leistungsfähigkeit wie der DemTect (DGPPN 2016).

Zusammenfassend kann festgestellt werden, dass das Konzept der DCSD die Forschungsfrage in einem angemessenen Umfang beantwortet. Die Erkenntnisse können im Rahmen der DCSD unmittelbar angewendet werden, indem ein besonderes Augenmerk auf Bedarfslagen mit häufigerem Auftreten gelegt wird.

Perspektivisch könnten in Zukunft die Kategorien der DCSD bei Auftreten einer Problemlage (im ambulanten wie im stationären Setting) genutzt werden, um die aktuellen Bedarfslagen multidimensional zu analysieren. Im multiprofessionellen Team sollte dann erwogen werden, wie die Bedarfslagen im jeweiligen Problembereich gelindert werden können. Das kann die Behandlung eines akuten Harnwegsinfektes ebenso bedeuten wie (zeitgleich) eine umfassende Psychoedukation belasteter pflegender Angehöriger. Die erforderlichen Maßnahmen können vielfältig sein und müssen die regionalen Gegebenheiten des aktuellen und der möglichen Versorgungssettings, pflegerische, medizinische, psychosoziale Phänomene sowie rechtliche, zeitliche und finanzielle Grenzen der Versorgung mit einbeziehen. Stets müssen Angehörige und MmD dabei einbezogen werden. Das Vorliegen einer Demenz ist dabei Voraussetzung, was auch an dieser Stelle die Bedeutung von Screeninguntersuchungen (unter Beachtung des Rechts auf Nichtwissen auf Seiten des Patienten) unterstreicht. Dabei kann die Kenntnis der DCSD aufgrund ihres alltagspraktischen Bezuges womöglich dazu beitragen, das Screeningverhalten der Hausärzte zu verbessern und bei Hinweisen auf eine Demenz eine genauere Analyse der aktuellen Bedarfslagen zu ermöglichen. Die Bedeutung einer jährlichen hausärztlichen Erfassung der medizinischen, pflegerischen und sozialen Bedarfslagen bei Menschen mit kognitiven Einschränkungen für ein besseres Outcome mit weniger Pflegeheimaufnahmen wurde von Kasteridis et al. (2016) nachgewiesen. Nationale Demenzstrategien erscheinen als wichtiger Motor für die Erfassung der Bedarfslagen von Menschen mit Demenz (Engedal 2010).

Prospektive Untersuchungen sind erforderlich, um die Sinnhaftigkeit, Validität und Effizienz des Konzeptes der DCSD im klinischen Alltag ambulant und stationär zu untersuchen. Das Heraustreten aus der Theorie des analytischen Rahmens kann nur in der wissenschaftlichen Anwendung durch weitere Forschung bewiesen werden.

Aktuelle Ziele der Versorgungsforschung sollten sich laut Vollmar et al. (2017) im Zusammenhang mit Schnittstellen vor allem mit 5 Themenkomplexen beschäftigen: Ambulant-stationäre Schnittstelle, nachhaltige Implementierung evidenzbasierter Projekte in die Routineversorgung, Anwendung und Anpassung von Forschungsmethoden in der Versorgungspraxis, ethische Aspekte der Forschung und Integration von klinischer Forschung und Versorgungsforschung.

Das Konzept der DCSD, das in einer größeren Studie prospektiv angewandt und untersucht werden sollte, könnte einen praxisbezogenen und zugleich wissenschaftlich erarbeiteten Link zwischen Forschung und Praxis darstellen. Über eine schnellere und übersichtlichere Erkennung von Problemlagen an der ambulant-stationären Schnittstelle mittels des Konzeptes der DCSD könnte eine optimierte Versorgung unter Reduktion von Krankenhauseinweisungen resultieren. Die aktuellen Bedarfslagen bei Aufnahmen und Entlassungen könnten besser kommuniziert werden. Seine Einbettung könnte das Konzept der DCSD z.B. im Rahmen wiederholter Analysen im Zusammenhang mit Behandlungspfaden der integrierten Versorgung finden (Radisch et al. 2015).

Schnittstellenübergreifende Kommunikation ist bei der vulnerablen Patientengruppe der MmD besonders wichtig, da die Bedarfslagen komplex, Kognition und Selbstwahrnehmung reduziert sind. Hier resultiert aus den Ergebnissen der Auftrag, eine rechtzeitige und ausreichende Kommunikation zur Entlassung aus der stationären Behandlung zu etablieren. Die rechtlichen Rahmenbedingungen für ein verpflichtendes Entlassmanagement wurden jüngst vom Gesetzgeber neu geregelt (Bundesschiedsamt 2017). Pflegerisch sind sowohl zahlreiche Aktivitäten des täglichen Lebens beaufsichtigungs- oder übernahmepflichtig als auch herausfordernde Verhaltensweisen adäquat anzugehen. Psychiatrische, internistische sowie sozialrechtliche Kompetenzen werden auch von den behandelnden Ärzten verlangt. Aufsuchende multiprofessionelle gerontopsychiatrische Behandlung funktioniert in manchen Bereichen gut, wie auch Studien gezeigt haben (Valdes-Stabuer 1999).

Wichtig erscheint das Augenmerk auf den Umgang mit dem Wissen der Akteure eines Netzwerkes und dessen Verteilung unter allen Akteuren inklusive der MmD und ihrer Angehörigen (knowledge management) (Heinrich et al. 2016). Hier könnten DCSD eine integrative Funktion haben, indem das Wissen aller Akteure verschiedener Berufsgruppen sich im gemeinsamen Austausch anhand der DCSD-Kategorien widerspiegelt und berufsgruppenübergreifend anlässlich einer gemeinsamen Analyse weitergegeben wird.

Multiprofessionelle Zusammenarbeit erlangt im Rahmen von Modellprojekten zur sich jüngst formierenden „stationsäquivalenten Behandlung“ in der Psychiatrie eine neue Bedeutung (SGB V 2017). Die rechtlichen Rahmenbedingungen zu Struktur, personeller Besetzung und Finanzierung dieser einen stationären Aufenthalt möglichst adäquat ersetzenden Behandlung im häuslichen Umfeld sind noch weitgehend unklar. Die genaue Ausgestaltung könnte sich dabei an den in den DCSD beschriebenen vielschichtigen Bedarfslagen der MmD orientieren.

Die vorliegende Untersuchung beinhaltet darüber hinaus Implikationen für die gerontopsychiatrische Arbeit allgemein. Im stationären Kontext muss das multiprofessionelle Team auf eine Vielzahl akuter und chronischer somatischer Erkrankungen eingestellt sein und diese als Ursache für Delirien und Verhaltensauffälligkeiten erkennen und behandeln.

Zunehmende Individualisierung in Versorgungssettings und eine Kenntnis psychosozialer Faktoren bedeuten eine besondere Herausforderung für die sozialarbeiterische und psychologische Begleitung von MmD und ihrer Angehörigen. Dabei kann die Kenntnis zunächst schwer verstehbarer psychosozialer Phänomene Beruhigung und Anreiz zugleich sein: Einerseits werden auch die professionell bestgeplanten Versorgungssettings mitunter nicht angenommen, was aber kein Einzelfall ist und keine Aussage über deren grundsätzliche Unpassendheit beinhalten muss. Andererseits kann der Anreiz künftiger Untersuchungen und auch im praktischen Alltag darin bestehen, durch offenes Nachfragen diese Phänomene besser zu verstehen, zu systematisieren und in die Planungen einzubeziehen.

Genauere Studien zum komplexen zusammenwirken sozialer, medizinischer und pflegerischer Bedarfslagen sind erforderlich. Das gilt sowohl für die Bestandteile der DCSD als auch für die Einbettung des dynamischen Konzeptes der Dementia Cares Sensitive Demands in weitere Beobachtungen im Alltag von MmD.

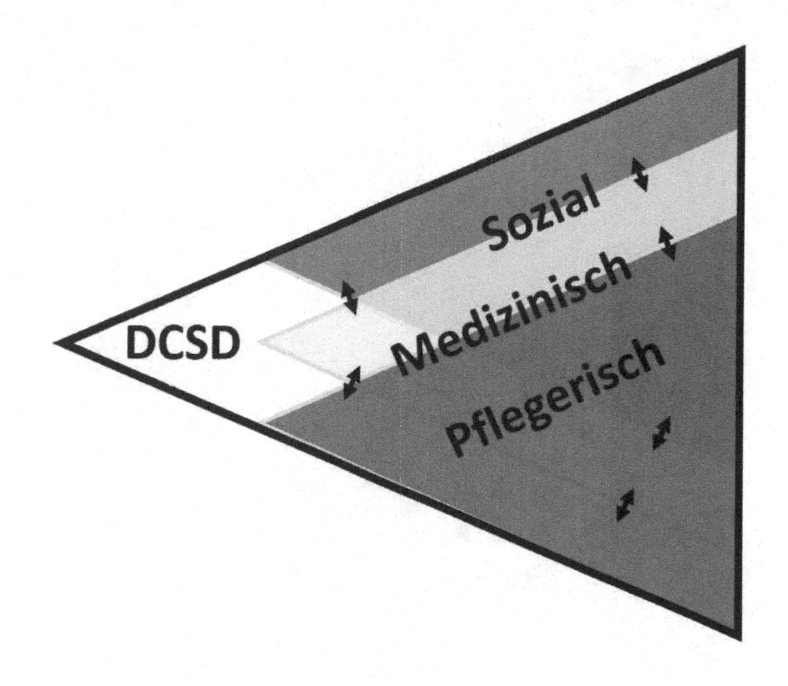

Das Ganze ist mehr als die Summe seiner Teile. (Aristoteles)

12 Literaturverzeichnis

Algase D, Beck C, Kolanowski AM, Whall AL, Berent S, Richards K. C, Beattie ER (1996): Need-driven dementia-compromised behavior: an alternative view of disruptive behavior. American Journal of Alzheimer´s Disease 11(6): 10-19

Allan H, Brearly S, Byng R, Christian S, Clayton J, MackIntosh M (2014): People and teams matter in organizational change. Professionals´ and managers´ experiences of changing governance and incentives in primary care: Health Servcie research, 2014, 49(1): 93-112

Allport GW (1968): The person in psychology: Selected essays by Gordon W. Allport. Boston, MA: Beacon Press. (postum erschienen) online unter https://de.wikipedia.org/wiki/Gordon_Allport . (Aufruf am 13.10.2017)

American Nursing Association (ANA) (1980): Nursing's Social Policy Statement: The Essence of the Profession. In: http://nursingworld.org/social-policy-statement. (Aufruf am: 21.06.2017)

Atteslander P (1995): Methoden der empirischen Sozialforschung. Berlin, New York: de Gruyter.

Augurzky B, Hentschker C, Pilny A, Wübker A (2017): Krankenhausreport 2017. Schriftenreihe zur Gesundheitsanalyse. Band 4. Barmer Hrsg. Wuppertal 2017

Badura B, Feuerstein G (Hrsg.) (1996): Systemgestaltung im Gesundheitswesen – zur Versorgungskrise der hochtechnisierten Medizin und den Möglichkeiten ihrer Bewältigung. Juventa-Verlag, Weinheim 1996

Barmer Ersatzkasse (Hrsg.) (2017): BARMER Krankenhausreport 2017 – Pressekonferenz. Online unter: https://www.barmer.de/presse/infothek/studien-und-reports/krankenhausreport/ krankenhausreport-2017-124128 (Aufruf am 01.08.2017)

Barnett K, Mercer SW, Norbury M, Watt G, Wyke S, Guthrie B (2012): Epidemiology of multimorbidity and implications for health care, research, and medical education: a cross-sectional study. The Lancet, 380(9836), 37-43.

Bartholomeyczik S, Halek M, Sowinski C, Besselmann K, Dürrmann P, Haupt M, Riesner C (2007): Rahmenempfehlungen zum Umgang mit herausforderndem Verhalten bei Menschen mit Demenz in der stationären Altenhilfe [Guidelines for handling challenging behavior in people with dementia living in nursing homes]. Bundeministerium für Gesundheit Berlin.

Bartholomeyczik S, Höhmann U (2013): Pflegewissenschaftliche Prüfung der Ergänzungen und Modifikationen zum neuen Begutachtungsassessment (NBA),

K. Pöschel und S. Spannhorst, *Dementia Care Sensitive Demands*, Best of Pflege,
https://doi.org/10.1007/978-3-658-23619-9

Kurzerxpertise. DZNE, Hoschule Darmstadt, Witten. Online nicht mehr Verfügbar.

Baumgart J, Radisch J, Touil E, Moock J, Plewig H, Kawohl W, Rössler W (2014): Aspekte der Nachhaltigkeit in der ambulanten Versorgung von Menschen mit Demenz. Psychiat Prax 2014; 41: 424-431

Beck B (1997): Fallstudie über erwerbstätige Hilfe-/Pflegeleistende in der BRD. In: BMFSFJ (Hrsg.). Vereinbarkeit von Erwerbstätigkeit und Pflege. Stuttgart: Kohlhammer 1997. 159-231

Becker C, Lindemann U, Rißmann U (2003): Sturzprophylaxe- Sturzgefährdung und Sturzverhütung in Heimen. Hannover. 2003.

Becker S, Kruse A, Schröder J, Seidl U (2005): Das Heidelberger Instrument zur Erfassung von Lebensqualität bei Demenz (H.I.L.DE.) [The Heidelberg Instrument for Assessing Quality of Life in Dementia Sufferers (H.I.L.DE.)]. Zeitschrift für Gerontologie und Geriatrie. 2005, 38 (2), 108-121.

Bennett J, McIntosh J (1995): Promoting collaboration in the primary care team: The role of the practice meeting. J Interprofessional Care 1995, 9,(3): 225-51

Bindman AB, Grumbach K, Osmond D, Komaromy M, Vranizan K, Lurie N, Stewart A (1995). Preventable hospitalizations and access to health care. Jama, 274(4), 305-311.

BMAS (2017b): Teilhabe von Menschen mit Behinderungen und Rehabilitation. In: http://www.bmas.de/DE/Themen/Teilhabe-Inklusion/teilhabe-inklusion.html. (Aufruf am: 15.10.2017)

BMAS (Hrsg.) (2017a): Soziale Sicherung im Überblick. Stand Januar 2017. Online unter: http://www.bmas.de/SharedDocs/Downloads/DE/PDF-Publikationen-DinA4/a721-soziale-sicherung-gesamt.pdf?__blob=publicationFile (Aufruf am 13.10.2017)

BMFS (2013): Ratgeberforum „Gesetzliche Leistungen“. Online unter: http://www.wegweiser-demenz.de/weblog-und-forum/rat-im-internetforum.html (Aufruf am 20.10.2017)

BMFS (2015): Gemeinsam für Menschen mit Demenz. Die Handlungsfelder. Allianz für Demenz. In https://www.bmfsfj.de/blob/jump/77342/2014-09-15-agenda-allianz-fuer-demenz-data.pdf. (Aufruf am: 08.10.2017)

BMFS (2016): Zwischenbericht September 2016 zur Umsetzung der Agenda Gemeinsam für Menschen mit Demenz. Die Handlungsfelder. https://www.bmfsfj.de/blob/111188/62dbbf0768609ffed949c0bfd492331e/zwischenbericht-agenda-demenz-data.pdf. (Aufruf am: 08.10.2017)

BMFSFJ (Hrsg.) (2002): Vierter Altenbericht zur Lage der älteren Generation in der Bundesrepublik Deutschland: Risiken, Lebensqualität und Versorgung Hochaltriger – unter besonderer Berücksichtigung demenzieller Erkrankungen. Berlin.

BMG (2016): Pflegestärkungsgesetz II. Online unter https://www. Bundesgesundheitsministerium.de/service/begriffe-von-a-z/p/pflegestqerkungsgesetz-zweites-psg-ii.html (Aufruf am: 20.01.2017)

BMG (2017): Die Pflegestärkungsgesetze - Hintergründe zu den Neuregelungen in der Pflege. In:https://www.bundesgesundheitsministerium.de/themen/pflege/die-pflegestaerkungsgesetze.html. (Aufruf am: 13.10.2017)

BMG (Hrsg.) (2009): Bericht des Beirats zur Überprüfung des Pflegebedürftigkeitsbegriffs. (2009). Berlin: Bundesministerium für Gesundheit, Referat Öffentlichkeitsarbeit.

Bomball J, Stöver M, Görres S (2016): Beitrag zur Verbesserung von Menschen mit Demenz in Kliniken, Pflegezeitschrift 2016, Jg.69, Heft 3: 180-184

Bremer P, Cabrera E, Leino-Kilpi H, Lethin C, Saks K, Sutcliffe C, Soto M, Zwakhalen S, Wübker A (2015): Informal dementia care: Consequences for caregivers`healt and health care use in 8 European countries. Health Policy 119 (2015): 1459-1471

Bruce DG, Paley GA, Nichols P, Roberts D, Underwood PJ, Schaper F (2005): Physical disability contributes to caregiver stress in dementia caregivers. J Gerontol A Biol Sci Med Sci. Mar 2005;60(3):345-349.

Brüggemann J, MDK (2009): Grundsatzstellungnahme Pflege und Betreuung von Menschen mit Demenz in stationären Einrichtungen. Essen: MDS.

Brühl A (Hrsg.) (2012): Pflegebedürftigkeit messen? Herausforderungen bei der Entwicklung pflegerischer Messinstrumente am Beispiel des Neuen Begutachtungsassessments (NBA). opus.bsz-bw.de/kidoks/volltexte/2012/71/pdf/Bruehl_Pflegebeduerftigkeit_messen_2012.pdf. (Aufruf am: 14.10.2017)

Bundesärztekammer (2015): Ergebnisse der Ärztestatistik Ergebnisse der Ärztestatistik zum 31. Dezember 2015. Ärztestatistik 2015: Medizinischer Versorgungsbedarf steigt schneller als die Zahl der Ärzte. Online unter: http://www.bundesaerztekammer.de/ueber-uns/aerztestatistik/aerztestatistik-2015/ (Aufruf am: 20.01.2017)

Bundesschiedsamt (2017): Erweitertes Bundesschiedsamt für die vertragsärztliche Versorgung gemäß § 39 Abs. 1a Satz 9 SGB V i.V.m. § 118a Abs. 2 Satz 2 SGB V (2017): Rahmenvertrag über ein Entlassmanagement beim Übergang in die Versorgung nach Krankenhausbehandlung nach § 39 Abs. 1a S. 9 SGB V (Rahmenvertrag Entlassmanagement), online unter http://www.kbv.de/media/sp/Rahmenvertrag_Entlassmanagement.pdf (Aufruf am: 12.10.2017

Büscher A, Blumenberg P, DNQP, Hochschule Osnabrück (2013): Expertenstandard Sturzprophylaxe in der Pflege: [einschließlich Kommentierung und Literaturstudie]. (Schriftenreihe des Deutschen Netzwerks für Qualitätsentwicklung in der Pflege.) Osnabrück: DNQP.

Büscher A, Gansweid B, Wingenfeld K (2012): Stellungnahme zu Veröffentlichungen über das Neue Begutachtungsassessment (NBA). https://uni-bielefeld.de/gesundhw/ag6/downloads/Stellungnahme_NBA.pdf. (Aufruf am: 17.10.2017)

Bynum J, Rabins P, Weller W, Niefeld M, Anderson G, Wu A (2004): The relationship between a dementia diagnosis, chronic illness, medicare expenditures, and hospital use. Journal of the American Geriatrics Society 2004, 52: 187-194

Carpentier N, Pomey M, Contreras R, Olazabal I (2008): Social Care Interface in early-stage dementia. Journalc of Ageing and Health 2008, (20)6: 710-738

Chae J, Miller B (2015): Beyond urinary Tract Infections (UTIs) and Delirium: A systematic review of UTIs and Neuropsychiatric disorders. Journal of Psychiatric Practice 2015, (21)6: 402-411

Chan B, Perkins D, Wan Q, Zwar N, Daniel C, Crookes P, Harris M (2010): Finding common ground?Evaluating an intervention to improve teamwork among primary health-care professionals. International Journal for Quality in Health Care, 2010, 22: 519-524

Clare L, Woods R (2001): Cognitive rehabilitation in dementia. A special issue of Neuropsychological rehabilitation. Psychology press, Sussex, 2001

Clodomiro A, Gareri P, Puccio G, Frangipane F, Lacava R, Castagna A, Graziella V, Manfredi L, Colao R, Bruni A (2013): Somatic comorbidities and Alzheimer's disease treatment. Neurol Sci 2013; 34(9): 1581–1589

Cooper H, Carlisle C, Gibbs T, Watkins C (2001): Developing an evidence base for interdisciplinary learning: A systematic review. Journal of Advance Nursing, 35: 228-237

Corbin J, Strauss A (1991): A nursing model for chronic illness management based upon the trajectory framework. Scholarly inquiry for nursing practice 5.3 (1991): 155-174

Corvol A, Dreier A, Prudhomm J, Thyrian JR, Hoffmann W, Somme D (2017): Consequences of clinical case management for caregivers: A systematic review. Int j Geriatr Psychiatry 2017; 32: 473-483

Covinsky K, Yaffe K, MD (2004): Dementia, Prognosis, and the Needs of Patients and Caregivers . Ann Intern Med. 2004;140(7):573-574

DAlzG Deutsche Alzheimer Gesellschaft (2011): Das Wichtigste 15. Allein leben mit Demenz. Online unter: https://www.deutsche-alzheimer.de/fileadmin/alz/pdf/factsheets/FactSheet15-2011-small.pdf (Aufruf am 10.10.2017)

Department of Health (2013): National primary health care strategic framework. Sydney 2013

Destatitis (2016): Pressemitteilung. Online unter: https://www.destatis.de/DE/PresseService/Presse/Pressemitteilungen/2016/08/PD16_283_231.html (Aufruf am 13.10.2017)

Deutsche Rentenversicherung (2017): Unsere Sozialversicherung – Wissenswertes speziell für junge Leute. 45. überarbeitete Auflage 6/2017. Online unter: https://www.deutsche-rentenversicherung.de/Allgemein/de/Inhalt/5_Services/03_broschueren_und_mehr/01_broschueren/01_national/unsere_sozialversicherung.pdf?__blob=publicationFile&v=32 (Aufruf am 13.10.2017)

DGPPN (2016): (Hrsg. als federführende Fachgesellschaft): S3-Leitlinie Demenzen der wissenschaftlichen Fachgesellschaften v. 24.01.2016, online unter http:/www.awmf.org/upload/tx_szleitlinien/038-013l_S3-Demenzen-2016-07.pdf, S.67 (Aufruf am: 18.01.2017)

Dijkstr A, Buist G, Dassen ThWN (1996): Nursing Care Dependency: Development of an assessment scale for demented and mentally handicapped patients, Scandinavian Journal of Caring Sciences, 10, 1996, 13–143.

Doenges ME, Herrmann M, Staub MM, Georg J, Leoni-Scheiber C, Moorhouse MF, Murr AC (2017): Pflegediagnosen und Pflegemaßnahmen. .Verlag Hans Huber. Bern. (2017).

Downing LJ, Caprio TV, Lyness JM (2013): Geriatric psychiatry review: differential diagnosis and treatment of the 3 D's - delirium, dementia, and depression. Curr Psychiatry Rep 2013 Jun;15(6):365

Dreier A, Thryian JR, Eichler T, Hoffmann W (2016): Qualifications for nurses for the care of patients with dementia and support to their caregivers: A pilot evaluation of the dementia care management curriculum. Nurse education today 36 (2016): 310-317

Dreier-Wolfgramm A, Michalowsky B, Guerriero Austrom M, van der Marck M, Iliffe S, Alder C, Vollmar H Thyrian JR Wucherer D, Zwingmann I, Hoffmann W (2017): Dementia care manegement in primary care – current collaborative care models and the case for inteprofessional education. Z gerontol Geriat 2017: 50 (Supple2): S68-S77

Duden online (2017): https://www.duden.de/woerterbuch (Aufruf am: 03.10.2017)

Dyer A, Nabeel S, Briggs R, O´Neill D, Kennelly S (2016): Cognitive assessment of older adults at the acute care interface: the informant history. Postgrad Med J 2016: 92, 255-259

Eichler T, Hoffmann W, Hertel J, Richter S, Wucherer D, Michalowsky B, Dreier A, Thyrian JR (2016a): Living alone with dementia: Prevalence, Correlates and the Utilization of health and nursing care services. Journal of Alzheimer´s disease 51 (2016): 619-629

Eichler T, Thyrian JR, Hertel J (2016b): Unmet needs of community-dwelling primary care patients with dementia in Germany: prevalence and correlates. J Alzheimers Dis 51 (3): 847-855

Emunds B, Schacher U (2012): Ausländische Pflegekräfte in Privathaushalten. Frankfurter Arbeitspapiere zur gesellschaftsethischen und sozialwissenschaftlichen Forschung des Oswald von Nell-Breuning Instituts für Wirtschafts-und Gesellschaftsethik der Philosophisch Theologischen Hochschule St. Georgen.

Engedal K (2010): The Norwegian dementia plan 2015—'making most of the good days'. Geriatric Psychiatry, Sep 2010(25) 9: 928-930

Engel G (1980): The Application of the Biopsychosocial Model; Am J Psychiatry May 1980; 137(5): 535-544

Eren G, Hiss B, Maeck L, Stoppe G (2014): Veränderungen der stationären gerontopsychiatrischen Versorgung an den Universitären Psychiatrischen Kliniken in Basel nach Etablierung eines Ambulanten Dienstes Alterspsychiatrie (ADA). Psychiatr Prax 2014; 41: 208-214

Feuerstein G (1993): Systemintegration und Versorgungsqualität. In: Badura B, Feuerstein G, Schott,T (Hrsg): System Krankenhaus. Juventa, Weinheim, München, 1993, S. 41–67

Feuerstein G (1994): Schnittstellen im Gesundheitswesen. In: Badura B, Feuerstein G (Hrsg): Systemgestaltung im Gesundheitswesen. Juventa, Weinheim, München, 1994, S. 211–253

Fiechter V, Meier M (1988): Pflegeplanung eine Anleitung für die Praxis. Basel: RECOM.

Finkel S (2000): Introduction to behavioural and psychological symptoms of dementia (BPSD). International Journal of Geriatric Psychiatry 15, S2-S4.

Franke L (2006): Demenz in der Ehe. Über die verwirrende Gleichzeitigkeit von Ehe- und Pflegebeziehung. Verlag Mabuse, Frankfurt a. M. 2006

Franken G (2014): Inklusion und Teilhabe. Eine Begriffserklärung – Literaturstudie. Universität Witten Herdecke, Landesinitiative Demenz Service, Dialog und Transferzentrum Demenz. http://dzd.blog.uni-wh.de/wp-content/uploads/2014/12/Inklusion-und-Teilhabe.pdf (Aufruf am: 15.10.2017)

Frey C, Heese C (2011): Helfer, Hilfen und Demenz: Angehörige Demenzkranker im Kontext formeller und informeller Hilfen ; eine empirische Studie. Eichstätt-Ingolstadt: Katholische Universität Eichstätt-Ingolstadt 2011.

Galon P, Graor C (2012): Engagement in primary care treatment by persons with severe and persistent mental illness. Arch Psychiatric Nurs 2012; 26:272-284

Garcia-Nuño L, Villamil C, González-Cuevas A, Martí D, Capilla S, Vives MJ, Oncins X, Torner P, Castellanos J, Font-Vizcarra L (2017): Usefulness of Urinoculture to Patients With Dementia and Femoral Neck Fracture at Admission to Hospital: Preliminary Results. Geriatr Orthop Surg Rehabil. 2017 Mar;8(1):10-13

Gatterer G, Croy A (2005): Leben mit Demenz – Praxisbezogener Ratgeber für Pflege und Betreuung. Springer Verlag, Wien 2005

Giardino A, Giardino E, Siegler E (1994): Teaching collaboration to nursing and medical undergraduates. In: Siegler E, Whitney F (Hrsg.):Nurse-physician collaborative care of adults and the elderly. Spinger Verlag New York 1994: 127-157

GKV Spitzenverband (Hrsg.) (2011): Schriftenreihe Modellprogramm zur Weiterentwicklung der Pflegeversicherung. Band 2Das neue Begutachtungsinstrument zur Feststellung von Pflegebedürftigkeit. Wingenfeld et. al. https://www.gkv-spitzenverband.de/media/dokumente/presse/publikationen/schriftenreihe/GKV-Schriftenreihe_Pflege_Band_2_18962.pdf (Aufruf am: 08.09.2016)

Gorshow S (2007): Alzheimers` disease and managed care: A convincing case for action. In: Managed care interface: today´s experts tomorrow´s healthcare; 20/6:26-27

Grand J, Caspar S, MacDonald S (2011): Clinical features and multidisciplinary approaches to dementia care. J Multidiscip Healthc. 2011; 4: 125–147

Greenhalgh T (2007): The "ologies"(underpinning academic disciplines)of primary health care. Prim Health Care. Theory Practice 2007: 23-56

Gröning K, Linker H, Radtke-Röwekamp B. (2010): Neue Herausforderung im Übergang vom Krankenhaus in die häusliche Pflege. Theoretische Implikationen, Konzepte, Durchführung, Engpässe und Erfolgsfaktoren. -2. veränderte Vorabfassung -. Universität Bielefeld, Fachbereich Erziehungswissenschaften. Projektunterlagen, nur für Projektteilnehmer erhältlich.

Halek M, Bartholomeyczik S (2006): Verstehen und handeln: Forschungsergebnisse zur Pflege von Menschen mit Demenz und herausforderndem Verhalten. Schlütersche.

Hall P (2005): Interprofessional teamwork: Professional cultures as barriers. Journal of Interprofessional Care, May 2005, suppl 1: 188-196

Hallauer J, Kurz A (2002): Weißbuch Demenz – Versorgungssituation relevanter Demenzerkrankungen in Deutschland. Thieme Verlag, Stuttgart 2002

Ham C, Murray R (2015): Implementing the NHS five year forward view: Aligning policies with the plan. London: The King´s Fund, 2015

Hassler M (2012): Der Begriff Pflegebedürftigkeit in der Diskussion – eine pflegewissenschaftliche Perspektive. In: http://www.b-b-e.de/uploads/media/nl0712_hasseler.pdf. (Aufruf am: 10.05.2015)

Haug K (1995): Professionalisierungsstrategien, Durchsetzungspotentiale und Arbeitsteilung – eine Untersuchung bei deutschen und englischen Pflegekräften. Verlag WZB, Berlin, 1995

Haupt M (1999). Der Verlauf von Verhaltensstörungen und ihre psychosoziale Behandlung bei Demenzkranken. Zeitschrift für Gerontologie und Geriatrie. June 1999, (32) 3: 159–166

Health Council of Canada (2009): Teams in action: Primary care teams for Canadians. Toronto 2009

Heinze R (2011) Soziale Dienste und Beschäftigung. In: Evers A., Heinze R.G., Olk T. (eds) Handbuch Soziale Dienste. VS Verlag für Sozialwissenschaften

Henderson V (1966): The Nature of Nursing: A Definition and Its Implications, Practice, Research, and Education. Macmillan Company, New York.

Hessler B, Schäufele M, Hendlmeier I, Junge M, Leonhardt S, Weber J, Bickel H (2017b): Behavioural and psychological symptoms in general hospital patients with dementia, distress for nursing staff and complications in care: results of the General Hospital Study. Epidemiology and Psychiatric Sciences, Cambridge University Press 2017

Hessler JB, Schäufele M, Hendlmeier I, Nora Junge M, Leonhardt S, Weber J, Bickel H (2017a): The 6-Item Cognitive Impairment Test as a bedside screening for dementia in general hospital patients: results of the General Hospital Study (GHoSt). Int J Geriatr Psychiatry. 2017 Jul;32(7):726-733

Heßmann P, Seeberg G, Reese J, Dams J, Baum E, Müller M, Dodel R, Balzer-Geldsetzer M (2016): Health-related Quality of Life in Patients with Alzheimer´s disease in different German health care settings. Journal of Alzheimer´s disease 51 (2016): 545-561

Höhmann U (2000): Kooperative Qualitätsentwicklung als Herausforderung für die Berufsgruppen im Gesundheitswesen, In: Jahrbuch für kritische Medizin 33, Argument Verlag Hamburg, S.72-93

Höhmann, U (2002a): Versorgungskontinuität durch »Kooperative Qualitätsentwicklung« und abgestimmtes Trajektmanagement, Hallesche Beiträge zu den Gesundheits- und Pflegewissenschaften, 2. Jahrgang, Heft 4, 2002, S. 1-226

Höhmann U (2002b): Spezifische Vernetzungserfordernisse für chronisch kranke, langzeitpflegebedürftige Menschen. In : DZA (Hrsg.): Expertise zum vierten Altenbericht der Bundesregierung. Band III, Hochaltrigkeit und Demenz als Herausforderung an die Gesundheits- und Pflegeversorgung. Verlag Vincentz, Hannover 2002, S. 289-429

Höhmann U, Schmitz D, Lautenschläger M, Inhester O (2015): Neue Perspektiven – interprofessionelle Zusammenarbeit für eine bessere Vesorgung von Menschen mit Demenz. Dr. med. Mabuse 216: 50-51

Höhmann Ulrike (2014) Multiprofessionelle Herausforderungen – Ein neuer Studiengang für die Versorgung von Menschen mit Demenz. Dr.med. Mabuse. 209.3 (2014): 44-46

Ibach B, Koch H, Koller M, Wolfersdorf M (2003): Hospital admission circumstances and prevalence of frontotemporal lobar degeneration: A multicenter psychiatric state hospital study in Germany. Dement Geriatr Cogn Disord 2003; 16: 253-264

ICD-10-GM (2016): Die international statistische Klassifikation der Krankheiten und verwandter Gesundheitsprobleme. 10. Revision, German Modification (ICD-10-GM). Online unter http://www.dimdi,de/static/de/klassi/icd-10.gm/index.htm, (Aufruf am 30.12.2016)

Iding H (2000): Hinter den Kulissen der Organisationsberatung. Qualitative Fallstudien von Beratungsprozessen im Krankenhaus, Opladen. Reihe: Focus soziale Arbeit: Materialien 9, Springer Verlag, Wiesbaden 2000

Inouye S, Schlesinger M, Lydon T (1999): Delirium: A Symptom of How Hospital Care Is Failing Older Persons and a Window to Improve Quality of Hospital Care. The American Journal of Medicine, May 1999, Vol 106

Interdisziplinäres Autorenteam Witten (Hrsg.) (2016): Heal your hospital – Studierende für neue Wege in der Gesundheitsversorgung. Mabuse-Verlag Frankfurt (M), 2016

IPA (2016): International Psychogeriatric Association 1996: Behavioural and psychological signs and symptoms of dementia: Implications for research and treatment. Int psychogeriatr. 8: 515-552

Isfort M, Gehlen D, Kraus S, Busche W, Krause O (2012): Menschen mit Demenz im Krankenhaus. Eine Handreichung der interdisziplinären Arbeitsgruppe der Diözesan-Arbeitsgemeinschaft der katholischen Krankenhäuser (DiAG) in der Erzdiözese Köln.

Jacobson P (2012): Evidence synthesis for the effectiveness of interdisciplinary teams in primary care. Ottawa: Canadian Health Service Research Foundation, 2012

James IA, Rüsing D (2013). Herausforderndes Verhalten bei Menschen mit Demenz. Einschätzen, verstehen und behandeln. Bern: Huber.

Joanna Briggs Institute for Evidence Based Nursing and Midwifery. (1998): Falls in hospitals. Adelaide, S. Aust: Joanna Briggs Institute for Evidence Based Nursing.

Jones I (2017): Social class, dementia and the fourth age. Sociology of Health and Illness, Feb. 2017, 39 (2)

Juchli L, Müggler E, Dudli ML (1994). Pflege: Praxis und Theorie der Gesundheits- und Krankenpflege. G. Thieme.

Juris (2017): Grundgesetz der Bundesrepublik Deutschland. https://www.gesetze-im-internet.de/gg/art_20.html (Aufruf am: 13.10.2017)

Kasteridis P, Mason A, Goddard M, Jacobs R, Santos R, Rodriguez-Sanchez B, McGonigal G (2016): Risk of care home placement following acute hospital admission: Effects of a pay-for-performance scheme for dementia. PLoS ONE 11 (5): e0155850. Doi:10.1371/journal.pone.0155850

Katz J, Titiloye V, Balogun J (2001): Physical and occupational therapy undergraduates stereotypes of one another. Perceptual and motor skills 92: 843-851

Katz S, Ford AB, Moskowitz RW, Jackson BA, Jaffe MW (1963): Studies of illness in the aged: the index of ADL: a standardized measure of biological and psychosocial function. Jama, 185(12), 914-919.

KBV (2016): Praxisnachrichten der Kassenärztlichen Bundesvereinigung. Online unter: http://www.kbv.de/html/1150_21575.php (Aufruf am 17.10.2017)

KDA (2012): Hingehen statt Wegsehen. Gewalt und Missbrauch in der Pflege. Pro Alter. 3. Jahrgang, Heft 1/2012. KDA

Kelle U, Kluge S (2010): Vom Einzelfall zum Typus: Fallvergleich und Fallkontrastierung in der qualitativen Sozialforschung, 2. Überarbeitete Auflage, VS Verlag Wiesbaden 2010

Kepe V, Moghbel M, Långström B, Zaidi H, Vinters H, Huang S, Satyamurthy N, Doudet D, Mishani E, Cohen R, Høilund-Carlsen P, Alavi A, Barrioa J (2013) : Amyloid-β Positron Emission Tomography Imaging Probes: A Critical Review. J Alzheimers Dis. 2013 Jan 1; 36(4): 613–631

Kirchen-Peters S, Hielscher V (2013): Nationale Demenzstrategien–Vorbilder für Deutschland? Altersfragen, 18.

Kitwood T (2008): Demenz. Der personzentrierte Ansatz im Umgang mit verwirrten Menschen. 5., ergänzte Auflage, Verlag Hans Huber, Bern 2008

Kitwood T, Bredin K (1992): Towards a Theorie of Dementia Care. – Personhood and Well-being. Ageing and Society. Cambridge.

Köhler L, Meinke-Franze C, Hein J, Fendrich K, Heymann R, Thyrian JR, Hoffmann W (2014): Does an interdisciplinary network improve dementia care? Results from the IDemUck-study. Current Alzheimer Research 2014, 11: 538-548

Kolanowski AM (1999): An overview of the Need-Driven Dementia-Compromised Behavior Model. Journal of Gerontological Nursing 25(9): 7-9

Krankenhaus Report (2017): Online Magazin. Online unter: https://magazin.barmer.de/wp-content/uploads/2017/07/dl-report.pdf (Aufruf am 13.10.2017)

Krohwinkel M (1993): Der Pflegeprozeß am Beispiel von Apoplexiekranken. Baden-Baden: Nomos.

Lautenschläger M, Schmitz D, Pöschel K, Spannhorst S, Schmitz D, Höhmann U (2016): Multiprofessionelle Versorgung von Menschen mit Demenz. Das Krankenhaus, 12/2016: 1103-1106

Loeb M, Bentley D, Bradley S, Crossley K, Garibaldi R, Gantz N, McGeer A, Muder R, Mylotte J, Nicolle L, Nurse B, Paton S, Simor AE, Smith P, Strausbaugh L (2001): Review Development of minimum criteria for the initiation of antibiotics in residents of long-term-care facilities: results of a consensus conference. Infect Control Hosp Epidemiol. 2001 Feb; 22(2):120-4

Macfarlane X, Schofield T, Desombre T (2004): Quality team development programme: An illuminative evaluation. Quality and Safety in Health Care, 2004, 13 (5): 356-362

Marriner-Tomey A (1992): Pflegetheoretikerinnen und ihr Werk. Basel. RECOM.

Martin M, Schelling H (2005): Demenz als Krankheit und Diagnose in: Demenz in Schlüsselbegriffen. Grundlagen und Praxis für Praktiker, Betroffene und deren Angehörige. Huber-Verlag, Bern 2005.

May CR, Mair F, Finch T, Macfarlane A, Dowrick C, Treweek S, Rapley T, Ballini L, Ong BN, Rogers A, Murray E, Elwyn G, Légaré F, Gunn J, Montori VM(2009): Development of a theory of implementation and integration: normalization process theory. Implement Sci. 2009 May 21: 4-29

Mayring P (2008): Qualitative Inhaltsanalyse, Grundlagen und Techniken. 10. Auflage, Beltz Verlag Weinheim und Basel 2008

Mayring, P (2000): Qualitative Inhaltsanalyse. Grundlagen und Techniken , 7. Auflage, erste Auflage 1983. Weinheim: Deutscher Studien Verlag 2000

McCallin A (2001): Interdisciplinary practice – a matter of teamwork: An integrated literature review. Journal of Clinical Nursing, 10: 419-428

MDS (2016): Medizinischer Dienst des GKV-Spitzenverbandes, Das Neue Begutachtungsassessment zur Ermittlung von Pflegegraden, online unter http://www.mdsev.de/fileadmin/dokumente/Publikationen/SPV/Begutachtungsgrundlagen/BRi_Pfleghe_ab_2017.pdf (Aufruf am 24.01.2017)

Merten J (2010): Sozialpsychologie. Online unter http://www.uni-saarland.de/fileadmin/user_upload/Professoren/fr53_ProfMerten/Sozial_01.pdf. (Aufruf am 02.09.2017)

Mickan S, Hoffman S, Nasmith L (2010): Collaborative practice in global health context: Common themes from developed and developing countries. Journal of interprofessional care, 2010. 24(5): 492-502

Miller W, Cohen-Katz J (2010): Creating collaborative learning environments for transforming primary care practices now. Fam Syst Health, 2010, 28 (4): 334-347

Müller-Hergl C (Hrsg.) (2013): Tom Kitwood: Demenz. Der personzentrierte Ansatz im Umgang mit verwirrten Menschen. 6. überarbeitete und erweiterte Ausgabe. Hogrefe Verlagsgruppe, Bern 2013

Nägga A, Marcusson J. (1998): Associated physical disease in a demented population. Aging (Milano). 1998 Dec;10(6):440-4

Nancarrow S, BoothA, Ariss S, Smith T, Ederby P, Roots A (2013): ten principles of good interdisciplinary team work. Hum Resour Health 2013, 11 (1): 1-11

Natalawa A, Potluri R, Uppal H, Heun R (2008): Reasons for hospital admissions in dementia patients in Birmingham, UK, during 2002-2007. Dement Geriatr Cogn Disord 2008, 26: 122-137

Naumann C, Höhmann U, Lautenschläger M (2017): Wohnumfeldverbessernde Maßnahmen für Menschen mit Demenz. ntwicklung eines Analyseinstruments zur Bewertung der Passung möglicher wohnumfeldverbessernder Maßnahmen nach SGB XI im Kontext des neuen Begutachtungsassessments (NBA) unter Berücksichtigung der speziellen Bedarfe von Menschen mit Demenz. Multiprofessionelle Expertentagung 27.-28.04.2017 Universität Witten-Herdecke

Naylor M (2009): Transitional Care: Moving patients from one care setting to another. Am J Nurs 108 (9 suppl): 58-63

Nehmet L, Stuart G, Ornstein S (2008): Implementing change in primary care practices using electronic medical records: A conceptual framework. Implementation Science, 2008: 3(1): 1

Norsen L, Opladen J, Quinn J (1995): Practice model: Collaborative practice. Critical Care Nursing Clinics North America, 7: 43-52

Nutting P, Crabtree B, Miller W, Stewart E, Stange K, Jaèn C (2010): Journey to the patient-centred medical home: A qualitative analysis of the experiences of practices in the National Demonstration Project. Annals of family medicine. 2010, 8 suppl 1: S45

O´Reilly P, Lee S, O´Sullivan M, Cullen W, Kennedy C, MacFarlane A (2017): Assessing the facilitators and barriers if interdisciplinary team working in primary care using normalization process theory: An integrative review. PloS ONE 12 (5): e0177026. https://doi.org/10.1371/journal.pone.0177026

Ostermann K, Meyer S, Schmidt A, Schritz A, Holle B, Wübbeler M, Schäfer-Walkmann S, Gräske J (2017): Nutzer und Nutzerinnen regionaler Demenznetzwerke in Deutschland – erste Ergebnisse der Evaluationsstudie DemNet-D. Z Gerontol Geriat 2017, 50: 21-27

Pentzek M, Vollmar H, Wilm S, Leve V (2017): Putting dementia awareness into general practice, The CADIF approach. Z Gerontol Geriatr 2017, 50 (Suppl 2): S44-S47

Phelan EA, Borson S, Grothaus L, Balch S, Larson EB (2012): Association of incident dementia with hospitalizations. Journal of the American Medical Association 307, 165-172

Phillips R, Bazemore A (2010): Primary care and why it matters for U.S. health system reform. Health affairs 2010, 29(5)

Pinkert C, Holle M (2014): Der Prozess der Entwicklung und Umsetzung von demenzspezifischen Konzepten in Krankenhäusern – eine qualitative Untersuchung. Pflege und Gesellschaft 19, Jahrgang 2014, H.3: 209-222

Planer K (2015): Welche Chancen und Risiken sind mit dem Neuen Pflegebedürftigkeitsbegriff (NBA) für die Pflegepraxis verbunden? Vortrag Pflegegipfel 2015, am 03.11. in Mainz. https://www.vdk.de/rheinland-pfalz/.../Planer_Chancen_und_Risiken_NBA_2015.pdf. (Aufruf am: 12.10.2017)

Pschyrembel online (2017): https://www.pschyrembel.de (Aufruf am: 10.10.2017)

Radisch J, Baumgardt J, Touil E, Moock J, kawohl W, Rössler W (2015): Behandlungspfade für die ambulante integrierte Versorgung von psychisch erkrankten Menschen - Demenz. Kohlhammer Verlag Stuttgart, 1 Auflage 2015

Reese D, Sontag M (2001): Successful interprofessional collaboration on the hospice team. Health and social work, 26: 169-175

Robert Koch-Institut (Hrsg.) (2006): Gesundheit in Deutschland. Achterberg P-Gesundheitsberichterstattung des Bundes, Berlin, 2006

Rodriguez C, Pozzebon M (2010): The implementation evaluation of primary care groups of practice: A focus on organizational identity. BMC Family Practice, 2010: 11(15): 1-10

Rosin A, van Dijk Y (2005): Subtle ethical dilemmas in geriatric management and clinical research. J Med Ethics. 2005 Jun; 31(6): 355–359

Rothgang H, Hasseler M, Fünfstück M, Neubert L, Czwikia J, Bidmon J, Großmann S (2015): Evaluation des NBA Erfassung von Versorgungsaufwänden in stationären Einrichtungen (EViS). In:https://www.gkv-spitzenverband.de/media/dokumente/pflegeversicherung/pflegebeduerftigkeitbegriff/Pflege_EViS-Endbericht_mit_Anhang_05-2015.pdf (Aufruf am: 10.10.2017)

Russ T, Shenkin S, Reynich E (2012): Dementia in acute hospital inpatients: The role of the geriatrician. Aghe Ageing 41: 282-284

Salamizadeh A, Mirzaei T, Ravari A (2017): The Impact of Spiritual Care Education on the Self-Efficacy of the Family Caregivers of Elderly People with Alzheimer's Disease Int J Community Based Nurs Midwifery. 2017 Jul; 5(3): 231–238

Sampson E, Blanchard M, Jones L, Tookman A, King M (2009): Dementia in the acute hospital: prospective cohort study of prevalence and mortality. Br J Psychiatry 2009 Jul; 195(1):61-6

Sauer P, Wißmann P (Hrsg.) (2007): Niedrigschwellige Hilfen für Familien mit Demenz. Verlag Mabuse, Frankfurt a.M. 2007

Schaller S, Mauskof J, Kritza C, Wahlster P, Kolominsky-Rabas P (2015): The main cost drivers in dementia: A systematic review. Int J Geriatr Psychiatry 2015; 30: 111-129

Schardt T (1997): Künftige Aufgabenschwerpunkte zur Sicherung von Qualität in der Gesundheitsversorgung, In: Schönhals K, Höhmann U, Möhrle A (Hrsg.): Qualität im Medizinbetrieb – für wen, mit wem, zu Lasten von wem? Verlag Haag und Herchen,Frankfurt a.M. 1997, 26-47

Schäufele I, Hendlmeier I, Teufel S, Weyrer S (2008). Qualitätsniveau I: Mobilität und Sicherheit bei Menschen mit demenziellen Einschränkungen in stationären Einrichtungen. Heidelberg: E-conomica.

Schäufele M, Köhler L, Teufel S, Weyerer S (2006): Betreuung von dementiell erkrankten Menschen in Privathaushalten: Potenziale und Grenzen. In: Schneekloth, U. & Wahl, H.-W.: Selbständigkeit und Hilfe-bedarf bei älteren Menschen in Privathaushalten, Verlag Kohlhammer, Stuttgart 2006.

Schmidt M, Höhmann U, Lautenschläger M (2017): Welche Kriterien zeichnen ein DEMENZSENSIBLES Krankenhaus aus? Eine Kriterien-Übersicht auf Grundlage einer Literaturanalyse im internationalen Vergleich und der professionsspezifischen Sicht von Demenz-Experten als Empfehlung für Krankenhäuser. Multiprofessionelle Expertentagung 27.-28.04.2017 Universität Witten-Herdecke

Schwarz G (2009) Stellungnahme zum Entwurf des neuen Begutachtungsassessments (NBA) zur Pflegeversicherung in Bezug auf die künftige Einstufung und

Pflegeversicherungsleistungen für Demenzkranke. http://alzheimerforum.de/PV-Stellungnahme-zu-neuer-Begutachtung-09-2.pdf. (Aufruf am: 17.03.2017)

Schwarz G (2009). Umgang mit demenzkranken Menschen. Psychiatrie-Verlag.

Schweitzer J (1998): Gelingende Kooperation, Verlag Weinheim, München 1998

SGB (2017): Sozialgesetzbuch (SGB). Online unter: http://www.sozialgesetzbuch-sgb.de/ (Aufruf am 13.10.2017)

SGB V (2017): § 115d SGB V Stationsäquivalente psychiatrische Behandlung, Zuletzt geändert durch Art. 7 G v. 23.5.2017. online unter http://www.sozialgesetzbuch-sgb.de/sgbv/115d.html (Aufruf am 27.06.2017)

SGB XI (2017): Soziale Pflegeversicherung. Online im Internet. http://www.sozialgesetzbuch-sgb.de/sgbxi/1.html . (Aufruf am: 20.09.2017

Sinsky C, Willard-Grace R, Schutzbank A, Sinsky T, Margolius D, Bodenheimer T (2013): In search of joy in practice: A report of 23 high-functioning primary care practices. Annals of Family medicine, 2013; 11: 272-278

Snowdon D, Greiner L, Mortimer J, Riley K, Greiner P, Markesbery W (1997): Brain infarction and the clinical expression of Alzheimer´s disease – the nun study. JAMA 1997, March 12, (277) 10

Soto ME, Andrieu S, Villars H, Secher M, Gardette V, Coley N, Nourhashemi F, Vellas B (2012): Improving care of older adults with dementia: description of 6299 hospitalizations over 11 years in a special acute care unit. J Am Med Dir Assoc. 2012 Jun;13(5):486

Spannhorst S, Pöschel K (2017): Warum werden Menschen mit Demenz in eine Abteilung für Gerontopsychiatrie eingewiesen? Vergleich von medizinischen, pflegerischen und sozialen Hintergründen und Behandlungsergebnissen - Multiprofessionelle Expertentagung 27.-28.04.2017, Universität Witten-Herdecke, unveröffentlicht

Spannhorst S, Pöschel K, Höhmann U (2016): Gründe für Krankenhauseinweisungen von Menschen mit Demenz. Ergebnisse einer Literaturanalyse. In: „Fremdsein überwinden“ – Kompetenzen der psychiatrischen Pflege in Praxis – Management – Ausbildung – Forschung. Hrsg. Michael Schulz et al, Verlag Berner Fachhochschule, Fachbereich Gesundheit, Forschung und Entwicklung/Dienstleistung und Pflege, S. 291-295, Bern 2016

Spannhorst S, Pöschel K, Höhmann U (2017): Projektbericht Modul 8, Projektthema: Die Konsistenz zwischen Einweisungsgründen, den Behandlungserwartungen und dem Behandlungsergebnis bei Menschen mit Demenz in einer Abteilung für Gerontopsychiatrie aus einer mutliprofessionellen Perspektive, Universität Witten-Herdecke, unveröffentlicht

Stäßer H., Cofone M. (2000). Innovativer Umgang mit Dementen. Strategien, Konzepte und Einrichtungen in Europa. Demenzverein Saarlouis e.V.

Stefan H., Eberl J., Allmer F., Hansmann R., Jedelsky E., Schalek K., Michalek A., Pandzic R., Tomacek D. (2009). POP - PraxisOrientierte Pflegediagnostik: Pflegediagnosen - Ziele - Massnahmen. Wien: Springer-Verlag.

Stefan, H. (2013). POP - PraxisOrientierte Pflegediagnostik: Pflegediagnosen - Ziele - Maßnahmen. Wien, Springer.

Sträßer H, Cofone, M (2000): Innovativer Umgang mit Dementen. Strategien, Konzepte und Einrichtungen in Europa. Demenzverein Saarlouis e.V. 2000

Stuhlmann, W (1995): Demenz und Familie. Alzheimer-Schriften, Jg. 5 H. 3. Aachen: Mainz 1995

Tan E, Stewart k, Elliot R, George J (2014): Integration of pharmacists into general practice clinics in Australia: the view of general practitioners and pharmacists. The International Journal of Pharmacy Practice, 2014, 22: 28-37

Tan L, Wong H, Allen H (2005): The impact of neuropsychiatric symptoms of dementia on distress in family and professional caregivers in Singapore. International Psychogeriatrics 17: 253-263

Thal D, Braak H (2005): Postmortale Diagnosestellung bei Morbus Alzheimer. Pathologe 2005; 26: 201-213

Thyrian JR (2017): Menschen mit Demenz in der primärärztlichen Versorgung - Prävalenz, Inzidenz, Risikofaktoren und Interventionen. Z Gerontol Geriat 2017, 50 (Suppl2): 532-538

Thyrian JR Hoffmann W (2012): Dementia Care and general physicians – a survey on prevalence, means, attitudes and recommendations. Cent Eur J Public Health 2012; 20 (4): 270-275

Thyrian JR, Eichler T, Pooch A, Albuerne K, Dreie A, Michalowsky B, Wucherer D, Hoffmann W (2016): Systematic, early identification of dementia and dementia care management are highly appreciated by general physicians in primary care – results within a cluster-randomized-controlled trial (DelpHi). Journal of Multidisciplinary Healthcare 2016: 9, 183-190.

Thyrian JR, Winter P, Eichler T, Reimann M, Wucherer D, Dreier A, Michalowsky B, Zarm K, Hoffmann W (2017): Relatives´ burden of caring for people screened positive for dementia in primary care – Results of the DelpHi study. Z Gerontol Geriat 2017, 50:4-13

Tierney E, O´Sullivan M, Hickey L, Hannigan A, MayC, Cullen W (2016): Do primary care professionals agree about progress with implementation of Primary care teams? – Results from a cross sectional study. BMC Family practice, 2016: 1-23

TK (Hrsg.) (2015): Das Gesundheitssystem kennenlernen. Techniker Krankenkasse – Kursreihe „Kompetent als Patient". 01. Auflage. Online unter: http://www.tk.de/kursreihe (Aufruf am: 13.10.2017)

Tolppanen A, Taipale H, Purmonen T, Koponen M, Soininen H, Hartikainen S (2015): Hospital admissions, outpatient visits and healthcare costs of community-dwellers with Alzheimer´s disease. Alzheimer´s and Dementia 11 (2015): 955-963

Tunder R, Ober J (2017): Einführung in das deutsche Gesundheitssystem – Historie, Grundstrukturen und Basisdaten. http://www.ebs-hcmi.de/medien/pdf-index/Tunder-R.-Ober-J.-2017_Einfuehrung-in-das-dt-Gesundheitssystem.pdf . (Aufruf am: 10.07.2017)

Tunder R, Ober J (2017): Einführung in das deutsche Gesundheitssystem – Historie, Grundstrukturen und Basisdaten. Online unter: http://www.ebs-hcmi.de/medien/pdf-index/Tunder-R.-Ober-J.-2017_Einfuehrung-in-das-dt-Gesundheitssystem.pdf (Aufruf am 10.07.2017)

Uribe F, Gräske J, Grill S, Heinrich S, Schäfer-Walkmann S, Thyrian JR, Holle B (2017): regional dementia care networks in Germany: Changes in caregiver burden at one-year follow-up and associated factors. International Psychogeriatrics 2017; (29), 6: 991-1004

Valdes-Stauber J, Nißle K, Schäfer-Walkmann S, von Cranach M (2007): Gerontopsychiatrie in der Gemeinde – Ergebnisse eines gerontopsychiatrischen Verbundsystems. Psychiat Praxis 2007; 34: 129-133

Valdes-Stauber J, Nißle K,von Cranach M (1999): Veränderungen der Inanspruchnahme stationärer Behandlung nach Einführung eines Gerontopsychiatrischen Zentrums. Psychiatr. Praxis 1999; 26: 289-293

Vogd W (2006): Die Organisation Krankenhaus im Wandel – eine dokumentarische Evaluation aus Sicht der ärztlichen Akteure. Verlag Hans Huber, Bern 2006

Wasson K, Tate H, Hayes C (2013): Food refusal and dysphagia in older people with dementia: ethical and practical issues. International Journal of Palliative Nursing, 2013, (7) 10

Weber M, Karman T (1991): Student group approach to teaching using Tuckman Model of group development. American Journal of Physiology, 261: S12-S16

Weyerer S. (2005): Altersdemenz. In. Gesundheitsberichterstattung des Bundes, Heft 28, Robert-Koch-Institut, Berlin.

WHO, Primary Health Care (2008): Now more than ever. Geneva: World Health Organization, 2008

Wilson D, Moores D, Lyons S, Cave A, Donoff M (2005): Family physicians´ interest and involvement in interdisciplinary collaborative practice in Alberta, Canada. Primary Health Care Research and Development (Sage Publications Ltd.), 2005, 6: 224-231

Wingenfeld K (2000): Pflegebedürftigkeit, Pflegebedarf und pflegerische Leistungen. In: Rennen-Allhoff, Beate/Schaeffer, Doris (Hrsg.): Handbuch Pflegewissenschaft. Weinheim/München: Juventa, S. 339-361.

Wingenfeld K (2010a): Der neue Pflegebedürftigkeitsbegriff und das neue Begutachtungsassessment –Neuausrichtung der Pflege sowie Chancen und Hemmnisse der Umsetzung. Vortrag zu Teilhabe und Pflege – Erkner, 19. April 2010. In: http://www.deutscher-verein.de/03-events/2010/gruppe4/pdf/429-10_doku/F%20429-10%20Prasentation%20Dr.%20Klaus%20 Wingenfeld.pdf. (Aufruf am: 15.03.2012).

Wingenfeld K, Amman A, Ostendorf A (2010b): Grundlagen der Personalbemessung in vollstationären Einrichtungen. Studie im Rahmen des Modellprogramm nach §8 Abs. 3 SGB XI gefördert vom GKV Spitzenverband. In: http://www.gkv-spitzenverband.de/pflegeversicherung/forschung/modellprojekte/projekte_1 /entwicklung_ erprobung.jsp. Stand (Aufruf am: 23.11.2011).

Wingenfeld K, Büscher A, Gansweid B, Büker C, Meintrup V. Menz P.U., Horn, A, Weber J (2008): Das neue Begutachtungsassessment zur Feststellung von Pflegebedürftigkeit. Projekt: Maßnahmen zur Schaffung eines neuen Pflegebedürftigkeitsbegriffs und eines neuen bundesweit einheitlichen und reliablen Begutachtungsinstruments zur Feststellung der Pflegebedürftigkeit nach dem SGB XI. – Abschlussbericht zur Hauptphase 1: Entwicklung eines neuen Begutachtungsinstruments. Überarbeitete, korrigierte Fassung – Bielefeld/ Münster, 25. März 2008. In: www.dbfk.de/download/Abschlussberich2t.pdf. (Aufruf am: 15.03.2012).

Wingenfeld K, Büscher A, Schaeffer D, Büke C, Heitmann D, Kleina T, Seidl N, Haas U, Halek M, Hardenacke D, Tackenberg P, Geuter G, Weber J, Grösbrink S, von Strykowski J (2007): Recherche und Analyse von Pflegebedürftigkeitsbegriffen und Einschätzungsinstrumenten – Überarbeitete Fassung – Bielefeld, 23. März 2007. Studie im Rahmen des Modellprogramms nach § 8 Abs. 3 SGB XI im Auftrag der Spitzenverbände der Pflegekassen. In: https://www.uni-bielefeld.de/gesundhw/ag6/downloads/ipw_bericht_20070323.pdf (Aufruf am: 13.10.2017).

Wingenfeld K, Schaeffer D (2011). "Die Weiterentwicklung des Pflegebedürftigkeitsbegriffs und des Begutachtungsverfahrens in der Pflegeversicherung." G+G Wissenschaft 11.3 (2011).

Wingenfeld K, Schaeffer D (2011): Die Weiterentwicklung des Pflegebedürftigkeitsbegriffs und des Begutachtungsverfahrens in der Pflegeversicherung. G+G Wissenschaft 11.3 (2011)

Wingenfeld K, Seidl N, Ammann A (2011): Präventive Unterstützung von Heimbewohnern mit Verhaltensauffälligkeiten. Zeitschrift für Gerontologie und Geriatrie, 44(1), 27-32.

Ydstebo A, Bergh S, Selbaek G, Saltyte Benth J, Luras H, Vossius C (2015): The impact of dementia on the use of general practitioners among the elderly in Norway. Scandinavian Journal of Primary Health Care, 2015, 33: 199-205

Zank S, Schacke C, Leipold B (2006): Berliner Inventar zur Angehörigenbelastung-Demenz (BIZA-D). Zeitschrift für klinische Psychologie und Psychotherapie, 35(4), 296-305.

Printed in the United States
By Bookmasters